Dos comidas al día

MARK SISSON
y Brad Kearns

Dos comidas al día

Pierde grasa, revierte el envejecimiento y líbrate de las dietas

Traducción de
Ana Isabel Domínguez Palomo
y M.ª del Mar Rodríguez Barrena

Grijalbo

Papel certificado por el Forest Stewardship Council®

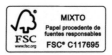

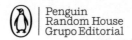

Título original: *Two Meals a Day*

Primera edición: mayo de 2022

© 2021, Mark Sisson
© 2022, Penguin Random House Grupo Editorial, S. A. U.
Travessera de Gràcia, 47-49. 08021 Barcelona
© 2022, Ana Isabel Domínguez Palomo y María del Mar Rodríguez Barrena, por la traducción
© Dr. Paul Saladino, por la tabla de las puntuaciones carnívoras en la p. 133
© 2013 PerfectHealthDiet.com, por la figura del plato saludable perfecto en la p. 129
Las ilustraciones de las pp. 31, 43, 56, 134, 140, 161, 162, 168, 222 y 231 son de Caroline DeVita

Printed in Spain – Impreso en España

ISBN: 978-84-253-6145-6
Depósito legal: B-5.243-2022

Compuesto en M. I. Maquetación, S. L.

Impreso en Black Print CPI Ibérica, S. L.
Sant Andreu de la Barca (Barcelona)

GR 6 1 4 5 6

Índice

Introducción   9

1. Haz borrón y cuenta nueva   39
2. Prioriza los alimentos ancestrales ricos en nutrientes   68
3. La ingesta intermitente: el ayuno te conducirá
   a la salud   136
4. Implementa una mentalidad y unos patrones
   de conducta ganadores   171
5. Lleva una vida quemagrasa   194
6. Pon en marcha las dos comidas al día   259
7. Estrategias avanzadas para reducir grasa   273

La Turbocarga de 12 días   301
Preguntas frecuentes   349
Recetas de *Dos comidas al día*   379

Agradecimientos   435
Recursos y lecturas recomendadas   437

Introducción

Mi dieta antes se basaba enteramente en carbohidratos, y me atiborraba tres o cuatro veces al día con menús ricos en cereales y sus derivados. Guardaba una buena reserva de barritas energéticas ultraprocesadas y otros productos semejantes en casa, en el coche, en la oficina y en la bolsa de viaje. Acababa de desayunar y ya estaba pensando en el almuerzo. Un par de horas después de mis copiosas cenas, entraba en la cocina para picotear algo y disfrutar de una plácida velada. Como quemaba tanta energía haciendo intensas rutinas de ejercicio físico, no engordaba, a diferencia de lo que les sucede a las personas sedentarias que siguen ese mismo patrón alimentario. Sin embargo, y pese a mi impresionante cuerpo y a la falta de consecuencias físicas derivadas de mi estilo de vida, el hambre, el apetito y la organización de los menús regían mi vida. En aquel momento no era consciente de los culpables, pero el gluten y otras toxinas presentes en la dieta estaban destruyendo mi tracto intestinal hasta tal punto que cuando salía a correr, me veía obligado a planear la ruta para tener siempre cerca un baño público.

Cambié la dieta hace casi dos décadas y empecé a comer alimentos ancestrales libres de azúcares añadidos, de derivados de los cereales y de aceites vegetales refinados. Mi salud mejoró de forma increíble a partir de ese momento. Además de curarme los problemas intestinales crónicos, mis nuevos hábitos alimentarios me aseguraban no tener que depender más de la comida para mantener la energía, el buen humor y la concentración mental. Al abandonar los alimentos ricos en hidratos de carbono con un alto índice glucémico, mi cuerpo empezó a acceder a la grasa almacenada y a quemarla a lo largo del día. Casi nunca tenía hambre y necesitaba muchas menos calorías para sentirme satisfecho en cada comida. Escapar de la prisión que suponía la dependencia de los carbohidratos (sumado a la transición a esa nueva forma de vida, más cercana a las expectativas marcadas por nuestra genética humana para mantenernos saludables y que desarrollamos a lo largo de dos millones y medio de evolución) fue un regalo increíble. Al contrario de lo que promueve la publicidad de la industria y las creencias con las que nos han machacado hasta grabárnoslas en el cerebro, los seres humanos podemos sobrevivir perfectamente sin necesidad de pasarnos el día comiendo, desde que amanece hasta que anochece, y sin picotear de forma incesante entremedias de esas comidas fijadas por el reloj.

En resumen, mi trabajo vital se ha convertido en ayudar a otras personas a escapar de la dependencia a los hidratos de carbono promovida por la dieta estadounidense estándar (SAD por sus siglas en inglés) y a convertirse en lo que yo llamo con cariño «bestias quemagrasa». Ese es el estado metabólico natural del ser humano que llevamos en los genes, pero que se ha visto comprometido hasta el extremo por el consumo excesivo de alimentos ultraprocesados ricos en carbohidratos y de aceites vegetales refinados tóxicos (de colza —también conocido como nabina, que es la semilla del nabo—, de sésamo, de soja y de girasol, por ejemplo), que destruyen nuestra capacidad natural para quemar las reservas de energía. Aunque es posible que necesites esforzarte mucho para reprogramar tus genes de manera que se olviden de la dependencia a los hidratos de carbono (según la severidad del daño metabólico que hayas sufrido), la bestia que llevas en tu interior está lista para asomar en cuanto elijas los alimentos más nutritivos y saciantes, reduzcas la cantidad de veces que comes al día y desbloquees el asombroso poder sanador del ayuno.

Bienvenido a *Dos comidas al día. Pierde grasa, revierte el envejecimiento y líbrate de las dietas*, una estrategia sencilla, sostenible y altamente eficaz que te ayudará a perder el exceso de grasa corporal, aumentará tu energía y tu capacidad de concentración, minimizará el riesgo de sufrir diabetes, cáncer, enfermedades cardiovasculares y deterioro cognitivo; y te abrirá el camino para disfrutar de una mayor esperanza de vida, entendiéndola como una vida larga, saludable, feliz y enérgica hasta el último momento. *Dos comidas al día* ofrece una solución refrescante a la increíble frustración que supone cargar con un exceso de grasa corporal. Esclarece casi toda la controversia y la confusión sobre cuál es la dieta más saludable, y acaba por fin con el dolor, el sufrimiento y el sacrificio que asociamos con las dietas. Estoy muy motivado al inicio de esta travesía que emprendemos juntos porque esos supuestos gurús de la salud, junto con las técnicas manipuladoras publicitarias y los «expertos» del gobierno, de las instituciones y del todopoderoso internet, se empecinan en perpetuar el ridículo sufrimiento que suponen las dietas con consejos espantosos y con su erróneo entendimiento y la tergiversación de la genética humana y de la biología evolutiva. Por si no te has enterado, te lo resumo ahora mismo: comemos demasiados alimentos perjudiciales demasiadas veces al día. Eso nos hace estar gordos, cansados y enfermos, y nos está matando lentamente.

La ciencia ha descubierto hace poco que no son la pereza ni la falta de voluntad los culpables de que el ser humano moderno no se encuentre bien, sino el desequilibrio hormonal causado por ese modelo diario de desayunos, almuerzos y cenas con un

exceso de hidratos de carbono, sumados a los frecuentes picoteos y a la ingesta de aceites vegetales refinados perjudiciales.
Este patrón alimentario ha afectado de la peor manera posible a
nuestra magnífica habilidad evolutiva de quemar la grasa almacenada en nuestro cuerpo a lo largo del día como fuente constante y fiable de energía. En cambio, hemos acabado dependiendo de las dosis regulares de calorías ingeridas para poder
sobrevivir a nuestros atareados días. El frecuente fenómeno de
sentirse hambriento y frustrado después de una comida, una
noción ridícula desde la perspectiva evolutiva, es una señal ine-
quívoca de este desequilibrio hormonal.

Hasta esas personas conscientes de que deben mantenerse
alejadas de los azúcares refinados, de las bebidas azucaradas, de
los cereales y sus derivados (trigo, maíz, arroz, pasta, cereales) y
de los aceites vegetales refinados siguen encontrándose mal y con
sobrepeso porque comen y picotean demasiado a lo largo del día.
Tomemos como ejemplo la dieta cetogénica (o dieta keto), tan
popular en los últimos años. Aunque muchos de los que siguen
una dieta bien formulada han logrado perder grasa y mejorar su
salud, el concepto se ha tergiversado y algunos lo usan para atiborrarse de alimentos altos en grasas y tentempiés «aprobados
por la dieta keto», en un intento erróneo de estimular la producción de cuerpos cetónicos en el hígado. Se nos ha olvidado que
las raíces de esta dieta se hunden en el mecanismo de supervivien-
cia perfeccionado por la evolución. La producción de cuerpos
cetónicos en el hígado tiene como finalidad ofrecer una fuente
constante de energía para el cerebro en épocas de inanición o en
ausencia de alimentos ricos en hidratos de carbono.

Ya va siendo hora de que reconfiguremos tanto esas creencias obsoletas y erróneas como nuestros patrones de conducta
relacionados con la comida y la alimentación. Es muy simple: si
quieres gozar de una salud y una composición corporal óptimas,
así como de una vida larga, tienes que hacer dos cosas:

1. Abandonar los alimentos ultraprocesados y elegir alimentos saludables.
2. Comer con menos frecuencia.

Dos comidas al día te ayudará a desarrollar uno de los atributos más importantes referidos a la salud: la flexibilidad metabólica. Este superpoder genéticamente programado en nuestro cuerpo es la habilidad de quemar distintos tipos de energía, sobre todo la grasa almacenada, dependiendo de las necesidades de tu cuerpo en cada momento. Aunque resulte paradójico, naciste con una robusta flexibilidad metabólica que empezó a atrofiarse en cuanto te dieron todos esos hidratos de carbono tan crujientes o tan blanditos cuando eras pequeño. La buena noticia es que puedes recuperar con rapidez esa habilidad genética para quemar grasa. La flexibilidad metabólica te ayuda a sentirte genial durante todo el día con un humor, una energía, una capacidad de concentración y un apetito estables, ingieras o no comida a las horas habituales del día. En mi opinión, poner de nuevo en funcionamiento la flexibilidad metabólica es el santo grial en lo referente a los logros de la salud. Con ella puedes extraer energía de modo natural de múltiples fuentes: de la grasa del plato de comida que tengas delante o de la grasa que hayas almacenado en el trasero, en la barriga o en los muslos; de los hidratos de carbono de la comida, del azúcar que discurre por tu torrente sanguíneo o del glicógeno de tus músculos; o incluso de los cuerpos cetónicos, el supercombustible que fabrica el hígado cuando ayunas o decides reducir la ingesta de carbohidratos. Lo mejor es que a tu cuerpo le da igual la procedencia de estas calorías, porque dicha fuente de calorías variará de manera natural de un sustrato (fuente de energía) a otro, dependiendo de tus necesidades energéticas inmediatas.

La flexibilidad metabólica te permite ir por la vida sin tener que pensar en cuántas calorías o gramos de carbohidratos te has «ganado» por haber corrido en la cinta o qué cantidad de proteína necesitas consumir después de entrenar con las pesas para evitar sufrir una rotura muscular. Pero lo más importante de todo es que la flexibilidad metabólica te liberará de la tiranía del hambre, del apetito y de los antojos, porque tu cuerpo siempre estará optimizado para conseguir energía de la grasa corporal, de los glicógenos (la forma que adoptan los hidratos de carbono almacenados en el hígado y en el tejido muscular), y de los cuerpos cetónicos recién creados. Al final, dejarás de vivir pensando en «cuánto puedo comer sin engordar» y llegarás al punto en el que querrás explorar cuál es la menor cantidad de comida que puedes ingerir y que te deje totalmente satisfecho y lleno de energía durante todo el día..., algo que repetirás durante el resto de tu vida.

Si la flexibilidad metabólica describe la habilidad de saltarse comidas y quemar grasa, la eficacia metabólica describe el resultado: la habilidad trascendental y perpetua de sobrevivir perfectamente con menos calorías.

No te estoy sugiriendo que te mates de hambre o que vivas como un asceta para estar sano. Te aseguro que puedes disfrutar de la vida al máximo y comer cosas tan ricas y saciantes como te apetezca. A mí me gusta disfrutar de una buena comida como al que más y nunca me contengo cuando tengo hambre. Dicho lo cual, también creo que un fantástico plato de sashimi fresco o un buen filete de lomo de ternera alimentada con pasto y en su punto pueden ser más placenteros (y a fin de cuentas más saludables) que ponerte hasta las cejas de carne o pescado. Tampoco soy dado a cargarme el magnífico sabor que se te queda después en la boca y la satisfacción de un buen plato delicatessen atiborrándome de azúcar en el postre, solo porque eso es lo que dicta la costumbre.

Por desgracia, cuando estás atrapado en un patrón alimentario dependiente de los carbohidratos, te sientes impulsado a ingerir todos los días cierta cantidad de calorías porque tu fábrica de quemar grasa está cerrada, y tanto tu apetito como tus hormonas de la saciedad andan desaforados. Las típicas campañas publicitarias de patatas fritas tradicionales son un buen ejemplo. «No podrás comer solo una» era el eslogan de las patatas fritas Lay's, y «Cuando haces pop, ya no hay stop» animaba a comer Pringles. Esos anuncios revelan la perturbadora realidad de que esos alimentos de escaso valor nutricional engañan a tu cerebro para que siga comiendo, en una vana tentativa por obtener sustento.

La idea que expongo es que cuando quemas grasa corporal y creas cuerpos cetónicos en cualquier momento, y tanto tu apetito como tus hormonas de la saciedad funcionan como deben, no necesitas ingerir tanta comida; ni para conseguir una mayor eficacia física ni como fuente de placer. Me gusta imaginar mi metabolismo como un resistente sistema de circuito cerrado capaz de funcionar perfectamente durante días, si es necesario, sin tener que pasar por la estación de servicio en busca de combustible (por ejemplo, ingiriendo calorías). Un metabolismo de circuito cerrado te asegura que no perderás energía, ni masa muscular, ni fuerza y ni siquiera el buen humor. Y, además, sigue nuestro imperativo evolutivo de no malgastar la energía. En un esfuerzo por lograr que esta nueva estrategia se expanda por el mundo, afirmo aquí y ahora que es necesario revisar el léxico sobre la dieta. Ese término tan popular hoy como es «ayuno intermitente» debe cambiarse a este otro, más acertado porque describe la nueva mentalidad: «ingesta intermitente».

LA INSULINA ES LA CLAVE

La insulina es la hormona fundamental del metabolismo que preside un sinfín de funciones celulares y homeostáticas del cuerpo. Su función principal es transportar nutrientes como la glucosa, los aminoácidos y los ácidos grasos desde el torrente sanguíneo hasta las células. Hoy día, saturamos el delicado mecanismo hormonal del páncreas (donde se fabrica la insulina) y del hígado (que regula los niveles de glucosa de la sangre) al consumir demasiados hidratos de carbono. La mayoría de los carbohidratos de la dieta se convierten en glucosa después de la digestión. Una pequeña cantidad de esta energía se quema directamente, y el exceso se aparta con rapidez de la sangre y se traslada; una función de la que se encarga la insulina, transportándola a las células de los músculos y del hígado, donde se convierte o bien en glicógeno (la forma que adquiere la glucosa almacenada) o bien en triglicéridos (la forma que adquiere la grasa almacenada). Un exceso de glucosa en la sangre es altamente tóxico; de ahí que una persona diabética pueda perder el conocimiento si no se inyecta insulina a tiempo. Si no estás quemando glicógeno a destajo mediante unas rutinas constantes de ejercicio, esas calorías extras acabarán en los depósitos que almacenan la grasa en distintas partes del cuerpo.

Cuando los seres humanos modernos se atiborran de hidratos de carbono durante el desayuno, el almuerzo y la cena, además de inflarse a bebidas azucaradas y de permitirse esos antojos dulces o salados, nuestro cuerpo se ve obligado a producir insulina constantemente para encargarse de la carga de glucosa ocasionada por toda esa comida. Dado que la insulina es una hormona responsable del almacenamiento, los patrones de comida que marca la SAD nos obligan a mantenernos en un modo de almacenamiento de grasa continuo. Sin embargo, un nivel bajo de insulina permite que el glucagón, la hormona que la contrarregula, saque nutrientes de los almacenes a la sangre, donde se queman para producir energía. Hacer tres comidas al día es un invento moderno que se aleja totalmente de la experiencia vital del ser humano como cazador-recolector que evolucionó para quemar la grasa en un patrón constante de festín y hambre.

El propósito de *Dos comidas al día* es que recuperes ese ritmo de festín y hambre acorde a tu predisposición genética para mantenerte sano. Esa modificación alimentaria puede salvarte la vida, porque cuando pasas más tiempo de la cuenta produciendo demasiada insulina (un cuadro clínico que se denomina hiperinsulinismo) acabas desarrollando una enfermedad conocida como resistencia a la insulina. Esto sucede con el paso del tiempo, a medida que tus células pierden la sensibilidad a las señales que envía la insulina (debido al exceso crónico de producción) y rechazan los paquetes de nutrientes que la insulina les deja en la puerta. El rótulo de COMPLETO en el motel celular acaba provocando unos niveles de glucosa demasiado elevados en el torrente sanguíneo. Y ese es el comienzo de un problemón. El hígado es incapaz de detectar el nivel de glucosa en sangre y depende de las señales de la insulina para decidir cuándo liberar más glucosa. Percibir un nivel alto de insulina en el torrente sanguíneo lo lleva a engaño, de manera que libera más glucosa en un vano intento de devolverte a la homeostasis. En cambio, ese exceso de insulina y de glucosa en tu sangre te acaba sumiendo en un cuadro clínico (esto es, un conjunto de síntomas característico de una enfermedad) que puede prolongarse durante años. Muchos expertos en medicina creen que la resistencia a la insulina es el problema de salud más importante al que nos enfrentamos los seres humanos hoy día en todo el mundo.

La resistencia a la insulina provoca daño oxidativo (dicho de otro modo, daños por los radicales libres), inflamación general crónica y glicación (una reacción no enzimática de ese exceso de moléculas de glucosa con una serie de proteínas muy importantes en diferentes partes del cuerpo). Esto hace que empiecen a aparecer trastornos y enfermedades que afectan a órganos y a sistemas importantes. Impacta darse cuenta de que de la misma forma que el azúcar de un algodón de azúcar se te pega a los dedos, la naturaleza pegajosa de las moléculas de glucosa hace que se adhieran al delicado tejido endotelial de las células de las arterias y acaban arrastrándote por el camino de la enfermedad cardiovascular. También se pega al endotelio microvascular de la retina y te fastidia la vista, y se une al colágeno y a la elastina para arrugarte la piel.

La oxidación, la inflamación y la glicación son factores determinantes en la enfermedad cardiovascular, en el cáncer y en el proceso acelerado de envejecimiento. Por fin empieza a haber consenso sobre la asociación directa entre la arterioesclerosis y una dieta alta en hidratos de carbono y en producción de insulina. Tal como descubrirás en breve detalladamente, mediante la reducción de la producción de insulina podemos reducir el exceso de grasa corporal y evitar cuadros clínicos crónicos, sin necesidad de restringir la ingesta de calorías o de aumentar el gasto calórico.

Honremos a nuestros ancestros

Ya he hablado ampliamente sobre alimentos en otros libros como *Los diez mandamientos del cavernícola* o *La dieta keto*. En este libro voy a sugerirte que utilices tus favoritos de la lista de alimentos «ancestrales» (sorprendente por su simplicidad) que impulsaron la evolución humana. Examinar la salud humana en un contexto evolutivo es, sin duda, el estudio científico más profundo y riguroso de todos los tiempos. El destacado genetista y biólogo evolutivo Theodosius Dobzhansky reforzó este punto en un ensayo muy aclamado publicado en 1973, titulado *En biología nada tiene sentido si no es a la luz de la evolución*.

A continuación te muestro una lista de los alimentos ancestrales que nos han hecho humanos durante los últimos dos millones de años: carne, pescado, aves, huevos, verduras, frutas, frutos secos y semillas. He dejado fuera a los insectos para que sigas leyendo; pero, por supuesto, técnicamente están incluidos en la lista evolutiva, y en la actualidad se siguen disfrutando en muchas cocinas y poblaciones indígenas. También he hecho concesiones para poder incluir alimentos modernos y saludables, como productos lácteos orgánicos ricos en grasas y chocolate negro con alto porcentaje de cacao. Destacan por su ausencia los alimentos más modernos y ultraprocesados, los azúcares bajos en nutrientes, los cereales y sus derivados, y los aceites vegetales refinados. Michael Pollan, que ha escrito numerosos superventas, calificó muy acertadamente y de forma memorable a los productos ultraprocesados y envasados de hoy día como «sustancias comestibles parecidas a los alimentos». Por desgracia, estas sustancias constituyen un gran porcentaje de nuestra ingesta calórica en nuestros días y su presencia nos aleja de la oportunidad de disfrutar de alimentos verdaderamente nutritivos y saciantes. El nutricionista Loren Cordain, autor de *La dieta paleolítica* y uno de los padres de la dieta paleo, cita una estadística: el 71 por ciento de las calorías incluidas en la SAD proceden de alimentos que no aparecían en absoluto en el Paleolítico.

Se puede disfrutar al estilo de vida que promueve *Dos comidas al día* independientemente de la dieta que se siga: vegetariana, ovolacteovegetariana, paleo, cetogénica, carnívora o cualquier otra. Sin embargo, es importante recordar que saltarte alguna comida no te da licencia para atiborrarte de cualquier cosa a la hora de comer. Es imprescindible que te olvides de los alimentos ultraprocesados perjudiciales y que te centres en los saludables, ricos en nutrientes y de estilo ancestral para lograr el éxito. Es imposible conseguir la flexibilidad metabólica ingiriendo el exceso de carbohidratos y aceites vegetales refinados de la SAD. No obstante y dicho esto, creo que ha llegado el momento de alejarse un poco de algunos de los dogmas y del escrutinio tan intenso al que sometemos hoy día a los alimentos para alcanzar algunos objetivos generales:

- Come alimentos ricos en nutrientes que te gusten; siempre que formen parte de la lista de alimentos ancestrales, por supuesto.
- Deshazte del hábito tan destructivo de picotear y de hacer tentempiés a lo largo del día. Esta ingesta continua de comida interrumpe la quema de grasa, altera la curva de insulina durante el día y la ingesta calórica diaria en general.
- Guíate por el hambre y por la saciedad en todo momento.

Hacer dos comidas al día es genial para empezar, pero a medida que vayas cogiendo impulso en esta travesía, es probable que esa pauta se convierta en tu número máximo de comidas en vez de en el mínimo o en la media. De hecho, en un primer momento pensé en llamar a este libro *La dieta 1.5*. Sin embargo, quiero que te sientas seguro y cómodo de «haberlo pillado» en lo referente a intentar escapar de la norma de las comidas impuestas por la costumbre y que puedas tener éxito a la hora de conseguir comer de forma aleatoria y espontánea, siguiendo un patrón en el que rara vez comerás más de dos comidas completas al día y, en ocasiones, incluso menos. Y lo harás por elección, no porque estés tratando de seguir un programa concreto en busca de un objetivo a corto plazo. Llegará un momento en el que hacer menos comidas y abandonar el picoteo te resultará cómodo, sencillo y natural.

Si te encanta comer y te horroriza la idea de dejar pasar una oportunidad para cenar, por favor ten claro que apoyo al máximo tu afán por disfrutar de la vida y de los caprichos culinarios. Créeme: he pasado de ser un chico que comía más y más a menudo que nadie a convertirme en una persona que solo come cuando tiene mucha hambre y que saborea cada bocado que entra en su boca. Si no tengo a mano algo selecto, simplemente no como. Eso a veces me pasa cuando estoy de viaje y no encuentro buenas alternativas para comer, o estoy enfrascado con el trabajo o con algún juego. No hago un esfuerzo consciente por saltarme las comidas, pero es frecuente que me olvide de comer sin más. Cuando regules tu apetito y las hormonas metabólicas con las estrategias que te ofrezco en este libro, descubrirás que posees una asombrosa capacidad para estabilizar de forma natural el hambre, el estado de ánimo, la energía y la saciedad ingiriendo menos comidas y consumiendo menos calorías. La eficacia metabólica contribuye a una mayor longevidad, mientras que el exceso de calorías es uno de los factores determinantes en la aceleración del envejecimiento y en la aparición de enfermedades.

Cuando consigas la flexibilidad y la eficacia metabólicas, podrás ir a tu ritmo y no tendrás que preocuparte por seguir a rajatabla los patrones de alimentación impuestos por la sociedad para mantener estable tu nivel de energía. Te habrás liberado de la cárcel que es la obsesión por la comida. Cuando recuperes tu derecho genético a ser una bestia quemagrasa, eliminar el exceso de grasa corporal será tan fácil como elegirlo y pulsar el botón. Disminuye la producción de insulina y reducirás la grasa corporal, ¡es (casi) así de simple! La flexibilidad metabólica te permite tomar el control de tu vida y de tu horario diario, y mantener el máximo rendimiento mental y físico sin necesidad de ingerir comidas o de picotear de forma regular. Aunque perder algunos centímetros y comprar ropa nueva es sin duda un indicio gratificante del éxito, la amplia sensación de libertad y de empoderamiento que se experimenta con la flexibilidad metabólica es quizá la recompensa más importante de todas.

UNAS SENCILLAS SUGERENCIAS DE SISSON

Mi estilo de vida con *Dos comidas al día* es así: salvo raras excepciones, solo como entre la una del mediodía y las siete de la tarde, lo que significa que ayuno durante dieciocho horas todos los días. Por regla general, rompo el ayuno con mi famosísima ensalada gigantesca Sisson (véase la página 386) y luego disfruto de una velada con mi esposa, Carrie, en uno de los numerosos y fantásticos restaurantes que tengo cerca de casa, en Miami Beach. Muchos días, estoy demasiado ocupado como para prepararme la ensalada que marca el fin del ayuno, de manera que ingiero lo que podría considerarse media comida (un batido; o unas cuantas onzas de chocolate negro con alguna crema de frutos secos; o algún plato saludable que tenga congelado de carne y verdura; o el trozo de filete que haya sobrado de una comida anterior) antes de disfrutar de una magnífica cena más tarde. Otros días mi ensalada es tan fabulosa y saciante que lo único que me entra a las cinco de la tarde es una pequeña porción del plato principal de pescado o filete de la noche anterior.

Cuando estoy de viaje, sigo la misma estrategia que ya ha demostrado ser eficaz para superar el desfase horario: ayuno el día del vuelo (esto protege contra el estrés oxidativo adicional de pasar por distintas zonas horarias encerrado en un avión), llego a mi destino y permanezco activo hasta la hora de irme a la cama (sin comer), y después hago la primera comida a la mañana siguiente. Esto calibra con rapidez el ritmo digestivo y el circadiano a la nueva zona horaria. Es una estrategia bastante avanzada, pero funciona la mar de bien una vez que tu cuerpo se adapta al ayuno prolongado. Eso significa que hay muchos días en los que no como o que solo ingiero una comida abundante, además de la rutina habitual de cuando estoy en casa de hacer dos comidas al día o una y media.

Dominar los aspectos básicos

Vamos a iniciar esta travesía juntos despacio y de forma metódica, porque quiero asegurarme de que ninguna parte del proceso te resulta complicada o te intimida. No tienes que preocuparte por contar calorías, ni por anotar de forma minuciosa la proporción de macronutrientes ni mucho menos por seguir a rajatabla el dogma y la rigidez de muchas dietas especializadas. En cambio, te concentrarás en los aspectos esenciales de la flexibilidad metabólica a gran escala, de la siguiente manera:

- *Elimina los alimentos ultraprocesados de bajo valor nutricional.* Los azúcares, las bebidas azucaradas, los cereales y sus derivados (trigo, arroz, maíz, pasta, otros cereales) y los aceites vegetales refinados (colza, maíz, algodón, cacahuete, cártamo, soja, girasol) son asesinos silenciosos; se asocian con alteraciones inmediatas de la salud (reacciones inflamatorias o autoinmunes) y con un riesgo elevado de diabetes, cáncer, enfermedad cardiovascular y deterioro cognitivo a largo plazo. Cuando acabes este libro, podrás eliminar durante veintiún días todos esos alimentos para escapar de la dependencia a los carbohidratos y prepararte para el éxito con el ayuno, para la quema de grasa durante las veinticuatro horas del día y para un estilo de vida perenne de dos comidas al día.
- *Céntrate en alimentos ancestrales ricos en nutrientes.* Los seres humanos evolucionamos para nutrirnos con una variedad de alimentos saludables de origen vegetal y animal, coloridos y ricos en nutrientes. En cuanto te deshagas de los alimentos modernos perjudiciales, podrás diseñar una estrategia dietética personalizada, guiada por tus preferencias personales. Pasa de las alabanzas y de las controversias e incluye cualquier alimento presente en la

lista anteriormente mencionada de alimentos ancestrales que te guste y que te haga sentir bien, satisfecho y bien alimentado.

- *Adopta la ingesta intermitente.* Nuestro cuerpo opera de manera más eficaz en un estado de ayuno. El ayuno activa nuestras rutas de regeneración y renovación genéticamente programadas y estimula las funciones inmunitarias, cognitivas, metabólicas y antiinflamatorias mejor que cualquier superalimento. Sin embargo, antes de poder desbloquear los poderes del ayuno debes superar la adicción a los hidratos de carbono. Si no puedes quemar grasa bien, el ayuno será demasiado estresante para un cuerpo adicto a los carbohidratos. De ese modo activarás la respuesta simpática de «lucha o huida» y terminarás agotando las reservas en vez de despertar a la bestia.

- *Reduce la frecuencia de las comidas y los picoteos.* Picotear algo te puede brindar un merecido descanso de la intensidad de la jornada laboral, pero ¡también conseguirás el mismo efecto con un paseo por el barrio o haciendo una serie de sentadillas! La doctora Cate Shanahan, autora de *The Fatburn Fix* y de *Nutrición profunda*, nos recuerda que cada vez que comemos algo, incluso las «bombas de grasa» (tentempiés caseros ricos en grasas) que tanto gustan a la comunidad keto, la quema de la grasa corporal almacenada (junto con la producción de cuerpos cetónicos en el hígado) cesa de repente mientras procesamos las calorías ingeridas. Un patrón rumiante de ingesta de alimentos a lo largo del día se asocia directamente con el hiperinsulinismo, sobre todo si se tiene en cuenta que la mayoría de esos alimentos contienen hidratos de carbono refinados. Los seres humanos funcionamos mucho mejor si seguimos un patrón de festín y hambre.

- *Mantén una mentalidad que te fortalezca.* No es ningún secreto que muchos bienintencionados entusiastas de la salud fracasan de forma estrepitosa y repetida con los objetivos de la dieta y la transformación corporal debido a la influencia destructiva de ciertas creencias que nos limitan, a ciertos patrones de comportamiento y a la programación subconsciente a la que nos han sometido y que sabotea las buenas intenciones. Aprenderás a vivir en armonía con los objetivos que establezcas y a tomar decisiones conscientes y fortalecedoras con total responsabilidad.

Una mentalidad fortalecedora empieza por sentirse seguro de contar con el conocimiento necesario para tener éxito. Los siguientes pasos son perdonarse a uno mismo por los errores y los fallos del pasado con total compasión, e identificar pensamientos, creencias y comportamientos subconscientes erróneos, como albergar una imagen corporal negativa o picotear de forma automática. Una vez conseguido esto, desbloquearás tu asombroso potencial de transformación y podrás establecer tus metas y tus sueños al detalle.

Acto seguido, crearás un entorno ganador y un plan de acción que te lleve al éxito, en el que se incluirán algunas reglas y pautas firmes que te ayudarán a no flaquear ante la tentación constante de la indulgencia y el exceso. Por último, utilizarás la repetición y la resistencia para crear hábitos automáticos que no drenen el frágil recurso de la fuerza de voluntad, tan fácil de consumir del todo (se te guiará a través de esta secuencia en el capítulo 4 y durante la Turbocarga de 12 días). Después de este arduo trabajo interno, emergerás como una nueva persona, y serán tus señales naturales de hambre y saciedad las que dirijan el cotarro. Ya no estarás atado al reloj de «tres comidas al día más un tentempié y la merienda».

- *Márcate un estilo de vida.* Tus hábitos de ejercicio, sueño y manejo del estrés harán o desharán tus esfuerzos de transformación dietética. Si eres sedentario, no duermes bien o te sientes acosado e hiperconectado, acabarás boicoteando tus esfuerzos de transformación dietética y volverás a la dependencia de los carbohidratos. Un día estresante puede desencadenar un antojo de hidratos de carbono asociado al dominio de la respuesta del sistema nervioso simpático que activa el modo «lucha o huida». Por el contrario, la quema de grasa se asocia con el dominio parasimpático del modo «descansa y digiere».

En los elementos básicos del estilo de vida se incluye cualquier forma de moverse a lo largo del día (sobre todo hacer descansos frecuentes para evitar periodos prolongados de sedentarismo), establecer una rutina de ejercicio físico sensato (que incluya rutinas breves de alta intensidad), implementar buenos hábitos de sueño (esto ayuda a reducir las hormonas del estrés y a regular el apetito y las hormonas de la saciedad), y dedicar un rato todos los días a relajarse y a desconectarse de todo.

Reemplazar la imbecilidad convencional, defectuosa y anticuada, con nuevas verdades fortalecedoras

Gran parte de la información convencional sobre la dieta y la alimentación es defectuosa, anticuada y carece de sentido; lo que el preparador australiano Andre Obradovic llama «imbecilidad» convencional. Vamos a destruir la imbecilidad convencional defectuosa y anticuada (ICDA) y la reemplazaremos con una serie de nuevas verdades fortalecedoras (NVF). Estas nuevas verdades tal vez sean lo opuesto de lo que has oído y creído durante toda tu vida, y pueden ser difíciles de implementar de la manera correcta. Sin embargo, una vez que pongas en acción estos nuevos conocimientos y posibilidades, experimentarás una transformación no solo física, sino también mental.

ICDA: El ayuno te ralentizará el metabolismo, hará que te sientas débil y perezoso, y que comas en exceso después.

NVF: Tu cuerpo funciona de manera más eficaz en un estado de ayuno. En general, cuanto más tiempo puedas pasar en ayunas, más sano estarás, siempre que poseas flexibilidad metabólica.

ICDA: El desayuno es la comida más importante del día. Ayuda a mantener el metabolismo y los niveles de energía estables durante horas.

NVF: Una mezcla heterogénea de comida por la mañana temprano no tiene por qué ser la ingesta más importante del día y ni siquiera es necesaria. Ingerir alimentos ricos en hidratos de carbono por la mañana puede provocarte una montaña rusa de azúcar en sangre durante el resto del día. El mejor momento para «desayunar» es cuando tengas hambre de verdad.

ICDA: Comer tres comidas completas al día (o seis comidas pequeñas, como se les recomienda normalmente a los atletas profesionales) es fundamental para mantener unos niveles de energía, un estado de ánimo y una concentración constantes a lo largo del día, y acelera el metabolismo.

NVF: Comer con frecuencia aumenta la ingesta calórica total y promueve el exceso de grasa corporal y los cuadros clínicos asociados al hiperinsulinismo, sobre todo la diabetes tipo 2, las enfermedades cardiovasculares y muchos tipos de cáncer. ¡Abandonar los desayunos, los almuerzos y las cenas tradicionales para comer de manera aleatoria e intuitiva es la mar de saludable! Desarrollarás flexibilidad y eficiencia metabólicas, y seguramente obtendrás avances en la pérdida de grasa, aumentará tu rendimiento mental y físico, y minimizará los factores desencadenantes de ciertas enfermedades.

ICDA: Los cereales integrales son la base de la vida y deben ser la clave de tu dieta (ya que están en la pirámide alimentaria del Departamento de Agricultura de mi país, Estados Unidos, y en su guía de nutrición, MiPlato, y también aparecen en la pirámide de la alimentación saludable de la Sociedad Española de Nutrición Comunitaria).

NVF: Según la biología humana, los hidratos de carbono no son necesarios. Los seres humanos podemos sobrevivir y prosperar con una ingesta muy baja de carbohidratos en comparación con el exagerado exceso actual. Los cereales tienen un valor nutricional mínimo y contienen toxinas vegetales como el gluten y muchas otras que pueden causarles problemas a muchas personas. Además, el argumento de la «fibra saludable» que contienen ya se ha invalidado científicamente. Una dieta alta en carbohidratos y basada en cereales y sus derivados puede resultar en una ingesta excesiva de fibra, lo cual es contraproducente para la pérdida de peso y la salud.

ICDA: Los hidratos de carbono son el combustible esencial para trabajar los músculos. Los atletas deben repostar antes de los entrenamientos (carga de carbohidratos) y recargar inmediatamente después de cada uno de ellos. De lo contrario, sufrirán rotura de la masa muscular ganada con tanto esfuerzo.

NVF: Los músculos pueden quemar los ácidos grasos a modo de combustible de forma tan eficiente como queman hidratos de carbono. Los atletas que queman muchas calorías pueden hacer sin problemas la transición al entrenamiento adaptado a las grasas y triunfar con una ingesta mínima de carbohidratos. La grasa y los cuerpos cetónicos se queman de manera más limpia que la glucosa en el cerebro y en el cuerpo, lo que promueve un mejor rendimiento, una menor inflamación y una recuperación más rápida de los entrenamientos.

ICDA: La grasa y el colesterol de la dieta son las causas principales de la obesidad, el cáncer y las enfermedades cardiovasculares.

NVF: La verdadera causa de los cuadros clínicos epidémicos relacionados con la dieta es el consumo excesivo de hidratos de carbono y aceites vegetales refinados que acaba produciendo hiperinsulinismo y desencadena la oxidación y la inflamación, que son las causas fundamentales de prácticamente todas las enfermedades. Las fuentes naturales y nutritivas de grasas, incluidos los alimentos con un alto contenido en colesterol, pueden ayudar a mantener un funcionamiento hormonal y metabólico saludable.

¿CÓMO NOS METIMOS EN ESTE LÍO?

Vamos a dar un rápido paseo por la historia de la evolución humana para poner en perspectiva el increíble desastre que hemos desencadenado: seres humanos adictos a los carbohidratos que sufren una epidemia global de obesidad, cáncer, enfermedades cardiovasculares y deterioro cognitivo. Estas enfermedades están cada vez más vinculadas a una dieta basada en los cereales y sus derivados, y a la alta producción de insulina. El *Homo erectus* y sus descendientes existieron durante más de dos millones de años como cazadores-recolectores. Nuestros antepasados sobrevivieron bajo las brutales condiciones de la selección natural con sus peligros de hambrunas y depredadores comiendo alimentos de origen animal ricos en nutrientes, especialmente ácidos grasos omega-3 procedentes de los animales acuáticos y terrestres. Nuestro éxito como cazadores-recolectores nos permitió separarnos de nuestros parientes, los primates herbívoros, desarrollar cerebros increíbles por su tamaño y complejidad, y ascender a la cima de la cadena trófica.

La llegada de la agricultura y el consiguiente amanecer de la vida civilizada en todo el mundo, que comenzó hace diez mil años, fue en cierto modo el evento más destructivo para la salud de la historia de la humanidad. Por supuesto, cultivar cereales y criar ganado nos permitió vivir juntos en asentamientos permanentes, especializar la mano de obra, almacenar calorías baratas para un acceso seguro a largo plazo, producir más descendencia y acelerar el progreso tecnológico y la riqueza de la que aún disfrutamos hoy día. Por desgracia, la salud humana sufrió un gran impacto cuando pasamos de ser cazadores-recolectores que comían los alimentos más abundantes del planeta a convertirnos en adictos a los hidratos de carbono. El tamaño del cerebro y del cuerpo de los humanos disminuyó de forma significativa con los albores de la civilización, y surgieron por primera vez problemas como la desnutrición y las enfermedades relacionadas con la dieta. La industrialización de los alimentos durante el siglo pasado, sobre todo el creciente consumo de azúcares, cereales y sus derivados, y los aceites vegetales refinados que llevan los alimentos ultraprocesados, ha dado como resultado la población más gorda, menos en forma y más enferma de la historia de la humanidad.

Comprar galletas integrales, yogur griego desnatado o un batido de frutas y verduras recién exprimido puede parecer una opción saludable y moralmente acertada, pero hasta los consumidores más preocupados por su salud pueden sufrir adicción a los

CRONOLOGÍA DE LA DIETA DE LA EVOLUCIÓN HUMANA

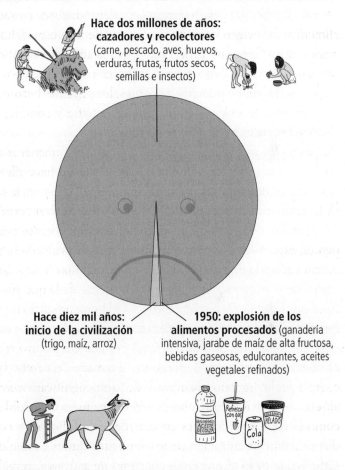

**Hace dos millones de años:
cazadores y recolectores**
(carne, pescado, aves, huevos,
verduras, frutas, frutos secos,
semillas e insectos)

**Hace diez mil años:
inicio de la civilización**
(trigo, maíz, arroz)

**1950: explosión de los
alimentos procesados** (ganadería
intensiva, jarabe de maíz de alta fructosa,
bebidas gaseosas, edulcorantes, aceites
vegetales refinados)

carbohidratos y acabar desarrollando cuadros clínicos metabólicos al comer con demasiada frecuencia y alejarse en exceso de la
dieta evolutiva del *Homo sapiens* que era (en comparación con
la SAD) extremadamente baja en hidratos de carbono, alta en grasas naturales y nutritivas, y desprovista por completo de alimentos
ultraprocesados perjudiciales. La travesía que propone *Dos comidas al día* comienza por deshacerse de los alimentos ultraproce-

sados de nulo valor nutritivo y reemplazarlos por tus alimentos de origen animal y vegetal preferidos, ricos en nutrientes y saludables. Este cambio reducirá la producción de insulina y te dará la oportunidad de luchar para conseguir la flexibilidad metabólica. A partir de ahí, te concentrarás en reducir la frecuencia de las comidas y en eliminar el picoteo, algo que te ayudará a descubrir los increíbles beneficios que el ayuno tiene sobre la salud.

Por desgracia, tomar buenas decisiones para tus dos comidas diarias no es suficiente: también deberás prestarles la debida atención a otros factores de tu estilo de vida y de tu mentalidad que pueden desembocar o no en el éxito. Las rutinas de ejercicio demasiado extenuantes, el sueño insuficiente, las creencias y los patrones de comportamiento autolimitantes, y el exceso de estrés general se asocian a los antojos de carbohidratos, la sobrealimentación y la producción excesiva de insulina.

La magia de la optimización hormonal

Ha llegado el momento de rechazar esa mentalidad tan defectuosa y malinterpretada de «calorías que entran, calorías que salen», asociada al control de las porciones de comida y a las rutinas agotadoras de ejercicio físico que nos han hecho creer que es el único camino para mantenernos delgados y saludables. Quiero que estés tranquilo desde ahora mismo, porque no tendrás que luchar más ni sufrir para perder grasa o transformar tu dieta, porque por fin adoptarás el enfoque correcto, adecuado a esos requisitos genéticos que garantizarán tu salud como ser humano. Puedes comer cuando tengas hambre, disfrutar de comidas deliciosas y saciantes (solo tienes que leer los nombres en la sección de recetas de este libro y entenderás lo que quiero decir) y experimentar la felicidad de la optimización hormonal, quizá por primera vez desde que eras un niño con energía ilimitada. Se acabó el recuento de calorías y la obsesión con las porciones de macronutrientes. Le darás la bienvenida a un nuevo espíritu basado en la ingesta intermitente y adoptarás tu propio ritmo de comidas de forma intuitiva, en vez de pensar en la comida como en el combustible necesario para sobrevivir a un día ajetreado sin desmayarte.

Si disfrutas de una salud decente, de una buena composición corporal y de flexibilidad metabólica —evidenciado por unos niveles saludables de grasa corporal (hombres por debajo del 18 por ciento; mujeres por debajo del 25 por ciento) o por poder saltarte una comida y seguir funcionando sin problemas durante algunas horas más antes de volver a comer— podrás experimentar resultados espectaculares en tan solo tres semanas. Muchas personas que se alimentan de forma intermitente pueden perder 5 kilos o más en veintiún días. Este total no es solo grasa corporal, sino también una reducción en la retención de líquidos y en la inflamación de todo el cuerpo, una reducción causada por la eliminación de alimentos perjudiciales. Si comienzas este viaje con un historial de dietas yoyó o de trastornos alimentarios, o si tienes un exceso de grasa corporal o has descubierto después de un análisis de sangre que corres el riesgo de padecer ciertas enfermedades, es posible que necesites un enfoque más gradual para conseguir un metabolismo flexible y alterar radicalmente tu composición corporal. Sin embargo, aunque tengas el metabolismo atrofiado, puedes hacer un progreso constante día a día sin tener que sufrir ni privarte de comer. Avanzar a pasos pequeños y cómodos aumentará tu seguridad en ti mismo con rapidez, y también la confianza y el entusiasmo en este proceso. Y después, aunque cometas un desliz ocasional, durante un fin de semana o durante unas vacaciones en las que te alimentes de forma indisciplinada, podrás enderezar el barco rápidamente en vez de desanimarte y caer de nuevo en patrones de comportamiento autodestructivos.

Felicidades por el interés y por el entusiasmo por transformar tu salud. Ya has dado el primer paso necesario para obtener un éxito duradero. En los próximos capítulos nos centraremos en una variedad de objetivos que usarás para construir el cuerpo de tus sueños y disfrutar de una vida larga, sana, feliz e increíble.

ESCRIBE UN DIARIO SOBRE ESTE VIAJE

Escribir un diario será un factor clave para el éxito de tu experiencia con *Dos comidas al día*. Habrá tres tipos de ejercicios diferentes relacionados con el diario.

- **Ejercicios de final de cada capítulo.** Te ayudarán a cimentar la comprensión de los conceptos y tu compromiso con una nueva forma de comer y de vivir. Escribir un diario será importantísimo en el capítulo 4, en el que se desarrollan los conceptos de cambio de mentalidad y comportamiento.
- **Diario de agradecimiento.** A partir del capítulo 4, se te pedirá que inicies un segundo diario donde des las gracias por separado o que escribas apartados especiales en tu diario de *Dos comidas al día*, como elemento clave para conseguir un estado de gratitud constante.
- **Diario de la Turbocarga de 12 días.** Todos los días escribirás algo relacionado con cada una de tus cinco tareas diarias (detalles en breve).

Los detalles de tu diario dependen de ti. No hace falta que tenga un diseño especial, basta con que elijas un cuaderno en blanco sencillo donde puedas escribir tus observaciones personales libremente tal como se indica en los capítulos y en los desafíos de la Turbocarga de 12 días. Es posible que te pongas a escribir sobre los detalles de la purga que has hecho en la cocina y en la despensa; sobre tus esfuerzos para mejorar tus hábitos de sueño y tu entorno; o sobre cómo vas aumentando tu capacidad de ayuno. Puedes anotar lo que comes todos los días para aumentar tu conciencia a medida que transformas los malos hábitos en buenos. Puedes dedicarles más atención a los aspectos que te resulten más dificultosos y llevar un registro sincero de tus pensamientos y de tus emociones durante esta travesía.

Escribir un diario te ayudará a ser responsable y te brindará información valiosa que podrás consultar cuando sientas la necesidad de volver a concentrarte o de recibir un empujón motivacional. Si te has pasado al mundo digital por entero y usas el calendario o las listas de tareas pendientes del móvil o de la tableta, fantástico. Pero un estudio de la Universidad de Indiana sugiere que un diario escrito a mano puede ser más efectivo si el objetivo es transformar tu estilo de vida. Escribir a mano requiere más concentración mental, más creatividad y más esfuerzo psíquico que escribir tus pensamientos o responder a una plantilla estructurada a modo de cuestionario. Las imágenes que se obtienen mediante resonancia magnética demuestran que, a diferencia de la mecanografía, la escritura a mano ayuda a sincronizar el hemisferio izquierdo del cerebro, el analítico, y el derecho, el creativo, estimulando las sinapsis cerebrales de una manera similar a la lograda con la meditación. Los movimientos secuenciales de la mano al escribir ayudan a perfeccionar tu habilidad para procesar el lenguaje y estimulan la memoria. Escribir a mano también obliga a reducir la velocidad y quizá a apreciar mejor las palabras e ideas que se crean, una experiencia diferente de la de pulsar teclas para formar palabras. Los neurocientíficos sugieren que cambiar el teclado por el lápiz también puede mejorar la expresión creativa.

Escribir un diario te ofrece un recurso valioso que puedes consultar siempre que necesites un empujón motivacional o una corrección de rumbo si te desvías del camino. Otra forma de aumentar el impacto de tu diario es seleccionar párrafos significativos o conceptos resumidos y convertirlos en acrónimos o en afirmaciones escuetas que tal vez solo tengan sentido para ti. Escríbelo en una nota adhesiva o en una tarjeta y colócalo en algún sitio bien visible donde te sirva de inspiración diaria. Por ejemplo, cuando entrenaba a Brad en su época de corredor de triatlón profesional, siempre terminaba las llamadas telefónicas y las reuniones personales con la misma frase: «Recuerda: paciencia y confianza». Eso hizo que escribiera la frase y la colocara en su casa. Esas palabras resumían nuestras largas charlas relacionadas con la estrategia de entrenamiento y la planificación de la temporada, y con la necesidad fundamental de mantenerse concentrado ante posibles distracciones o ante la disminución de la confianza causada por algún contratiempo el día de la competición.

Tu diario estará acorde con tu estilo personal: puede ser tan extenso o conciso como desees, y puedes mantenerlo en privado si lo prefieres. Sin embargo, una cosa es indiscutible: ¡tienes que escribirlo! Escribir unos minutos todos los días es más eficaz que sacar el diario una vez a la semana para escribir durante un buen rato. Dicho esto, comprometerse a escribir los fines de semana es mejor que nada. Librarse de toda una vida de programación subconsciente y destruir creencias y patrones de comportamiento autolimitantes es algo serio; anotar pensamientos pasajeros o afirmaciones positivas motivacionales no va a ser suficiente.

Cuando hayas desarrollado el hábito constante de escribir en el diario, disfrutarás de una serie de beneficios psicológicos y físicos a largo plazo, incluida una mejor regulación emocional, autoconciencia y confianza en ti mismo. También se ha demostrado que llevar un diario mejora la salud física; reduce la inflamación, la tensión arterial y los niveles de hormonas del estrés; y mejora la sensibilidad a la insulina, la función hepática, la función pulmonar y la actividad de las células inmunitarias. En particular, se ha demostrado que escribir un diario de agradecimiento provoca picos de las hormonas que nos hacen sentirnos bien como la dopamina, la serotonina y la oxitocina. Estas hormonas viajan a través de las rutas neuronales del cerebro y te programan para que seas una persona más feliz. ¡Estate atento a los ejercicios del final de cada capítulo y prepárate para rellenar unas cuantas páginas!

LA TURBOCARGA DE 12 DÍAS

Encontrarás esta increíble experiencia inmersiva de doce días después de los siete capítulos del libro. Armado con todo el conocimiento de la lectura, tendrás que elegir el momento apropiado para embarcarte en una serie de intensas y desafiantes tareas diarias en cada una de estas cinco áreas: comida, ayuno, condición física, mentalidad y estilo de vida. Muchos de los desafíos diarios son ejercicios escritos o actos acompañados de ejercicios escritos. Aunque permanecer en el modo de turbocarga sería imposible a largo plazo para la mayoría de nosotros, la idea es exponerse a una serie de estrategias y comportamientos que garantizan el éxito entre los que podrás elegir para incorporarlos a tu vida diaria a largo plazo.

1

Haz borrón y cuenta nueva

El primer paso para convertir tu cuerpo en una bestia delgada, energética y quemagrasa es eliminar de tu dieta los alimentos bajos en nutrientes y de alto valor glucémico que estimulan la producción de insulina. Debes controlar esto último, porque de lo contrario, todo está perdido a la hora de conseguir flexibilidad metabólica y de desarrollar tu capacidad para ayunar. Nuestro cuerpo no está diseñado para procesar la ingente cantidad de carbohidratos de la dieta actual basada en cereales y sus derivados. Recuerda que los humanos evolucionamos consumiendo cantidades mínimas de hidratos de carbono en forma de frutas silvestres de temporada, tubérculos ricos en almidón y verduras ricas en fibra. Evolucionamos para quemar grasa sobre todo, para existir en un estado rutinario de cetosis y llevar una vida con poco estrés que no requiere un montón de glucosa. Nuestra genética quemagrasa *Homo sapiens* de base queda patente en el hecho de que solo tienes una cucharadita (unos 5 gramos) de glucosa en circulación en todo el torrente sanguíneo (unos 4,7 litros). Esta proporción está regulada al milímetro en todo momento por el hígado, que es la torre de control que procesa y distribuye los nutrientes por la sangre.

Cuando te das atracones de avena para desayunar, tomas frappucinos del Starbucks y barritas energéticas, y cenas pasta, abusas de tus delicadísimos mecanismos hormonales y te subes a la conocida montaña rusa del azúcar en sangre que hace que estés cansado, malhumorado y gordo. Aunque escojas carbohidratos saludables y no toques la comida rápida, puedes desarrollar un problema de hiperglucemia si comes con demasiada frecuencia, no te mueves o no practicas el ejercicio suficiente, o no duermes el tiempo necesario. Recuerda que, aunque consumas cereales integrales de absorción lenta, legumbres (alubias, derivados de la soja, lentejas) y tubérculos ricos en almidón (batatas, calabacín y demás), al final se convierten en glucosa y tendrás que producir una buena cantidad de insulina para procesar las calorías de esos carbohidratos con el tiempo. Si a eso se le añade el alto consumo anual de fruta (sobre todo de frutas tropicales hiperglucémicas con bajo contenido en antioxidantes); los azúcares escondidos en las comidas de los restaurantes, los condimentos, las salsas y las comidas ultraprocesadas y los aperitivos; y las insidiosas calorías de los hidratos de carbono líquidos ocultos en la ingente cantidad de bebidas azucaradas e hipercalóricas con nulo valor saciante, tienes una desconexión brutal con tu predisposición genética para mantenerte sano.

El síndrome metabólico es un conglomerado de enfermedades interrelacionadas cuyo desencadenante es la dieta pobre y la inactividad física. Los expertos médicos y nutricionistas están de acuerdo en que es la pandemia de salud más importante de la actualidad (sí, incluso mayor que la COVID-19, porque los trastornos metabólicos aumentan exponencialmente la sensibilidad al virus, la gravedad de los síntomas y el peligro de muerte) y está provocada principalmente por una producción excesiva de insulina. La Cleveland Clinic dice: «La causa exacta del síndrome metabólico se desconoce [...] (pero) muchas características [...] están asociadas a la "resistencia a la insulina"». Los cinco marcadores del síndrome metabólico son: hipertensión, glucosa alta, exceso de grasa abdominal, triglicéridos altos y colesterol

HDL bajo. Por sorprendente que parezca, son marcadores tan relacionados con la dieta que cuatro de ellos se pueden corregir (en la mayoría de las personas) en cuestión de veintiún días tras abandonar la comida perjudicial descrita en este capítulo. El quinto factor, reducir el contorno abdominal, puede tardar más tiempo dependiendo del punto de partida. Sin embargo, reducir la producción total de insulina movilizará la grasa corporal acumulada y te ayudará a conseguir más rápido un índice de masa corporal más saludable.

Si optas por una dieta que reduzca la producción total de insulina, tendrás menos riesgos de enfermedad, perderás grasa corporal, mejorarás el funcionamiento del sistema inmunitario, te sentirás mejor, pensarás mejor y vivirás mejor. Es difícil debatir la idea de que producir la cantidad mínima ideal de insulina (para poder llevar las calorías y los nutrientes a las células) tal vez sea la práctica más importante para aumentar la esperanza de vida. La ciencia sabe que, en todas las especies, los individuos que producen menos cantidad de insulina a lo largo de su vida viven más. Por desgracia, por la imbecilidad convencional defectuosa y anticuada (ICDA, ¿recuerdas?), las personas con prediabetes y diabetes tipo 2 reciben un tratamiento médico (¡más insulina!) y las exiguas directivas de que ingieran menos calorías y se ejerciten más. Estos esfuerzos casi siempre fracasan a largo plazo porque no atacan de raíz la causa: la disfunción metabólica y el desequilibrio hormonal provocados por el hiperinsulinismo. ¡Alcanza la flexibilidad metabólica y líbrate de este marrón!

CONFUSIÓN CALÓRICA, RESTRICCIONES Y COMPENSACIONES

El doctor Jason Fung, un nefrólogo canadiense y experto en la pérdida de peso que escribió *El código de la obesidad*, *El código de la diabetes* y varios libros sobre el ayuno, dice: «La teoría de la obesidad que cuenta las calorías ingeridas y las gastadas es uno de los grandes fracasos de la historia de la medicina». El doctor Fung también explica que una dieta hipocalórica no reducirá por sí sola la grasa corporal a largo plazo porque los mecanismos genéticos de supervivencia contra la inanición se pondrán en marcha, de modo que ralentizarán tu metabolismo y provocarán un reseteo para que recuperes tu irritante composición corporal. Según esta idea da igual que ingieras menos calorías, que quemes más calorías o incluso que ingieras más calorías y quemes menos, porque tu configuración genética homeostática conspira para que, al final, recuperes tu forma inicial. Los atributos genéticos que has heredado de tus padres influyen muchísimo en dicha forma inicial; el doctor Fung cita investigaciones que concluyen que el peligro de obesidad es genético en un 70 por ciento.

Por más contradictorio que parezca, las calorías que quemas durante las sesiones agotadoras de ejercicio poco o nada contribuyen a conseguir tus objetivos de reducción de grasa. Hay innumerables estudios que revelan que las calorías quemadas durante el ejercicio se contrarrestan con un aumento del apetito además de con una reducción del gasto calórico a lo largo del resto del día. Esta sorprendente y contradictoria idea ha quedado científicamente validada por lo que se conoce como la «teoría de la compensación». Las compensaciones tienen lugar de forma consciente (recompensarte por esa clase de *spinning* a las seis de la mañana con una tarde en el sofá con una tarrina de helado) y subconscientemente: nos mostramos más vagos y lentos, nos servimos porciones más grandes y picoteamos más después de machacarnos haciendo ejercicio.

Lo increíble es que parece que los humanos hemos establecido una serie de mecanismos homeostáticos de compensación que equilibran de forma efectiva nuestro gasto total de energía diario (GTE). Si quemas un montón de calorías durante una rutina de ejercicio físico, tu cuerpo encuentra la forma de quemar menos calorías a lo largo del resto del día. Esto se conoce como el «modelo restringido de gasto de energía» y niega la errónea creencia de que una rutina de ejercicios establecida acelerará el metabolismo estando en reposo. Estas ideas han empezado a tener importancia después del sorprendente estudio de 2012 de los hadza, una tribu moderna de cazadores-recolectores que vive en Tanzania. El estudio, dirigido por el antropólogo estadounidense Herman Pontzer, reveló que pese a llevar un estilo de vida muy activo, que incluye andar entre 6 y 9 kilómetros al día, ¡los hadza quemaban más o menos las mismas calorías diarias que un urbanita que trabaja en una oficina! De hecho, según mis cálculos sobre ingesta y quema de calorías, esto demuestra que un sábado en el que se recorran 160 kilómetros en bici, seguido de varias horas viendo la

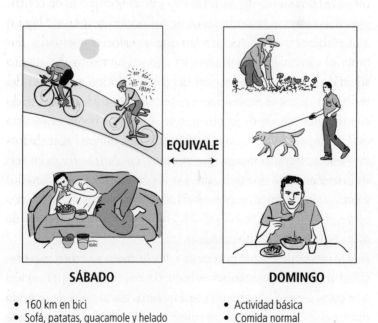

EQUIVALE

SÁBADO

- 160 km en bici
- Sofá, patatas, guacamole y helado

DOMINGO

- Actividad básica
- Comida normal

tele en el sofá mientras se devoran patatas fritas, guacamole y batidos energéticos es, en términos de energía, equivalente a un domingo en el que se saca a pasear al perro, se trabaja un rato en el jardín y se come normal.

Lo importante es tener claro que la forma en la que llevamos librando esta batalla desde hace décadas ha sido un fracaso estrepitoso e inevitable. Ha llevado a la errónea, además de psicológicamente dañina, idea de que el exceso de grasa es indicativo de pereza y de falta de disciplina: comer demasiado y hacer poquísimo ejercicio. El doctor Fung llama a esto «el engaño calórico». Explica que las hormonas influyen en el hambre y en la saciedad sin que tu conciencia lo sepa, de modo que comer en demasía, el exceso de grasa corporal y los trastornos relacionados con la dieta son casi en exclusiva el resultado del desequilibrio hormonal causado por el hiperinsulinismo.

Hace mucho que creo que la composición del cuerpo depende en un 80 por ciento de la dieta y solo en un 20 por ciento del ejercicio físico y de otros factores del estilo de vida. El doctor Fung llega al extremo de afirmar que controlar la insulina es el ¡95 por ciento de la solución! O como dice mi amigo Eddy: «Los abdominales se hacen en la cocina». Independientemente de la influencia genética que tengas, los años y las décadas de hiperinsulinismo y el resultante desequilibrio hormonal harán que el reseteo a tu forma inicial se produzca con mucha más frecuencia. Aquí es donde obtenemos las estadísticas tan citadas que revelan, por ejemplo, que los estadounidenses adultos aumentan de media al año medio kilo entre los veinticinco y los cincuenta y cinco años: ganan 1 kilo de grasa y pierden medio kilo de músculo. Esto provoca un tremendo aumento del peligro de enfermedad y un 40 por ciento de adultos obesos en la actualidad en Estados Unidos.

Aunque tengas una genética afortunada y no cargues con un evidente exceso de grasa corporal, es posible que tengas lo que el doctor Phil Maffetone llama sobregrasa (*overfat*), que es tener un exceso de grasa que dificulta la salud y el bienestar corporal, sobre todo en el caso de grasa visceral. La grasa visceral es un tipo de grasa que se acumula alrededor de los órganos abdominales además del corazón. La grasa visceral es mucho más perjudicial para la salud que la grasa subcutánea que se acumula en las caderas, los muslos y el trasero. Esto se debe a que la grasa visceral libera al torrente sanguíneo unas proteínas inflamatorias llamadas citocinas, lo que complica la quema de grasas y elimina hormonas antienvejecimiento como la testosterona y la hormona humana del crecimiento. La capacidad inflamatoria y de alteración hormonal de la grasa visceral promueve más acumulación de grasa visceral. En su libro *The Overfat Pandemic*, el doctor Maffetone estima que el 76 por ciento de la población mundial padece esta sobregrasa. Y dado que es uno de los mayores expertos en el campo del entrenamiento de resistencia y ha entrenado a muchos campeones mundiales de carreras de fondo y de pruebas de Ironman, también afirma que no se puede eliminar este exceso de grasa con el ejercicio.

De modo que, si comer menos y hacer más ejercicio no sirve, ¿qué funciona? La investigación es clara: la mejor manera de mejorar la composición de tu cuerpo es adoptar una dieta que garantice una producción mínima de insulina durante el resto de la vida, a través del ayuno y, tal como sugiere el doctor Maffetone, «sustituir comida basura por comida real». Cuando abandonas los alimentos ultraprocesados y reduces la frecuencia de las comidas, disminuyes el nivel de insulina y activas tus genes quemagrasa latentes. Serás capaz de mantener el estado de ánimo, el apetito y la concentración mental estable durante todo el día, y también podrás reducir de forma rápida y eficaz el exceso de grasa corporal. Tus necesidades calóricas para los picos de actividad física y mental se reducen. Es como comprarte un coche nuevo que tenga un menor consumo de combustible.

Podrás estar de maravilla con un máximo de dos comidas al día y explorar mejor los trascendentales beneficios de la práctica rutinaria del ayuno (por ejemplo, que transcurran al menos doce horas sin comer, entre la última comida de la noche y la primera comida del día siguiente) y de practicar un ayuno más prolongado de vez en cuando, con el objetivo de reducir la grasa, evitar enfermedades y desintoxicarte. Si te comprometes a ayunar de manera constante, logrando así una producción más baja de insulina, podrás alejarte poco a poco de esa terca forma metabólica inicial y, básicamente, rebobinar tu reloj biológico para que te veas y te sientas mejor que nunca.

RIESGOS PARA LA SALUD DEL HIPERINSULINISMO

Se cree que la inflamación crónica (o sistémica) es la causa de casi todas las enfermedades y trastornos del cuerpo, incluyendo el cáncer, las enfermedades cardiovasculares y el deterioro cognitivo. La inflamación crónica indica que el cuerpo intenta defenderse de un estresante crónico, como los alimentos reactivos (por ejemplo, el gluten, los cacahuetes o la lactosa); un exceso de ejercicio sin el debido tiempo de recuperación; unos niveles altos de glucosa e insulina crónicos; e incluso las alergias estacionales. Dado que nuestro cuerpo no está diseñado para estar a la defensiva las veinticuatro horas del día todos los días, la inflamación crónica acaba llevando a la supresión del sistema inmunitario, a los problemas digestivos, al desequilibrio hormonal, a una serie de enfermedades terminadas en «-itis» (artritis, colitis, gastritis, sinusitis) y a asesinos en masa más modernos como el cáncer, las enfermedades cardiovasculares y el deterioro cognitivo. En cambio, la inflamación aguda es deseable a corto plazo. La inflamación aguda ayuda a los músculos a correr, a saltar, a levantar peso y a hacer un esprint. Facilita la contención y la curación de una magulladura normal, de un esguince o de la picadura de una abeja.

Las personas con una genética afortunada que no almacenan mucha grasa pueden sufrir de todos modos un trastorno metabólico, un exceso de grasa visceral y un elevado peligro de enfermedad asociados a un estilo de vida con prácticas inflamatorias (sobre todo el consumo de aceites vegetales refinados). Tal vez conozcas alguno de esos frecuentes e inquietantes casos de personas muy en forma que mueren repentinamente de un infarto: un resultado de que sus cuerpos estén inflamados de manera crónica por la dependencia de los carbohidratos y el exceso de ejercicio. A lo largo de los años y las décadas, la inflamación crónica provoca cicatrices en el músculo cardiaco y daños en su circuito eléctrico. Las analíticas de sangre que muestren la glucosa en ayunas, la insulina en ayunas, el HbA1c (el nivel de glucosa medio en un largo periodo de tiempo), los triglicéridos (el nivel de grasa en sangre, los picos se dan por un exceso de insulina), el porcentaje de triglicéridos con respecto al HDL y de la proteína C reactiva (un marcador fundamental de la inflamación sistémica) pueden revelar cuadros clínicos ocultos en individuos de aspecto sano que comen mal y realizan rutinas extremas de ejercicio.

Una ingesta excesiva de calorías y unos niveles altos de insulina crónicos también les envían señales genéticas a tus células para que se dividan a una velocidad acelerada. Esto es habitual en distintas fases del crecimiento durante la vida, cuando la división celular acelerada es lo deseable: el embarazo, la infancia y la adolescencia (por ejemplo, un adolescente que intenta ganar músculo para los deportes en el instituto). En cualquier otro caso, la división celular acelerada, marcada por los factores de sobreestimulación del crecimiento como el factor de crecimiento insulínico tipo 1 (IGF-1) y la diana de rapamicina en mamíferos (mTor), lleva a un envejecimiento acelerado. Las células del cuerpo se dividen un número finito de veces y después mueren. Es algo que se puede observar en el deterioro gradual de la función celular en los músculos, en los órganos, en el sistema inmunitario y en el sistema metabólico a medida que el cuerpo envejece. Por ejemplo, la debilitación gradual de la respuesta inmunitaria (conocida como inmunosenescencia) es el motivo de que los ancianos sean más vulnerables a las infecciones que los jóvenes.

La glicación es otra consecuencia inquietante de una dieta alta en hidratos de carbonos con elevada producción de insulina. Las células más longevas del cuerpo son las más vulnerables, incluidas las del cerebro, las del sistema cardiovascular, las de los ojos, las de los riñones y las de la piel. Los diabéticos que no puede regular como es debido los niveles de glucosa en sangre suelen tener problemas de visión y renales. Es muy habitual que los ancianos tengan la piel arrugada, que padezcan demencia y problemas cardiacos.

Las células cerebrales son las más sensibles a la oxidación, a la inflamación y a la glicación, y los porcentajes cada vez mayores de trastornos cognitivos están íntimamente relacionados con una dieta pobre en nutrientes y rica en producción de insulina. Se cree que las placas seniles y los ovillos neurofibrilares del alzhéimer están provocados por la glicación. La doctora Suzanne De La Monte, neuropatóloga de la Brown University, explica que la demencia es fundamentalmente una enfermedad metabólica caracterizada por el metabolismo de la glucosa dañado en el cerebro, «que presenta características moleculares y bioquímicas que se corresponden con la diabetes». El vínculo es tan fuerte que el equipo de la doctora De La Monte ha acuñado el más que apropiado término de «diabetes tipo 3» para describir los problemas de deterioro cognitivo.

ENTRENAR PARA LAS CORONAOLIMPIADAS

Podemos usar la COVID-19 como modelo del efecto adverso que tienen ciertos estilos de vida tanto en algunas enfermedades infecciosas como en algunos problemas de salud crónicos no infecciosos tales como la diabetes, las enfermedades cardiovasculares y el cáncer, porque el sistema inmunitario desempeña un papel en cada uno de estos problemas. La debilitación de la función inmunitaria provocada por enfermedades relacionadas con la dieta y el estilo de vida, así como el impacto del estilo de vida en la inmunidad, se ha desdeñado de forma generalizada en los medios de comunicación para dejar espacio a una cobertura de la pandemia que alentaba el miedo. El doctor Ronesh Sinha nos ayudará a ampliar nuestra perspectiva más allá de la insistencia en llevar mascarilla y en mantener una distancia de metro y medio. El doctor Sinha, especialista en medicina interna y autor de *The South Asian Health Solution* y del popular blog sobre salud CulturalHealthSolutions.com, dirige un programa de bienestar único que se implementa en grandes grupos de trabajadores en algunas de las empresas tecnológicas más punteras de Silicon Valley, en California. En sus pacientes ha visto alarmantes niveles de trastornos metabólicos, de supresión del sistema inmunitario y de enfermedades graves, pese al hecho de que tal vez sean los trabajadores más acomodados del planeta (en uno de los centros tecnológicos más importantes del mundo, los salarios son dos veces y media mayores que la media estadounidense).

Al doctor Sinha no le resulta extraño tratar a víctimas de infartos con treinta y tantos años, ni tampoco es raro que personas muy productivas de aspecto delgado y saludable tengan unos marcadores sanguíneos desastrosos y el botiquín lleno de medicamentos. Pese a su avanzada educación, muchos de sus pacientes desconocen los preceptos de la alimentación saludable y hacen poco ejercicio o ninguno. Este médico achaca sus problemas de salud a una combinación de mala dieta y largas jornadas delante del ordenador, así como al daño psicológico provocado por la presión extrema inherente al ecosistema próspero y ultratecnológico de Silicon Valley. Afirma que incluso las grandes recompensas y los incentivos profesionales pueden tener un efecto adverso directo sobre la salud física al propiciar el consumismo y el miedo a no estar al día, que eleva las hormonas del estrés y reduce el funcionamiento inmunitario.

Los servicios del doctor Sinha incluyen consultas con familias enteras, durante las cuales recomienda a las personas enmendar sus hábitos alimentarios, ponerse manos a la obra y ser saludables. Habla de la pandemia de forma optimista, a la que denomina «COVesidad», por la estrecha relación entre los factores de riesgo metabólicos como la obesidad y la vulnerabilidad al coronavirus. Afirma que esto puede aumentar muchísimo la motivación de muchos vagos de sofá. Y nos da un toque de atención a todos al aconsejarnos que «entrenemos» para la pandemia como entrenaríamos para una competición deportiva. Sabemos que un grandísimo número de personas hospitalizadas con COVID-19 tienen patologías previas como obesidad, diabetes, hipertensión y exceso de grasa visceral. El doctor Sinha explica la importancia de entrenar para lo que él llama las coronaolimpiadas de la siguiente manera:

> La exposición inicial a la COVID-19, conocida como carga viral, solo es un eslabón en la cadena de eventos que puede conducir a una enfermedad severa o a la muerte. Si entras en contacto con el coronavirus, el poder de tu respuesta inmunitaria (sobre todo la liberación de las proteínas mensajeras llamadas citosinas) determina tu destino. Esto se conoce como el nivel de citocinas. Si la respuesta de las citocinas es demasiado severa, tu sistema inmunitario se atacará a sí mismo, lo que resultará en complicaciones que podrían ser letales como el encharcamiento de los pulmones y el daño cardiaco irreversible. Si puedes controlar el nivel de citocinas con unos sistemas respiratorio y cardiovascular fuertes (mejorados por el ejercicio diario), tienes el potencial de repeler el contacto con la COVID-19 o pasarla como una enfermedad leve en vez de que se convierta en una enfermedad mortal. Lo mismo se puede decir no solo para prevenir otras infecciones en el futuro, sino para minimizar el peligro de desarrollar una enfermedad crónica.

El doctor Sinha sugiere que te irá mucho mejor a la hora de enfrentarte a los patógenos, desde un simple resfriado hasta una pandemia, si posees tres características: un sistema inmunitario intacto (que tiene una fuerte correlación con unos hábitos alimentarios saludables y la práctica regular de ejercicio), un sistema inmunitario respiratorio intacto (una vez más, la práctica regular de ejercicio ayuda a que los senos nasales y los pulmones estén limpios y tengan una excelente capacidad de filtración) y un sistema aeróbico fuerte (que hace que tengas fuertes músculos respiratorios complementarios, que a su vez son vitales para evitar complicaciones graves derivadas de una infección). Difunde el mensaje entre tus amigos y tus seres queridos: al menos, deberías moverte más en tu día a día y darles la espalda a los tres alimentos perjudiciales de la actualidad, de los que hablo a continuación.

LOS TRES GRANDES GRUPOS DE ALIMENTOS PERJUDICIALES DE LA ACTUALIDAD

Estos tres grandes grupos son los azúcares; los cereales, sus derivados y los tubérculos, y los aceites vegetales refinados. Hasta que no los dejes, seguirás dependiendo de los carbohidratos y no podrás acceder a los depósitos de grasa corporales para quemarla de forma eficaz.

Estos tres grupos de alimentos llevan mucho tiempo siendo la base de la dieta moderna, en detrimento de la salud humana. Una dieta basada en los cereales y con alto contenido en hidratos de carbono provoca una excesiva producción de insulina (en contraposición con la dieta ancestral genéticamente óptima), un traicionero aumento de peso a lo largo de la vida y una serie de cuadros clínicos causados por el síndrome metabólico. Seguramente eres consciente de que las harinas refinadas no tienen valor nutritivo y que un puñado de pasta no se diferencia mucho de una cucharada de azúcar. En los productos hechos con harinas refinadas, al grano original se le quitan dos de sus componentes naturales: el salvado (que contiene fibra, vitaminas y minerales) y el germen (que contiene ácidos grasos y antioxidantes). Lo que queda de la planta, el endospermo, proporciona una dosis de esas calorías de los carbohidratos «desnudos» que provocan un rápido aumento del nivel de azúcar en sangre.

Por desgracia, los alimentos hechos con harinas integrales, como el pan de trigo integral, el arroz integral, la avena integral y otros (con el salvado, el germen y el endospermo intactos) se recomiendan como el eje central de una dieta saludable. Es una suposición muy problemática que ha convertido a la SAD en un absoluto fracaso. Los cereales integrales, con los tres segmentos intactos, por supuesto que ofrecen beneficios nutricionales mucho mayores y un menor pico de glucosa que las harinas refinadas, pero su valor nutricional disminuye en comparación con otros alimentos verdaderamente ricos en nutrientes como el pescado, los huevos, el hígado, los alimentos fermentados como el chucrut o el yogur, y las verduras y hortalizas de colores variados. Toma nota: las harinas integrales y las refinadas, así como los tubérculos, son fuentes baratas de calorías que se pueden cosechar, procesar y transformar a muy bajo coste para transformarlas en alimentos con un gran margen de beneficios en el supermercado, como galletas, rebanadas de pan tostado, patatas fritas, productos de pastelería, aperitivos, dulces y platos precocinados. La lógica detrás de una dieta basada en los cereales y en los tubérculos se fundamenta en décadas de ideas científicas erróneas y publicidad engañosa, que les ha proporcionado una máquina de hacer dinero a los productores de alimentos y ha creado un paradigma de enfermedad. La epidemia del síndrome metabólico causado por la dieta también es una fuente de ingresos constante para la industria farmacéutica y la médica.

Otra gran objeción para el consumo de cereales, ya sean integrales o no, y tubérculos es que contienen toxinas naturales, que son los antinutrientes o los antígenos, con capacidad para provocar una inflamación sistémica (esto es, del organismo en su conjunto), distintas reacciones autoinmunes o causar hiperpermeabilidad intestinal. El gluten es el culpable más destacado, y muchas personas que las sufren han averiguado de inmediato lo dañino que puede ser este agente en los productos actuales hechos con harinas. Cada vez es más evidente que, en menor o mayor grado, todos somos sensibles al gluten y a otros antinutrientes presentes en los cereales, porque no hemos evolucionado para comer estos alimentos modernos antinaturales y son muy difíciles de digerir. Sí, la primera vez que se cultivaron cereales, hace unos diez mil años (el desencadenante del desarrollo de la civilización) cuenta como «moderno» en términos evolutivos.

Los síntomas crónicos y normalmente leves que experimentamos al consumir cereales y otras plantas que provocan reacciones en personas sensibles son tan habituales que creemos que los gases, la hinchazón, el estreñimiento, el dolor abdominal pasajero y algún que otro episodio de diarrea forman parte de nuestra vida diaria en vez de ser una respuesta adversa a las toxinas de la planta que consumes desde pequeño. Millones de entusiastas de la salud ancestral han contado historias increíbles de sanación después de dejar los alimentos con cereales para optar por alimentos típicos de una sociedad de cazadores-recolectores cuya eficacia ha demostrado la evolución. Los entusiastas de la dieta carnívora (véase la página 85), cada vez más popular, lo están llevando incluso un paso más allá al limitar el consumo de todas las plantas. Las historias de sanación incluyen la repentina e increíble mejora de enfermedades inflamatorias y autoinmunes muy molestas, como la artritis, el asma, la hiperpermeabilidad intestinal, diversos problemas cutáneos y toda una serie de trastornos digestivos e intestinales.

También es hora de examinar los aceites vegetales refinados y poliinsaturados, o los aceites vegetales a secas, sobre todo porque pueden ser un villano menos conocido que los azúcares, los tubérculos, los cereales y sus derivados. Tal como la doctora Shanahan explica en *The Fatburn Fix*, los aceites vegetales refinados no provocan picos de insulina, tal como hacen los carbohidratos, pero sí alteran el funcionamiento metabólico de formas que causan resistencia a la insulina. Los aceites vegetales se obtienen de materias primas como el maíz, el algodón, el cártamo, la soja, el girasol y la colza a altas temperaturas con el uso de fuertes químicos. Esto provoca que el producto sufra daños oxidativos, que se ven incrementados cuando se calienta el aceite para cocinar o se usa para preparar cualquier producto horneado, procesado, envasado o congelado.

En comparación, el alto volumen de aceite presente en las aceitunas, en el aguacate o en el coco significa que se puede extraer sin necesidad de procesos agresivos y perjudiciales como son someterlos a altas temperaturas y disolventes químicos. Por ejemplo, es posible que veas el indicativo de «aceite de primera prensada en frío» en las etiquetas de aceite de oliva virgen extra. Esto indica que las aceitunas se han aplastado y prensado una sola vez, sin que las calienten ni las procesen de otra manera. Así se produce un aceite estable térmicamente para cocinar o consumir tal cual, en ensaladas, por ejemplo. La doctora Shanahan cita una investigación en la que se calcula que el 40 por ciento de las calorías que consumes en un restaurante provienen de los aceites vegetales con los que preparan la comida. El doctor Andrew Weil, experto en naturopatía y autor superventas, asegura que el 20 por ciento de las calorías de SAD procede solo del aceite de soja. Si vas a una tienda normal y corriente, verás que entre el 60 y el 70 por ciento de los alimentos ultraprocesados, envasados y congelados contienen uno o más de estos perversos destructores de salud.

Cuando consumes aceites vegetales, no se queman para producir energía como sí lo hacen otras grasas por culpa de su fabricación química antinatural. Sin embargo, su parecido con las moléculas de grasa naturales confunde al cuerpo, que los integra en las células de grasa saludables. Por desgracia, es muy difícil quemarlos para producir energía y con el tiempo pueden limitar muchísimo tu capacidad general para quemar la grasa corporal. Si en ciertas zonas tienes acumulación de grasa corporal que no desaparece aunque estés perdiendo grasa en general, seguramente sea por culpa de la disfunción celular provocada por los aceites vegetales. Estos también se descomponen en toxinas que provocan daños oxidativos e inflamación sistémica. Las consecuencias adversas para la salud de consumir estos aceites son tan inmediatas y extremas que la doctora Shanahan asegura: «Son radicales libres en una botella; literalmente es como comer radiación».

Cuando los aceites vegetales refinados bloquean tu metabolismo de la grasa, te vuelves más dependiente si cabe de los carbohidratos para obtener energía. Ben Greenfield, biohacker, triatleta Ironman, autor de *Boundless* y presentador del pódcast *Ben Greenfield Fitness*, comenta que estos aceites podrían considerarse la vía a través de la cual se llega a la resistencia a la insulina y a la diabetes por cómo obstaculizan dicho metabolismo. Si bien los hidratos de carbono refinados reciben gran parte de la culpa en este sentido, son mucho menos problemáticos porque puedes quemarlos cuando haces ejercicio, a diferencia de las células de grasa tóxica y disfuncional. El azúcar y los carbohidratos refinados pueden ser muy destructivos en exceso, pero los aceites vegetales refinados son destructivos por sí mismos se consuman en la cantidad que se consuman.

Cuando hablo de «azúcar» también incluyo los edulcorantes artificiales, que deberían eliminarse por completo de la dieta. Además del temor a ingerir sustancias químicas relacionadas

LOS TRES GRANDES GRUPOS
de alimentos perjudiciales de la actualidad

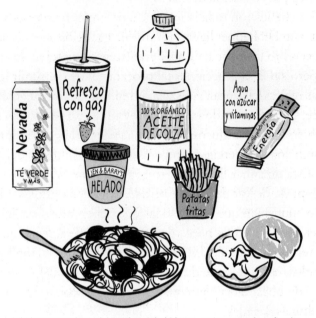

Bebidas azucaradas / edulcoradas, carbohidratos, aceites vegetales refinados

con la aparición del cáncer y de la preocupación cada vez más creciente de que los edulcorantes pueden dañar la flora intestinal, algunas investigaciones sugieren el inquietante y altísimo potencial de los edulcorantes para provocar picos de insulina. En *El código de la obesidad*, el doctor Fung demuestra que el aspartamo sube el pico de insulina en un 20 por ciento, ¡más que el azúcar blanquilla! En consecuencia, los edulcorantes pueden provocar un doble efecto desastroso al aumentar el pico de insulina y confundir al centro del apetito del cerebro para que quiera azúcar de verdad. Estos mecanismos forman parte de la respuesta cefálica, donde basta con pensar en comida, olerla o probar una sustancia dulce pero no calórica para estimular el córtex cerebral e iniciar ciertas funciones digestivas, como la secreción gástrica y la liberación de insulina.

Si te bebes con toda la inocencia del mundo una Coca-Cola light o un Dr. Pepper light una tarde en la oficina, le estás dando a tu cerebro la conocida y muy gratificante sensación de lo dulce, pero sin la satisfacción total procedente de consumir las calorías reales del azúcar. Así saciarás temporalmente tu antojo de dulce, pero el pico de insulina provocado por el azúcar falso también elimina la glucosa que circula por tu sangre. Eso provoca un bajón de energía, acompañado por un aumento del hambre. Esta dinámica lleva a tu cerebro a acabarte el refresco light y, después, desear azúcar de verdad. Algunos estudios a largo plazo confirman que las personas que beben refrescos light no beben menos calorías ni pierden más grasa que aquellas que beben refrescos normales. Si bien hay otros muchos factores involucrados, es interesante destacar el aumento paralelo de los índices de obesidad y del consumo de refrescos light durante las últimas décadas.

La fructosa, la fuente principal de hidratos de carbono en la fruta, también puede ser bastante dañina a la hora de reducir la grasa. No provoca una subida de glucosa en sangre ni la producción de insulina como otros carbohidratos porque tiene que procesarla el hígado antes de que se queme para producir energía. No obstante, en el hígado el exceso de glucosa también se transforma en triglicéridos y grasa acumulada. Esto convierte a la fructosa en la ganadora de «los carbohidratos con más probabilidades de convertirse en grasa», sobre todo si consumes muchos otros tipos de hidratos de carbono y no haces el ejercicio suficiente para vaciar tus reservas de glucógeno. Mis disculpas al personal de la ya desaparecida Weight Watchers (una compañía que promovía la pérdida de peso no contando calorías, sino puntos), que le daba a la fruta una puntuación de cero, pero puedes excederte con el consumo de fruta hasta el extremo que te impida alcanzar tus objetivos de pérdida de grasa. (Véase la página 89 para saber cuáles son las mejores frutas).

Y mejor no hablar del jarabe de maíz de alta fructosa (HFCS, por sus siglas en inglés), que representa lo peor de lo peor: tiene las propiedades lipogénicas (esto es, para convertirse en grasa) ya mencionadas de la fructosa, provoca un pico de insulina (porque también contiene glucosa) y carece de los agentes protectores presentes en la fruta real (antioxidantes, fibra y demás) que ayudan a mejorar la digestión y moderan los efectos que ejerce la fructosa sobre la insulina. Este jarabe también está relacionado con la aparición de la inflamación sistémica y de la hiperpermeabilidad intestinal.

Es muy sencillo evitar los aceites vegetales refinados al elegir con acierto en los restaurantes y al cocinar con grasas saturadas naturales (mantequilla, *ghee* o mantequilla clarificada, aceite de coco, grasa de vaca y manteca de cerdo) y con grasas monoinsaturadas saludables (aceites de aguacate y de oliva). Dado que los aceites vegetales prácticamente no saben a nada, no es un sacrificio eliminarlos de inmediato y para siempre de tu dieta.

En cambio, puede que te cueste más eliminar el azúcar y las harinas. Estos alimentos han demostrado ser adictivos y estimulantes del apetito, lo que provoca el deseo de consumirlos más. El gran trabajo de Gary Taubes (*Good Calories, Bad Calories* y *Contra el azúcar*) y el del doctor Robert Lustig (*Fat Chance* y *The Hacking of American Mind*) contienen detalles sobre cómo los alimentos ultraprocesados y las bebidas de alto valor glucémico inundan tus rutas de dopamina y se combinan con los receptores de opioides en el cerebro, por lo que ofrecen una gratificación instantánea e intensa, y provocan el deseo de consumir más. El superventas del doctor William Davis, *Sin trigo, gracias*, defiende que la proteína gliadina que contiene el trigo enano (una variedad moderna de trigo genéticamente modificada) estimula los receptores del apetito del cerebro hasta tal punto que necesitas consu-

mir cuatrocientas calorías adicionales por día. Al ingerirla, la gliadina se degrada en un polipéptido opioide y atraviesa la barrera
sangre-cerebro, y se la ha relacionado no solo con la estimulación
del apetito, sino también con trastornos del comportamiento,
TDAH (siglas de trastorno por déficit de atención e hiperactivi-
dad), reacciones alérgicas y un funcionamiento irregular de los
sistemas inmunitario y neurológico.

Puede que te cueste un poco hacer estos cambios en tu dieta
si consumes muchos alimentos ricos en cereales, tubérculos o
harinas refinadas; si tienes por costumbre relajarte con bebidas
azucaradas o edulcoradas; o si consumes muchos productos ultraprocesados, envasados y congelados, o comida rápida rica en
aceites vegetales. Lo mejor es comprometerte a eliminar por
completo estos tres grandes grupos de alimentos perjudiciales
en un plazo mínimo de veintiún días para así librarte de su influencia adictiva. Con el tiempo, los dulces y los alimentos ricos
en carbohidratos volverán a tu dieta de vez en cuando al darte
un homenaje con moderación, pero puedes comprometerte a no
volver a consumir aceites vegetales refinados, que se pueden
reemplazar con facilidad por aceites saludables.

Durante esta transición dietética inicial, es importante que te
rodees de alternativas muy ricas en nutrientes y muchísimo más
nutritivas a escala celular que el helado o una bebida del Starbucks que solo te proporcionan unos escasos segundos de placer gustativo (y alimento mínimo). Puesto que eliminar estos
tres grupos de alimentos es el primer paso hacia la salud, por
ahora no te preocupes por la restricción calórica, la pérdida de
grasa o el ayuno prolongado. A medida que inicias la transición
hacia la flexibilidad y la eficacia metabólica, es importante que
el hambre, el apetito y los antojos no te desvíen del camino en
ningún momento. En cambio, date el gusto con deliciosas comidas sencillas como una tortilla para desayunar, una colorida ensalada para almorzar y un filete con verduritas para cenar. Si

entre comidas descubres que estás bajo de energía o que tienes antojo de picotear, unas crudités con alguna crema de frutos secos, un par de huevos duros, dos onzas de chocolate negro (con al menos el 80 por ciento de cacao) o incluso una lata de sardinas. En cuanto te adaptes a la grasa y la rutina a largo plazo de *Dos comidas al día*, te alejarás con naturalidad del picoteo entre horas, sin pensarlo siquiera.

El objetivo es progresar sin caer en un atracón de hidratos de carbono, sin deprimirte por la tarde y sin pasar la llamada gripe del bajón de carbohidratos. Es verdad: en contra de la Errónea Creencia Actual Keto, no creo que tengas que sufrir ni sudar durante esta travesía. Sé amable con tu cuerpo y con tu mente, come alimentos nutritivos, no te niegues el placer de las comidas y disfruta de la vida. Cuando empieces a saltarte las comidas, a reducir el picoteo y a alargar el ayuno, el esfuerzo debería parecerte natural y cómodo, no pesado. Ahí radica la magia de la flexibilidad metabólica y el motivo por el que el enfoque de *Dos comidas al día* va a funcionar contra viento y marea (incluido el ocasional traspié, los caprichos y las celebraciones) mientras que otras estrategias para cambiar la dieta fracasan.

La idea es que después de los veintiún días, cojas el impulso suficiente para evitar que los azúcares, los cereales, las harinas, los tubérculos y los aceites vegetales desaparezcan de tu dieta sin pensar siquiera. A lo largo de la última década, cientos de miles de entusiastas de la dieta ancestral y de la salud han experimentado el maravilloso despertar que surge tras rectificar su dieta. Cuando comas según el enfoque de *Dos comidas al día*, siempre te quedarás satisfecho porque le darás a tu cuerpo los nutrientes que te pide y rara vez pasarás hambre porque mantendrás un nivel bajo de insulina óptimo y, por tanto, estabilizarás las hormonas del apetito que aumentan cuando comes alimentos ricos en carbohidratos.

La purga de la cocina y la despensa

Los tres grandes grupos de alimentos perjudiciales son tan traicioneros en la cadena alimentaria moderna y se publicitan de forma tan agresiva que se pueden colar en tus comidas y en tu casa pese a tus buenas intenciones. Por ejemplo, cuando usas la cómoda aplicación del móvil de Starbucks, la configuración predeterminada para los tés helados y otras bebidas frías en la opción de Sabor es «4 pulsaciones de azúcar de caña líquida». Tienes que entrar en esa opción, abrir una nueva ventana y pulsar el botón de menos cuatro veces para pedir una bebida sin azúcar añadido. Hay muchos alimentos frescos preparados que están saturados de aceite de colza en los supermercados de alimentos ecológicos que se enorgullecen muchísimo de su compromiso con la selección del producto y la sostenibilidad medioambiental. Lee las etiquetas (comprueba la lista que aparece más abajo para saber qué buscar), haz preguntas (busca quién produce el producto en internet si es necesario), no bajes nunca la guardia y comprométete con una política de tolerancia cero y eliminación absoluta de los aceites vegetales refinados, los aditivos químicos, los alimentos modificados genéticamente y cualquier alimento de poca calidad en general.

A continuación tienes una lista bastante exhaustiva de alimentos y bebidas que debes eliminar, pero te pido que sigas el espíritu de la lista si ves productos similares que no aparecen mencionados directamente. Cuando salgas a cenar, averigua con educación, pero sin que te dé vergüenza, qué lleva tu comida y pide cambios para evitar ingredientes nocivos. Insiste en que te cocinen los alimentos con mantequilla, manteca de cerdo o aceite de oliva en vez de con aceite vegetal refinado, o simplemente cambia de restaurante.

Fíjate en que la primera tarea de la Turbocarga de 12 días es blandir con decisión el cubo de la basura mientras eliminas los alimentos nocivos de tu frigorífico y de los estantes de tu despensa a fin de hacer espacio para el atracón de compras de alimentos ancestrales nutritivos. Si te pareces a mí y no quieres esperar un segundo más para enmendarte, ponte manos a la obra ahora mismo con el libro en una mano y el cubo de la basura en la otra. Adelantar el trabajo antes de la Turbocarga facilitará las cosas y hará que todo fluya mejor durante la intensa experiencia de los doce días.

Veamos los alimentos que debes eliminar, divididos en categorías.

Aceites vegetales refinados: aceites para cocinar embotellados (colza, algodón, maíz, cacahuete, soja, cártamo, girasol y cualquier otro identificado como «aceite vegetal» o «grasa vegetal»); condimentos con dichos aceites en la etiqueta (lo que incluye la mayoría de las mayonesas, los aderezos de ensalada y salsas para mojar, a menos que indiquen claramente en la etiqueta lo contrario); mantequillas y aceites en aerosol; alimentos fritos en abundante aceite; margarina; productos de repostería congelados o envasados (de todas maneras, no deberías ni acercarte a ellos); restos de la cena del restaurante (¡pide mantequilla la próxima vez!).

Dulces: productos de pastelería o panadería; caramelos y barritas; tartas en general; tarta de queso; galletas; magdalenas; dónuts; postres congelados (helados, polos y demás); yogur helado; batidos de chocolate con leche; bizcochos.

Edulcorantes: todos los edulcorantes artificiales; productos derivados del agave; azúcar moreno; azúcar de caña; miel de caña; fructosa; jarabe de maíz alto en fructosa; miel; melaza; azúcar glas; azúcar blanquilla; todos los jarabes.

Bebidas azucaradas: cafés de diseño (moca, bebidas de café helado); bebidas energéticas (Red Bull, Monster Energy); zumos embotellados recién exprimidos y zumos refrigerados (açaí, manzana, uva, naranja, granada y preparados similares); bebidas de kombucha muy azucaradas (lee las etiquetas, algunas son bajas en azúcar, pero la mayoría no); bebidas de almendra, avena, soja y otros sustitutos de la leche; mezclas en polvo (con sabor a chai, café, chocolate negro, limonada, té helado); todos los refrescos, light o no, incluida la tónica; bebidas isotónicas (Gatorade, Powerade); cócteles con bebidas dulces (daiquiri, margarita, ponche de huevo); cócteles preparados con azúcar; tés dulces.

Cereales, harinas y otros: cereales, maíz, pasta, arroz y trigo; pan y productos hechos con harina (baguetes, biscotes, cruasanes, brioches, dónuts, galletitas saladas, magdalenas, pizzas, prétzels, panecillos, tortitas); preparados para el desayuno (torrijas, muesli, gachas, avena, tortitas, gofres); patatas (maíz, patatas, tortita); cereales cocinados (amaranto, cebada, bulgur, cuscús, mijo, centeno); aperitivos inflados (Cheetos, palomitas de maíz, arroz inflado).

Ingredientes de repostería: fécula de maíz, maicena y jarabe de maíz; leche evaporada y condensada; harinas de trigo, con gluten; almidón; levadura.

Condimentos: lee las etiquetas de los condimentos, las salsas, las cremas de untar y las coberturas. Descarta los que contengan edulcorantes o aceites vegetales refinados, y escoge productos alternativos de la misma categoría como kétchup, mayonesa, aderezos para ensalada y salsa barbacoa; evita todas las mermeladas, las confituras y las frutas escarchadas (incluso las que ofrecen versiones sin azúcares añadidos).

Productos lácteos: queso procesado y queso crema (como se vende en Estados Unidos); helados, leches y yogures desnatados o semidesnatados; todos los productos lácteos altos en hidratos de carbono y semidesnatados; todos los productos lácteos no ecológicos.

Productos rebajados: cuidado con los productos que se venden rebajados o con descuentos, ya que suelen ser de peor calidad comparados con los productos locales de agricultura sostenible libres de químicos y conservantes.

Comida basura: hamburguesas, sándwiches de pollo, pescado empanado, patatas fritas, perritos calientes, aros de cebolla, chimichanga y chalupas (platos consumidos preferentemente en México), churros, todos los alimentos fritos en abundante aceite y la mayoría de lo que se ofrece en los establecimientos de comida rápida por todo el mundo. Nota: muchas cadenas de comida basura modernas ofrecen muchas opciones más saludables que en las hamburgueserías tradicionales. Chipotle y otros alimentos «mexicanos frescos» son un buen ejemplo.

Alimentos procesados: barritas energéticas ricas en carbohidratos, barritas de cereales, mezclas de aperitivos, aperitivos de frutas procesadas y otros aperitivos vendidos en grandes cantidades ricos en cereales, harinas y azúcares; alimentos envasados, procesados y congelados hechos con harinas, cereales, patatas, aceites vegetales refinados o azúcares añadidos.

Alimentos de baja calidad en la lista de alimentos ancestrales: carnes y aves criadas en ganadería convencional intensiva donde se ceba a los animales (elige ternera y aves alimentadas con pasto, y cerdos de razas reconocidas; más en el capítulo 2); productos cárnicos envasados, como beicon ahumado, curado o tratado con nitrato; mortadela, jamón, perritos calientes, cecina de mala calidad, salchichón, salami y salchichas (busca opciones menos procesadas en estas categorías, sin nitratos ni otros químicos o conservantes); huevos, leche y otros productos lácteos no ecológicos (escoge los que procedan de animales alimentados con pasto y obtenidos de forma sostenible o que tengan, al menos, el certificado de ecológicos); verduras y hortalizas no ecológicas con un alto riesgo de contener pesticidas (los que son difíciles de lavar o con pieles comestibles, como verduras de hoja o bayas); productos que no sean de temporada o traídos desde muy lejos (frutos rojos locales, bien; piñas y mangos de grandes supermercados fuera de temporada, mal); frutos secos, pipas y cremas de frutos secos con aceites o decorados con azúcar; la mayoría del pescado de piscifactorías e importado (véase más en el capítulo 2).

El propósito de la lista anterior no es abrumarte con lo que no puedes comer, sino demostrarte que se ha comprobado que muchos de los alimentos que se consideran «normales» son contrarios a la salud. Cuando eliminas estos alimentos perjudiciales de tu mundo, creas más espacio para los alimentos ricos en nutrientes en tu consumo calórico diario. Si bien la lista de alimentos recomendados es escasa, hay casi una variedad infinita de hierbas aromáticas, especias, salsas y aderezos para mejorar su sabor. El resultado es que puedes hacer que cada comida o picoteo no solo sean más nutritivos, sino también más sabrosos y emocionantes. Hacer la transición puede proporcionar increíbles mejoras en los niveles de energía y en los trastornos de salud crónicos, y también promover una reducción natural y eficaz del exceso de grasa corporal. Tal vez lo que te haga sentir más fuerte, poderoso, es que ya no dependerás de la comida para mantener la energía y la concentración mental.

En tu interior suceden cosas maravillosas cuando quemas combustibles limpios como la grasa y las cetonas. Con menos oxidación, glicación e inflamación cuando tus células metabolizan la energía, te darás cuenta de que duermes mejor, te recuperas más rápido de las rutinas de ejercicio físico y aumentan tu concentración mental y tu resistencia. Y aunque tras un día muy ajetreado entre los trayectos en coche, el trabajo, el ejercicio y la familia llegarás cansado por la noche, experimentarás una sensación más agradable de que estás preparado para relajarte y desestresarte antes de irte a la cama. En cambio, piensa en cómo puede dejarte un día al que te hayas enfrentado con carbohidratos procesados: nervioso, agitado y deseando otro chute de azúcar. Ser un quemador de grasa sin estrés hace que resulte más agradable pasar una noche delante de la tele viendo algo en Netflix o jugando a las cartas, pero lo más importante es que te ayuda a huir de los cuadros clínicos prevalentes provocados en su mayoría por la dependencia a los hidratos de carbono.

Es cierto que puede ser difícil superar algunas costumbres inveteradas o culturales, así como la dependencia física de los carbohidratos. Hacer borrón y cuenta nueva requiere compromiso, concentración y determinación. Despiértate cada día y renueva tu compromiso, recuérdate por qué estás buscando esta transformación dietética. A través de la repetición y de la resistencia, crearás costumbres nuevas muy poderosas. En vez de preocuparte por las comidas favoritas que ya no catarás, tómate la purga de la cocina y la despensa como una forma de hacer espacio para añadir más cosas buenas a tu dieta diaria.

Haz borrón y cuenta nueva – Ejercicios

1. **Menor insulina, menor grasa corporal, menor peligro de enfermedad:** Apunta en una lista algunas de las formas con las que crees que puedes reducir la producción de insulina a través de restricciones en la dieta, modificaciones de los patrones de alimentación y mejoras en tus hábitos de ejercicio.

2. **Purga de la cocina y la despensa:** Anota lo que piensas y lo que sientes sobre la purga. Incluye una lista de los alimentos y las bebidas que te supondrán el mayor desafío y en qué concentrarte cuando buscas eliminar los tres grupos nocivos. Haz una lista con bebidas y alimentos sustitutos que te gustarán.

2

Prioriza los alimentos ancestrales ricos en nutrientes

(¡y no te olvides de los superalimentos!)

Los humanos evolucionamos para digerir una increíble variedad de plantas coloridas, completas y con un alto contenido en nutrientes, animales e incluso insectos. Los primeros exploradores *Homo sapiens* salieron de África oriental hace unos sesenta mil años y colonizaron todo el planeta a lo largo de los siguientes cuarenta y cinco mil. La ruta original de la migración humana siguió la costa africana hasta el Oriente Medio actual, continuó hacia la India e Indonesia y, al final, llegó a Australia. Nuestros ancestros disfrutaron de una abundante alimentación marina, rica en ácidos grasos omega-3, que son aclamados por sus potentes propiedades antiinflamatorias así como por sus efectos beneficiosos en la mente, las funciones inmunitaria y cardiovascular, y la prevención del cáncer. Los paleoantropólogos afirman que acceder a alimentos ricos en omega-3 fue un factor predominante en la evolución del tamaño de nuestro cerebro.

Allí donde nuestros ancestros se asentaban, aprovechaban al máximo lo que el entorno les ofrecía. Los que vivían en latitudes más septentrionales consumían seguramente grandes cantidades de pescado graso de agua fría y casi ningún carbohidrato de origen vegetal. Los que vivían en las zonas ecuatoriales tal vez consumieran muchos hidratos de carbono a través de frutas silvestres, verduras y tubérculos ricos en almidón. Los que soportaban duras, frías y brutales batallas contra los elementos y sufrían la escasez de alimentos sin duda no comían durante prolongados lapsos de tiempo. Quizá subsistían gracias a varias formas de plantas y a animales pequeños lo justo para reproducirse; sin duda, con la esperanza de que a sus descendientes les fuera mejor. La moraleja de nuestra travesía evolutiva es que nos adaptamos a una variedad de estrategias nutricionales y podemos funcionar bien aunque pasemos largos periodos sin mucha comida.

En la actualidad, las poderosas campañas publicitarias, el runrún en los medios de comunicación y las ideas científicas erróneas han hecho que comer sano sea más controvertido que nunca. Por ejemplo, a los críticos que echan por tierra la lógica evolutiva se les podría acusar de sacar cosas de contexto o de llegar a conclusiones a partir de ideas científicas erróneas. Se dice «Muéstrame lo que dice la ciencia», pero hoy en día hay estudios que validan casi cualquier postura. Si bien todos podemos estar de acuerdo en que los alimentos ultraprocesados y las macrogranjas (enormes explotaciones ganaderas intensivas) son malas para el cuerpo y el medio ambiente, hay soflamas que, malinterpretadas y erróneas, como «la carne roja provoca cáncer» se pueden hacer virales sin pasar el más mínimo escrutinio.

Una campaña cada vez más extendida que promociona una dieta basada en verduras y alimentos naturales asegura que este enfoque es más sostenible y respetuoso con el medio ambiente que una dieta omnívora, e incluso moralmente mejor. A estas suposiciones se oponen de forma violenta personas con diferentes opiniones sobre cómo y qué comer. Incluso entre las personas que comparten gran parte de sus creencias, el debate de los detalles puede crearle confusión a cualquiera que intente cambiar sus hábitos de alimentación. Es hora de acabar con tanta tontería presentando un plan sencillo que es inclusivo hasta para quienes tienen ideas nutricionales opuestas. El plan de *Dos comidas al día* funciona ya seas vegetariano, carnívoro o te encuentres en algún punto medio entre los dos.

Tal vez lo mejor de todo sea que *Dos comidas al día* te pone al mando: te permite diseñar una estrategia alimentaria personal saludable, agradable, saciante y rica en nutrientes. Me preguntan sin parar cuáles son los mejores alimentos, y la mayoría de las veces la pregunta tiene un deje desesperado. Quiero tranquilizarte de una vez por todas. Esto es lo que vamos a hacer: nunca tendrás que comer cosas que no te gustan; quiero que disfrutes de cada bocado durante el resto de la vida. Para que *Dos comidas al día* funcione, hay una serie de reglas indiscutibles y de guías dentro de las que debes moverte, pero puedes elegir con total libertad los grupos alimentarios, las comidas concretas, las recetas, las formas de preparación y los horarios de comida (pero ¡solo dos al día!) que te parezcan bien. Te animo a que no te cierres en banda y a que estés dispuesto a experimentar, a revisar y a perfeccionar tu estrategia óptima de alimentación. Recuerda: con *Dos comidas al día* cuentas con la flexibilidad para desarrollar tus preferencias, para ajustar tu dieta a tus objetivos físicos y de salud, y tal vez para cambiar de camino si experimentas problemas de salud que sospechas que están relacionados con ciertos alimentos.

Si estableces un compromiso básico para eliminar los tres grandes grupos de alimentos perjudiciales, te habrás salido del rebaño y habrás emprendido el camino hacia tu potencial esperanza de vida. A partir de ahí seguirán una serie de estrategias dispares en función de tu genética, tus condiciones de vida, tus objetivos de bienestar y tu composición corporal, así como de tus preferencias alimentarias y los desafíos que te propongas. Incluso al doctor Peter Attia, uno de los médicos punteros en cuanto a esperanza de vida y experto en ayunos prolongados y alimentación cetogénica, le gusta simplificar su consejo dietético marca de la casa: «Come lo que tu bisabuela podría haberse comido».

Más allá de eliminar los tres grandes grupos de alimentos perjudiciales, es esencial intentar decantarse por las opciones más naturales y ricas en nutrientes de cada categoría cuando hagas la compra, y buscar la máxima calidad en lo referente a los restaurantes y lo que eliges de la carta. Puede suponer mucho trabajo asegurarte de que los alimentos que metes en tu cesta y los que te sirven cumplen con estos criterios. La industria alimentaria actual ha hecho degenerar muchos alimentos inherentemente saludables, y la publicidad manipuladora nos convence para que comamos un montón de basura, siempre que esté etiquetada por una serie de palabras engañosas como «cardiosaludable», «sin gluten», «sin colesterol», «cien por cien fruta natural» y demás. Incluso la palabra «ecológico» se ha usado de una manera ridícula para que signifique a grandes rasgos «saludable». Tenemos toda una maquinaria propagandística que intenta convencerte de que esos sustitutos cárnicos tan procesados y llenos de químicos (que incluso contienen aceites vegetales refinados) son mejores para ti que la carne de verdad.

Este capítulo explicará cómo escoger bien en cada categoría alimentaria inspirada en alimentos ancestrales de carne, pescado, huevos, verduras, frutas, frutos secos y semillas, y alimentos modernos saludables como productos lácteos ricos en grasas y chocolate negro con alto contenido en cacao. También te presentaré algunos superalimentos con unos beneficios nutricionales impresionantes. Por desgracia, estos no están presentes ni siquiera en las comidas de la mayoría de los comensales más concienciados con la salud. Por ejemplo, nuestros ancestros cazadores-recolectores consumían el animal entero, sin desperdiciar nada (ya sabes, «del cerdo, hasta los andares»). Las vísceras eran muy apreciadas y se creía que tenían propiedades curativas excepcionales. No se desperdiciaba nada: incluso se cocían las carcasas durante días para preparar un caldo de huesos muy nutritivo. En la actualidad, lo habitual es consumir solo la carne más jugosa de un animal (por ejemplo, hamburguesas, filetes, pechugas de pollo y muslos) y evitar el hígado y otras vísceras, que se encuentran entre los alimentos más ricos en nutrientes del mundo.

También eran un elemento clave de la dieta ancestral los alimentos fermentados y germinados, que proporcionan potentes probióticos esenciales para la flora intestinal. Actualmente, nuestra capacidad para procesar, pasteurizar y refrigerar los alimentos niega en casi su totalidad la necesidad de germinar o fermentar, y estos alimentos han quedado relegados en vez de ocupar un lugar preeminente en una dieta diaria saludable. Este capítulo te dará toda la información y la guía necesarias para que escojas los mejores alimentos de cada categoría y añadas un superalimento a tu dieta que pueda proporcionarte altos niveles de energía, concentración, salud y prevención de enfermedades.

CARNE (MAMÍFEROS Y AVES)

La carne animal ha sido la pieza central de la alimentación humana a lo largo de la historia evolutiva y proporciona una serie de beneficios nutricionales, sobre todo la proteína completa de alta biodisponibilidad, que es el requisito nutricional más importante para la salud y la supervivencia. Hoy día, el consumo de carne es controvertido, en primer lugar por las explotaciones ganaderas intensivas más que reprobables que ofrecen un producto de baja calidad, maltratan a los animales y contaminan el medio ambiente. Todas las objeciones al consumo de carne, incluida la supuesta relación entre la carne roja y el cáncer, se pueden pasar por alto si se recurre a explotaciones de proximidad y sostenibles en las que se alimenta al ganado con pasto, o a la carne ecológica certificada cuando sea posible. También hay que evitar hacer demasiado la carne (churruscarla genera compuestos potencialmente cancerígenos) y evitar cualquier tipo de carne procesada (perritos calientes tratados con químicos, beicon, salchichas, mortadela, salami, carnes congeladas y casi todas las opciones de comida rápida). Cierto que consumir solo la carne más ecológica puede ser caro, pero es la categoría de alimentos en la que resulta más importante ser selectivo.

Hay países en los que el ganado estabulado y alimentado con pienso recibe hormonas, pesticidas y antibióticos para evitar enfermedades y aumentar los beneficios en ambientes atestados, insalubres y contaminados. Los músculos y las vísceras de los animales pueden verse afectados negativamente por la malnutrición y las condiciones poco saludables de vida. Si compras carne en grandes superficies, es muy posible que estés comprando un animal resistente a la insulina (como resultado de su dieta antinatural basada en pienso) que haya sufrido entre diez y treinta veces más exposición a los pesticidas de la que tienen los productos agrícolas y con muchísimos más ácidos grasos omega-6 proinflamatorios en los tejidos. Las grasas omega-6 se deben al engorde acelerado de los piensos enriquecidos que les dan en los últimos meses de vida antes del sacrificio. En cambio, los animales criados en semilibertad y alimentados con pasto tienen entre tres y seis veces más grasas monoinsaturadas y omega-3 antiinflamatorias que los animales estabulados, así como mayores niveles de otras vitaminas, minerales y micronutrientes, y su sabor es mucho más rico.

Puede que te sorprenda ver el pequeño tamaño de un pollo criado en semilibertad en tu mercado de proximidad al lado de los pollos hinchados que te ofrecen en el supermercado, pero la intensidad del sabor de un pollo ecológico o de un cerdo criado en el campo te dejará flipado. Lo mismo puede decirse cuando pruebas una hamburguesa hecha con ternera Wagyu de pura raza y la comparas con la ternera insípida de una hamburguesería de comida rápida, que necesita de aditivos químicos para añadirle sabor y que se pueda comer (puedes leer más detalles en *Fast Food Nation: El lado oscuro de la comida rápida*, de Eric Schlosser). Con un solo bocado, verás la luz y decidirás no volver a comer carnes convencionales.

La opción ideal a la hora de comer carne es buscar animales alimentados con pasto al cien por cien o criados en semilibertad. Familiarízate con los mercados ecológicos que tengas más cerca, con las tiendas de alimentación ecológica y con las cooperativas agrarias y ganaderas. Habla con los dueños de las explotaciones, porque suelen ser muy apasionados y saber mucho sobre cómo encontrar la mejor comida para ti y tu familia. Explora las carnicerías en busca de opciones distintas a las habituales de las grandes superficies: ternera, cerdo, pollo y pavo. Por ejemplo, los corderos y los venados acostumbran a alimentarse de pastos, y su cría es mucho más sostenible. También hay muchos recursos estupendos en internet si las opciones de proximidad son limitadas.

Los alimentos con la etiqueta de certificación ecológica son la mejor opción después del ganado de proximidad criado en semilibertad y alimentado con pasto, o de las carnes alternativas. Cada vez hay más carnicerías, tiendas de alimentación ecológica e incluso grandes superficies que comercializan carne ecológica. En Estados Unidos, por ejemplo, la certificación asegura que los animales se han criado sin el uso de hormonas, pesticidas, antibióticos, ingeniería genética, irradiación, vertidos ilegales u otras prácticas nocivas, y que han vivido en condiciones dignas donde podían moverse con libertad. Sin embargo, la carne ecológica es una segunda opción que dista mucho de los animales alimentados al cien por cien con pasto (ganado y cordero) o criados en semilibertad (pollo, pavo y cerdo), porque incluso los animales con certificación ecológica comen una cantidad inadecuada de piensos y viven principalmente confinados en vez de deambular en semilibertad. En Estados Unidos hay que tener mucho cuidado con muchas frases que se pueden ver en el envasado de la carne y las aves, porque la normativa estadounidense es muy laxa y por tanto tienen poquísimo valor. Entre estas frases se encuentran cosas como «criado en libertad», «sin hormonas», «sin antibióticos» y «dieta natural». Sí que es cierto que estos mensajes indican una mejora sobre los productos de ganado estabulado que solo cuentan con el logotipo de una gran empresa. A medida que los consumidores somos más conscientes y aumenta la demanda, empieza a ser más fácil y más económico dar con la mejor carne, así que pon el listón bien alto y haz todo lo que puedas para encontrar carne de animales alimentados con pasto y criados en semilibertad.

Pescado

El pescado y otros alimentos marinos son una pieza central de la dieta humana desde hace milenios y unos de los alimentos más ricos en nutrientes de la Tierra. Los que se alimentan de verduras y hortalizas se harían un gran favor si incluyeran pescado en su dieta. La vida marina es una fuente maravillosa de proteína; de vitaminas B, D y E; de minerales como el selenio, el zinc, el hierro, el magnesio y el fósforo, y toda una variedad de antioxidantes. El pescado es la fuente nutricional más rica en los aclamados ácidos grasos omega-3 (sobre todo los tipos DHA y EPA), que mejoran la función cerebral y del sistema nervioso, protegen contra las enfermedades cardiovasculares y tienen propiedades antiinflamatorias muy potentes.

El pescado azul graso de tamaño pequeño (sardinas, caballas, boquerones, salmón [salvaje] y arenques) tiene los niveles más altos de omega-3 y los mayores beneficios para la salud. Para mayor comodidad, se puede encontrar en sus versiones enlatadas y es muy económico. La familia de los moluscos (almejas, cangrejos de mar y de río, langosta, mejillones, ostras, gambas y vieiras) también es muy apreciada por su extensa variedad y su poder nutritivo. El alto contenido en zinc de las ostras aumenta la testosterona y la dopamina, lo que les confiere su merecida fama de afrodisíacas. El popular atún en conserva es nutritivo y barato; las mejores variedades son el atún claro y el bonito. Mira bien lo que pone en las etiquetas y comprueba si hay marcas nicho con especial sensibilidad hacia el medio ambiente, porque la mayoría de las grandes marcas de atún obtienen una mala puntuación de los grupos ecologistas (véase más abajo).

Asegúrate de aumentar tu consumo de alimentos marinos al incluir algas ultranutritivas, como el kombu, el alga parda, el nori o el wakame. Estas variedades de algas marinas son las mejores fuentes de yodo, que es esencial para el funcionamiento normal de la tiroides y cuesta encontrarlo en otros alimentos. Disfruta del sabor único y de la increíble riqueza nutritiva de las huevas de pescado, como las del salmón o del esturión, el caviar. Son unas de las pocas fuentes nutricionales de vitamina D y son muy ricas en omega-3, en la importantísima vitamina B_{12} y en selenio. La fundación Weston A. Price, considerada como la fuente primordial para el estudio de la nutrición y la salud en las poblaciones ancestrales, confirma que nuestros ancestros asociaban el consumo de huevas de pescado con la fertilidad; se esforzaban mucho en encontrarlas y en dárselas a las mujeres que querían quedarse embarazadas.

Al igual que con las carnes, debes esforzarte en buscar las opciones más nutritivas y sostenibles, y no consumir pescado de baja calidad. Rehúye de todos los productos de pescado envasados, procesados y congelados, especialmente de los empanados y fritos. En general, intenta evitar el pescado procedente de piscifactoría; el pescado importado del mar Báltico, de Chile y de Asia, por problemas de aguas contaminadas, uso de químicos y largos trayectos para su transporte; los depredadores (la caballa real, la lampuga, el marlín, el tiburón, el pez espada y el atún grande) por los altos niveles de mercurio y otros contaminantes, y los peces en peligro de extinción o capturados con métodos dañinos (el atún rojo, la merluza negra, el reloj anaranjado o el pargo rojo). Para mantenerte informado sobre los frecuentes cambios y las últimas actualizaciones, visita las páginas de MSC. org/es (el Marine Stewardship Council) y de EDF.org (el Environmental Defense Fund).

La mayoría de las piscifactorías tienen problemas medioambientales y sus peces son nutricionalmente inferiores a los salvajes, pero algunos están bien. En el documental de Nicolas Daniel, *Fillet-Oh!-Fish*, los productores declaran: «Debido a la agricultura intensiva y a la contaminación global, la carne del pescado que comemos se ha convertido en un cóctel químico mortal». En especial, debería evitarse el salmón atlántico de piscifactoría, que copa alrededor del 90 por ciento de la cuota de mercado en Estados Unidos. Puedes estar seguro de que tu restaurante sirve salmón atlántico de piscifactoría a menos que proclame orgulloso lo contrario. El doctor Joseph Mercola, autor de *Contra el cáncer* y al mando de la popular web de información sobre la salud Mercola.com, cita un estudio según el cual los salmones atlánticos de piscifactoría eran cinco veces más tóxicos que cualquier otro alimento analizado.

El salmón de piscifactoría, así como otras especies, se cría en habitáculos reducidos y contaminados, expuesto a niveles peligrosos de químicos (bifenilos policlorados, dioxinas, metilmercurio, dieldrina, toxafeno, etoxiquina). Todos ellos son compuestos liposolubles que se acumulan en la carne de los peces grasos como el salmón. El salmón de piscifactoría tiene entre dos y cinco veces más grasa que el salmón salvaje y cinco veces más ácidos grasos inflamatorios omega-6 debido a la dieta a la que es sometido, ¡que hasta incluye aceites vegetales refinados! Al igual que el ganado y las aves de las macrogranjas, en muchos países los salmones de piscifactoría reciben hormonas, pesticidas y antibióticos para combatir enfermedades en sus reducidos e insalubres habitáculos.

Hay ciertas categorías de peces de piscifactoría con niveles de toxinas mínimos y un buen perfil nutricional que hace que sea seguro consumirlos. Cíñete a peces procedentes de tu zona, que cumplan con la normativa más estricta, para evitar preocuparte por la contaminación y las laxas normativas sobre químicos de países como China o Chile, o de la zona del mar Báltico, que exportan mucho pescado. Por ejemplo, el salmón del Pacífico criado en piscifactoría de agua dulce es aceptable. El salmón «ecológico» de la Columbia británica, de Irlanda o de Escocia, puede ser algo mejor que el salmón de piscifactoría más habitual, pero sigue generando problemas que justifican evitar de este tipo de pescado. Si te preocupa el presupuesto, busca salmón salvaje enlatado o congelado, porque será muchísimo más barato que el salmón salvaje fresco.

Algunos pescados de piscifactoría seguros son el barramundi, el siluro, el cangrejo de río, el pez de roca, el bacalao negro, la lubina rayada, la tilapia, la trucha y la mayoría de los moluscos de acuicultura. Además, los moluscos de piscifactoría están sujetos a un objeto fijo, al igual que en la naturaleza. No se alimentan de piensos artificiales y tienen un perfil nutricional parecido al de sus homólogos salvajes. Cuando compres gambas, asegúrate de que tienen la certificación sanitaria en regla. La mayoría de las gambas en Estados Unidos se importan de piscifactorías insalubres situadas en terceros países.

Para asegurarte de que compras productos de calidad y de que evitas pescados tóxicos, cíñete al pescado azul pequeño, mantente al día sobre el estado del medio ambiente en las páginas citadas y busca un proveedor de pescado fresco de calidad. Con suerte, encontrarás un mercado especializado en tu región o un buen proveedor en internet.

Huevos

Los huevos son el superalimento por excelencia, la esencia de la vida, y proporcionan múltiples beneficios nutricionales. Las claras de huevo contienen proteínas completas de alta calidad, mientras que las yemas son un verdadero tesoro de compuestos antioxidantes y antiinflamatorios, de omega-3 y de grasas saturadas saludables; así como de vitaminas A, E, K y B, y de folato. Los huevos son muy ricos en colina, que mejora la memoria y la función cognitiva, y que ayuda en el mantenimiento celular y la síntesis del ADN. Comer huevos les ofrece a las personas que se alimentan de verduras y hortalizas la oportunidad de obtener nutrientes que pueden faltarles cuando se evitan la mayoría de los alimentos animales. Una de las imbecilidades convencionales más comunes es desaconsejar el consumo de huevos. Otra es descartar la yema a favor de la clara. Los metaanálisis (la compilación de los estudios de datos de cientos de investigaciones distintas) han tirado por tierra la conexión entre el consumo de huevos y las enfermedades cardiovasculares, o incluso entre el consumo de huevos y los altos niveles de colesterol en sangre, y han confirmado los increíbles beneficios nutricionales de este alimento.

Los huevos camperos locales y ecológicos que se venden en mercados de proximidad o en cooperativas son la mejor opción. Las gallinas disfrutan de un estilo de vida activo al aire libre y de una dieta omnívora, con insectos, pequeñas lagartijas, lombrices, hierba, pasto y semillas. Ponen huevos con una concentración de nutrientes muy superior a la de los huevos de las gallinas enjauladas en explotaciones industriales, que consumen piensos cargados con una cuestionable cantidad de hormonas, pesticidas y antibióticos. Sus brillantes yemas anaranjadas (gracias a las fuentes naturales de betacaroteno en su dieta) pueden contener hasta diez veces más omega-3 que las yemas de las gallinas convencionales. Cualquiera que haya comido un huevo campero procedente de una gallina criada en semilibertad puede dar fe de su increíble sabor, que te convertirá en converso de por vida. La ratio coste-beneficio (pagar un poco más por una docena de un superalimento) no admite lugar a dudas.

Tras los huevos camperos ecológicos (o de gallinas felices), se hallan los huevos de proximidad frescos criados en corral, pero cuya alimentación no es ecológica. Esto indica que las gallinas han tenido acceso a cierta libertad y a las fuentes de alimentación naturales antes mencionadas, y también que el pienso suplementario es de mejor calidad que el pienso normal. A continuación, vendrían los huevos de gallinas criadas en suelo. A diferencia de los anteriores, su acceso al corral ha sido limitado y tal vez hayan consumido más pienso que alimentación natural, pero todavía son excelentes. Los huevos de gallinas de corral tienen una buena cadena de distribución, y deberías evitar comprar cualquier otra cosa. Tendrías que poder encontrar huevos camperos ecológicos en las cadenas de supermercados más habituales o tal vez en tu tienda de confianza.

Si no puedes encontrar huevos camperos ecológicos, los huevos con etiqueta ecológica son otra buena opción. Están libres de hormonas, pesticidas y antibióticos, y seguramente las gallinas vivan con más amplitud que en las explotaciones intensivas. Puedes encontrarte cartones con varios reclamos como «omega-3», «dieta natural», «criadas en libertad» o «vegetarianas», que indican también que los huevos deberían ser de mejor calidad que las gallinas de macrogranjas. Sin embargo, no te dejes engañar por los reclamos publicitarios. Puede que «omega-3» quede bien en el cartón, pero seguramente solo indique que las gallinas han comido pienso con semillas de lino. Pon siempre mucho cuidado en buscar huevos frescos, porque es muy habitual que los huevos convencionales lleven un mes en el estante. La cáscara de huevo debería ser dura y ser algo difícil de cascar. Es tan fácil encontrar huevos de calidad que deberías pensar que «o de corral o nada» y nunca conformarte con un huevo convencional o con un simple certificado de orgánico.

Otra opción saludable y aventurera es buscar alternativas a los huevos de gallina. Los huevos de pato y de codorniz suelen estar disponibles en tiendas de productos naturales, en mercados de proximidad y en cooperativas. Intenta probar los de ganso, de avestruz, de faisán o de pavo. Estos huevos alternativos no provienen de explotaciones intensivas, de manera que ofrecen unos beneficios nutricionales parecidos a los de los huevos camperos ecológicos de gallina.

Verduras y hortalizas

Las verduras y las hortalizas son ricas en antioxidantes, flavonoides, carotenoides y fitonutrientes que contribuyen a optimizar el funcionamiento metabólico, inmunitario y celular. Ayudan a proteger el cerebro y el cuerpo del envejecimiento y del estrés oxidativo, y también a nutrir a las bacterias buenas de tu microbiota. Las verduras y las hortalizas aéreas (las de hoja verde, los pimientos, los espárragos, los tomates y las crucíferas como el brócoli y la coliflor) son ricas en carbohidratos complejos y bajas en almidón, con abundante contenido en fibra y agua. Esto quiere decir que puedes consumirlas en la cantidad que desees sin una respuesta adversa de insulina, aunque te estés esforzando para reducir grasa corporal o te ciñas a los límites de los hidratos de carbono de la dieta cetogénica.

Las verduras y las hortalizas de tubérculo que crecen en tierra (remolacha, zanahorias, cebollas, nabos, chirivías, batatas) absorben altos niveles de antioxidantes, vitaminas y hierro del suelo, lo que las convierte en baterías nutricionales. En comparación con las aéreas, los tubérculos tienen un mayor contenido en almidón y pueden tener más carbohidratos y mayor impacto en la insulina. Si intentas perder grasa, hay que consumirlos con moderación, pero son una gran fuente de carbohidratos para grandes quemagrasas. Los tubérculos, junto con las frutas, tienen las menores concentraciones de toxinas del mundo vegetal (véase más abajo), lo que los convierte en una buena elección para las personas que se alimentan principalmente de carne si quieren añadir verduras, hortalizas y carbohidratos a sus comidas. Elimina las variedades blancas de la patata, porque tienen mucho almidón y un alto índice glucémico, están cargadas de pesticidas y son menos nutritivas que las patatas de otras variedades.

Las crucíferas obtienen una puntuación muy alta en la clasificación nutricional. Reciben el nombre por sus flores con forma de cruz e incluyen la rúcula, el brócoli, el bok choy, las coles de Bruselas, el repollo, la coliflor y la col rizada. Estos alimentos tienen unas alucinantes propiedades anticancerígenas, antioxidantes, antimicrobiales y antienvejecimiento. Se cree que las verduras y las hortalizas de color rojo (y las frutas) ayudan a prevenir el cáncer de próstata; las verdes tienen beneficios antienvejecimiento y promueven la salud ocular; las amarillas y anaranjadas tienen propiedades antioxidantes y antiinflamatorias. El informe de la capacidad de absorción de radicales de oxígeno (ORAC, por sus siglas en inglés) del Departamento de Agricultura de Estados Unidos proporciona los valores antioxidantes de los alimentos, pero se puede concluir que todas las verduras y las hortalizas están llenas de micronutrientes. Algunas con las mejores puntuaciones son la remolacha, el brócoli, las coles de Bruselas, las zanahorias, la coliflor, la berenjena, el ajo, la col rizada, la cebolla, los pimientos rojos morrones, las espinacas y la calabaza amarilla.

Deberías escoger con cuidado las verduras y las hortalizas por varios motivos. Para evitar pesticidas, elige productos ecológicos si vas a consumir la piel o es difícil de lavar. Rechaza los batidos de verduras y los preparados tan de moda como superalimentos, porque siempre serán peores que su versión natural. Desde luego ingerirás una dosis concentrada de ciertos agentes beneficiosos, pero también te meterás un chute de azúcar con el zumo y a cambio recibirás menos valor nutricional con un preparado, aunque solo haya sufrido el procesado más básico. Por último, si crees que puedes ser sensible a las toxinas naturales de algunas plantas, controla lo que comes de cada verdura u hortaliza (y de todo lo demás) para detectar cualquier reacción adversa, sobre todo si las consumes crudas. Algunos indicios de reacción pueden ser los gases, la hinchazón y el dolor abdominal asociados al consumo de verduras y hortalizas, así como a trastornos autoinmunes crónicos e inflamatorios que se resisten a la medicina tradicional.

La mejor opción es comprar en el comercio de proximidad, productos de temporada y de explotaciones pequeñas que no usen pesticidas. Es posible encontrarlos en mercados locales o en tiendas especializadas en productos ecológicos. Localizar a los productores de temporada de tu zona te asegura evitar los peligros de la industria alimentaria y disfrutar de la frescura, del buen sabor y de los máximos nutrientes. A menudo, las pequeñas explotaciones no se molestan en obtener los certificados oficiales de producción ecológica, pero puedes tranquilizarte al saber que tu producto se ha cultivado de forma sostenible sin el uso de los pesticidas y de los químicos habituales en la industria agrícola intensiva.

La siguiente opción es comprar verduras y hortalizas con certificación ecológica oficial, que se pueden encontrar en muchas grandes superficies en la actualidad. Los productos de proximidad con certificado ecológico ofrecen mejores beneficios nutricionales que los productos de agricultura tradicional y sin los cada vez más preocupantes efectos sobre la salud asociados a las explotaciones agrícolas intensivas, que dependen de los pesticidas. Puede que te resulte familiar el glifosato. Pese a las crecientes evidencias de que este herbicida es un cancerígeno que causa daños celulares en el ADN, se sigue usando mucho. Monsanto, la empresa creadora de este tóxico pesticida, incluso ha creado semillas modificadas genéticamente para soportar una alta exposición al glifosato. Es otro ejemplo de imbecilidad convencional que yo llamo «cavar una zanja para poner una escalera con la que limpiar las ventanas del sótano».

También es normal que las verduras y las hortalizas de agricultura convencional crezcan en suelos faltos en nutrientes por el monocultivo. Las cosechan antes de tiempo, las maduran de forma artificial con gas etileno y las envían desde lugares lejanos a tu mercado. Esto es una gran marca negativa en cuanto a sostenibilidad y valor nutritivo. Si quieres verduras y hortalizas con un alto riesgo de exposición a químicos (las que tienen una gran superficie comestible, como las espinacas, la col rizada y las de hoja verde, o aquellas cuya piel se puede consumir o es difícil de lavar, como los pimientos morrones, el apio, los pepinos y las zanahorias), mantente firme y come solo productos de proximidad o con certificación ecológica. Los alimentos de estas categorías también reciben algunos de los pesticidas más tóxicos y potentes, así que mejor no comprarlos. Si quieres verduras y hortalizas (o frutas) con piel dura o no comestible (aguacates, calabacín, plátanos, melones), aquellas que se pueden lavar o no se comen (cebollas, espárragos) y todos los frutos secos con cáscara y las semillas, el peligro de exposición a pesticidas, y la necesidad de buscar alternativas ecológicas, no es tan crítico.

¿No comes verdura?

El movimiento carnívoro emergente ofrece un desafío asombroso para los beneficios saludables que se supone van asociados al consumo de verduras y hortalizas, y sugiere que muchas personas pueden beneficiarse de un periodo experimental durante el cual se elimina toda ingesta de este tipo de alimentos. Esto incluye, por supuesto, los cereales, así como las legumbres, las verduras, las frutas, los frutos secos y las semillas.

Como he mencionado en el capítulo 1, los cereales y otras plantas contienen toxinas naturales que impiden que los depredadores se las coman. Hay muchas, y entre ellas se encuentran las lectinas (el gluten es una forma de lectina presente en el trigo; otros cereales y legumbres son ricos en otras lectinas); los fitatos (muy presentes en los frutos secos y las semillas); los oxalatos (en hojas verdes, frutos secos y legumbres); los isotiocianatos (presentes en las crucíferas); las saponinas (en judías y legumbres); inhibidores enzimáticos (muy presentes en la soja); los fitoestrógenos (en la soja, el maíz y el lino); y los taninos en la fruta.

Estas toxinas se pueden neutralizar al cocinar, poner en remojo, germinar y fermentar; en muchos casos, la planta no se puede comer o es venenosa sin pasar por alguno de estos procesos. De todas formas, consumir verduras y hortalizas te expone aunque sea de manera residual a los antinutrientes, sobre todo si las consumes crudas. El daño potencial varía en función de la planta y de la persona. Para alguien celíaco o con alergia a los cacahuetes, consumir alimentos problemáticos puede causar una reacción severa e inmediata. Para otros, un patrón de consumo durante décadas puede ocasionar síntomas subclínicos que nunca se asocian directamente con el consumo de una planta en concreto, pero que puede causar daños a corto y largo plazo en la salud. Este ha sido mi caso. Comer cereales me provocaba toda una serie de molestias intestinales leves y trastornos inflamatorios (mi «normalidad»), que pronto desaparecieron en cuanto dejé de lado los cereales en 2002.

La popularidad de la alimentación ancestral sin gluten y sin cereales y sus derivados valida que no consumir todos los cereales, o al menos el nocivo trigo enano moderno, puede aliviar los trastornos digestivos e inflamatorios moderados, así como disminuir la producción de insulina. Hasta hace poco, las frutas, las verduras y las hortalizas, los frutos secos y las semillas se proclamaban (sin discusión alguna) como superalimentos todopoderosos con puntuaciones altísimas en todas las tablas. Sin embargo, el cada vez más popular movimiento carnívoro (promovido por médicos y atletas como los doctores Shawn Baker y Paul Saladino, y la conocida bloguera y seguidora del método durante una década Amber O'Hearn) va creciendo gracias a miles de historias increíbles de personas que han dejado de comer alimentos de origen vegetal y como consecuencia se han curado de una serie de enfermedades crónicas o han conseguido unos abdominales perfectos en poco tiempo. Visita la página del doctor Shawn Baker, MeatRx.com, para ver las historias de curación de un montón de enfermedades distintas que le han enviado los entusiastas de la dieta carnívora. Escucha el pódcast del doctor Saladino, *Fundamental Health*, o lee su libro, *The Carnivore Code*, para comprobar el amplio apoyo científico al enfoque carnívoro.

Tal vez creas que comerte una flor de brócoli o un puñado de arándanos te proporciona un chute directo de potentes agentes antioxidantes y antiinflamatorios en el torrente sanguíneo. Lo que sucede en realidad cuando ingieres alimentos vegetales ricos en antioxidantes es que los antinutrientes de la planta hacen que tu hígado prepare una respuesta interna defensiva antioxidante. Luchamos contra el envenenamiento menor, que ajusta el sistema inmunitario y la respuesta inflamatoria, proporcionando una red de beneficios adaptativos, también conocida como hormesis. La misma dinámica de estresar el cuerpo de forma adecuada (estrés hormético) a fin de fortalecerse se aplica cuando realizamos una serie de levantamientos de pesas, corremos por la pista de atletismo, vamos a la sauna o nos sumergimos en agua helada. En cambio, cuando entrenas demasiado con un tiempo de recuperación demasiado corto, cuando te da un golpe de calor durante un entrenamiento o una competición, o cuando te pierdes en un bosque nevado y sufres hipotermia, la naturaleza crónica o severa del factor estresante se vuelve insana a todas luces.

Precisamente este es el problema con el consumo frecuente de las toxinas de las plantas, sobre todo en combinación con otros estresantes crónicos modernos como la comida rápida, la falta de sueño, el exceso de ejercicio, el estrés laboral o las relaciones personales. Para las personas cuyo cuerpo no está genéticamente adaptado a fin de digerir de forma eficaz ciertos alimentos de origen vegetal, aunque solo sean raciones ocasionales de pan, pasta o col rizada cruda, es demasiado. Por ejemplo, se ha demostrado que el gluten y otras proteínas lectinas dañan las delicadas microvellosidades de las paredes del intestino delgado. Cuando esta importante barrera se inflama y se vuelve permeable, las bacterias y las toxinas no digeridas pueden entrar en el torrente sanguíneo. Es el fenómeno conocido como hiperpermeabilidad intestinal. Cuando entran agentes extraños en el torrente sanguíneo, tu cuerpo percibe esa mierda (perdón por la expresión, pero viene que ni pintada aquí) como si de un virus se tratara y desata una respuesta autoinmune. Con el tiempo, comer alimentos de origen vegetal que parecen saludables puede abrumar las defensas del cuerpo y provocar una serie de reacciones autoinmunes o inflamatorias. La hiperpermeabilidad intestinal ha hecho acto de presencia en los últimos años en la medicina como la causa más probable de una gran serie de enfermedades crónicas y de trastornos, no solo en el sistema digestivo, sino en todo el cuerpo, incluyendo alergias, artritis, asma, colitis, problemas inflamatorios cutáneos (acné, psoriasis), insomnio, síndrome del intestino irritable, dolor de articulaciones, apnea del sueño y otros problemas acabados en «-itis» (gastritis, diverticulitis).

Los gases, la hinchazón y el dolor abdominal transitorio, que prácticamente todos referimos de vez en cuando o de forma ocasional, pueden atribuirse al consumo de toxinas vegetales así como al de alimentos muy procesados. Por desgracia, es tan habitual que hemos llegado a considerar las alteraciones digestivas como algo normal y no vemos el vínculo entre la dieta y nuestro sufrimiento. Se da, sobre todo, cuando nos programan para creer que las ensaladas y los batidos vegetales representan el santo grial de la vida saludable. Piensa en la siguiente frase dicha por un amigo mío, que es entusiasta de la comida sana extrema y atleta de élite, y que dice que se le hincha el abdomen cada vez que se bebe un batido de productos crudos: «Es tan sano que merece la pena». ¡Algo falla!

Si tienes aunque sea unas mínimas molestias digestivas después de comer, altibajos de energía y de ánimo, o hambre durante el día, o si sospechas que puedes ser sensible a las toxinas de las verduras y las hortalizas, sin duda alguna experimentarás un tremendo despertar en cuanto a la salud se refiere si evitas el consumo de cereales bajos en nutrientes, hiperglucémicos y que pueden provocar hiperpermeabilidad intestinal. Si te interesa explorar más y optimizar tu alimentación, considera la idea de eliminar por completo los alimentos de origen vegetal durante treinta días. Muchos entusiastas aseguran una mejora de la digestión y de la evacuación, ausencia de gases y de hinchazón, e incluso mejoras en la depresión, la ansiedad, TDAH y otros trastornos cognitivos y del ánimo.

Tras un periodo de eliminación estricto, puedes probar a consumir de nuevo los alimentos de origen vegetal menos peligrosos poco a poco. Aquí se incluyen las frutas, las verduras y hortalizas con almidón, las verduras y hortalizas cocinadas, los frutos secos, las semillas y las legumbres puestas en remojo, germinadas o fermentadas. Vigila tu cuerpo con cuidado en busca de cualquier reacción gastrointestinal adversa y examina hasta qué punto te sientes cómodo con la ingesta de alimentos de origen vegetal. Yo llevo más de dos décadas sin comer cereales y sus derivados, y soy muy selectivo en el consumo de frutas (como frutos rojos en verano). Sin embargo, el consumo de verduras y hortalizas ha sido una pieza fundamental en mi dieta sin problemas. Al fin y al cabo, mi comida de cabecera es la ensalada gigantesca Sisson (página 386), bien cargada con mi aderezo personal de aceite de aguacate. De todas formas, intrigado por la lógica carnívora de los últimos años, me he dado cuenta de que me he alejado de la gran ingesta de verduras y hortalizas y de que me decanto más por una dieta basada en la carne y en los superalimentos de origen animal.

Frutas

La fruta se ha considerado un elemento fundamental para la alimentación saludable desde hace mucho tiempo y es una gran fuente de antioxidantes de amplio espectro y de micronutrientes. Sin embargo, es muy sencillo comer demasiada cantidad de las frutas indebidas en los momentos inoportunos, así que la moderación y una elección cuidadosa son claves en esta categoría. La disponibilidad durante todo el año; la ingeniería genética para conseguir piezas más grandes y dulces de un suelo sin nutrientes, y el exceso de hidratos de carbono en la SAD hace que la fruta se convierta en algo problemático. Lo mejor es apostar por frutas de proximidad de temporada con una cantidad relativamente alta de antioxidantes y un bajo índice glucémico.

Aunque seas un entusiasta de la dieta cetogénica, puedes disfrutar de frutos rojos como los arándanos, las moras, las frambuesas y las fresas de procedencia local y con certificación ecológica. Buscar fruta silvestre sería el objetivo principal, pero si no es posible, elige productos de proximidad y con certificación ecológica.

Aunque no me apetece mucho sermonearte sobre el consumo de alimentos coloridos naturales como la fruta, hay que reconocer que esta contribuye al síndrome metabólico, una pandemia en la actualidad. Las frutas pueden agravar el exceso de grasa porque son la forma más lipogénica (capaz de elaborar grasa) de todos los carbohidratos. La fructosa es el hidrato de carbono predominante en la fruta. A diferencia de otras fuentes de carbohidratos que se pueden quemar de inmediato, primero el hígado tiene que convertir la fructosa en glucosa para que se puedan quemar esas calorías. Da la casualidad de que el hígado es el órgano encargado de convertir el exceso de glucosa en triglicéridos y almacenarlo en nuestras células de grasa. Por desgracia, atiborrarse de fruta porque en el sistema de Weight Watchers tiene cero puntos puede contribuir directamente a un exceso de grasa corporal y a otros problemas metabólicos. Se ha descubierto que la fructosa favorece entre cinco y diez veces más la enfermedad del hígado graso y la resistencia a la insulina que la glucosa. Es más, a muchas personas les cuesta digerir la fructosa, sobre todo la procesada, como se encuentra en el jarabe de maíz de alta fructosa y en alimentos procesados; esto se conoce como mala absorción de la fructosa. Los síntomas incluyen la flatulencia, los calambres, la hinchazón y la diarrea, y tal vez esté relacionado con la depresión.

El doctor David Perlmutter —neurólogo, experto en medicinal funcional (que se centra en los orígenes, la prevención y el tratamiento) y en salud de la microbiota intestinal, así como autor del superventas *Cerebro de pan* y otros títulos relacionados— recomienda no comer ningún tipo de fruta durante el invierno, porque hacerlo va en contra de nuestra experiencia evolutiva. Limita tu consumo de frutas a productos de proximidad y de temporada, y deja de consumirla por completo si intentas reducir el exceso de grasa corporal. Si sufres síntomas de una mala absorción de la fructosa, primero elimina toda la fructosa procesada de la dieta y después piensa en pasar un periodo de restricción a modo de prueba. Asimismo, debes comprender que hay un gran espectro nutricional en la fruta, desde las ricas en antioxidantes y con bajo índice glucémico (las mejores) hasta las bajas en antioxidantes y con alto índice glucémico (las que hay que limitar). Los frutos rojos, los limones, las limas y las frutas con hueso (cerezas, melocotones, albaricoques) se encuentran entre las mejores. Los aguacates técnicamente son fruta y se encuentran entre los verdaderos superalimentos: son a todas luces ricos en antioxidantes y tienen un bajo índice glucémico gracias a su contenido en grasa monoinsaturada. Debería moderarse el consumo de las frutas bajas en antioxidantes y con un alto índice glucémico o evitar no incluir frutas tropicales (mangos, papayas, piñas), uvas, mandarinas, ciruelas y sobre todo dátiles y frutas confitadas por su altísimo contenido en azúcar y de calorías (dado que carecen de fibra y de agua).

Si tu analítica de sangre está bien, tienes una buena composición muscular y llevas un estilo de vida activo y saludable, la fruta puede ser un elemento central de tu dieta y una buena manera de recuperar glucógeno tras el entrenamiento. Recuerda: aunque el hígado convierte el exceso de carbohidratos en grasa, también es el mayor almacén de glucógeno. La fruta también es una opción lógica si te preocupan los antígenos vegetales (véase la página 89), porque tiene unos niveles de toxinas muy inferiores que se concentran en otro tipo de plantas (cereales, legumbres, verduras de hoja verde, crucíferas).

FRUTOS SECOS, SEMILLAS Y SUS CREMAS

Los frutos secos y las semillas son otra categoría de alimentos «vitales». Contienen proteínas nutritivas, ácidos grasos, enzimas, antioxidantes, fitonutrientes y abundantes vitaminas y minerales. Numerosos estudios nutricionales a gran escala (incluido el Iowa Women's Health Study, con casi 40.000 mujeres; el Harvard T. H. Chan School of Public Nurses' Health Study, con 127.000 mujeres; y el Physician's Health Study, con 22.000 hombres) sugieren que el consumo habitual de frutos secos, semillas y sus cremas derivadas reducen de forma significativa el peligro de sufrir enfermedades cardiovasculares, diabetes y otros problemas de salud.

Estos alimentos son muy saciantes y una excelente opción para picotear que te ayudará a dejar atrás la dependencia de los carbohidratos y a alcanzar la flexibilidad metabólica. Sin embargo y al mismo tiempo, los entusiastas de la dieta ancestral han comprobado que el alto poder calórico de los frutos secos, las semillas y sus cremas puede poner en peligro el objetivo de reducir grasa. No te preocupes: si bien picotear es aceptable en los primeros días de tu transformación, te olvidarás de hacerlo en cuanto te adaptes. Es más, cuando te concentres en maximizar los valores nutritivos de los alimentos, así como en elegir los alimentos y el estilo de vida que promueven la optimización hormonal, tus señales de hambre y de saciedad estabilizarán de una manera natural tu ingesta de calorías y tu composición corporal.

Asegúrate de que escoges frutos secos crudos o tostados, porque muchas de las marcas comerciales más habituales incluyen aceites vegetales refinados que se usan durante el procesamiento. ¡Lee las etiquetas con atención! Consume frutos secos crudos en menos de seis meses o guárdalos en el congelador para alargar su vida. Si los frutos secos que tienes a mano se ponen aceitosos o empiezan a oler a rancio, o si les han salido motitas en la superficie, tíralos.

Los conocidísimos cacahuetes pertenecen en realidad a la familia de las legumbres y son uno de los alimentos que más alergias producen. Tal como sucede con el resto de los alimentos de origen vegetal, si toleras los cacahuetes y la crema de cacahuete sin reacciones adversas, seguramente disfrutarás de ellos. No obstante, si padeces trastornos autoinmunes o inflamatorios, deberías dejar de consumir cacahuetes y sus derivados durante una temporada hasta que compruebes si son la causa. Las cremas de frutos secos empiezan a ser muy populares. Los envases monodosis son estupendos para conseguir energía cuando estás fuera de casa y son un sustituto perfecto para los geles energéticos con muchísimo azúcar. Si puedes encontrar las poco habituales pero riquísimas cremas de nueces de macadamia y de coco estarás de suerte, pues ocupan los primeros puestos junto con el chocolate negro como un capricho magnífico y sabroso para sustituir los dulces que consumías antes.

Tritura tus frutos secos preferidos y haz una pasta con ellos, de esa manera tendrás una opción interesante para darles vida a tus ensaladas o a tus platos de verduras hervidas. Haz que las cremas de frutos secos sean la base de Las «no gachas» de Brad (página 379) o cómelas con crudités de verduras y hortalizas. Si quieres un postre para chuparse los dedos, unta chocolate negro (que tenga más de un 80 por ciento de cacao) con cualquier crema de frutos secos y deja que se derrita en tu boca. Las nueces de macadamia son aclamadas por tener más contenido en grasa monoinsaturada (84 por ciento) que cualquier otro fruto seco o semilla, mientras que las nueces «normales» tienen mayor contenido en omega-3. Disfruta de estos alimentos riquísimos y nutritivos, pero tómalos con moderación si intentas reducir el exceso de grasa corporal.

PRODUCTOS LÁCTEOS ENTEROS

La regla principal para seguir una dieta paleo estricta es comer únicamente alimentos que existieran en la prehistoria, pero a mí me gusta que las comidas inspiradas en modelos ancestrales sean lo más inclusivas y gratificantes posible. Podemos disfrutar de ciertos productos lácteos enteros porque son nutritivos y tienen muy pocas desventajas. Sin embargo, es muy importante elegir con cabeza. La regla de oro para hacerlo es que sean crudos, fermentados, sin pasteurizar, sin edulcorar, enteros, bajos en hidratos de carbono y ecológicos (incluidos el *ghee* o mantequilla clarificada, y la mantequilla; el queso graso, el requesón y el queso crema; la leche entera cruda o con certificación ecológica) de animales criados en semilibertad y alimentados con pasto. También puedes disfrutar de productos lácteos ecológicos fermentados, incluyendo suero de leche fermentado, yogur griego entero, queso de leche cruda y queso curado, así como nata agria entera.

Evita cualquier producto semidesnatado o desnatado, como la leche desnatada, los yogures desnatados, los yogures de sabores, el requesón bajo en grasa, la nata montada y la crema de café artificiales, los sustitutos de la nata, el queso, el helado y el yogur helado desnatados, y todos los postres lácteos congelados. Básicamente estos productos son bombas de azúcar y pueden provocar problemas digestivos y reacciones alérgicas. En Estados Unidos, es mejor evitar todos los productos lácteos no ecológicos por los espantosos procesos productivos y la prevalencia de hormonas, pesticidas y antibióticos en los animales y en los productos finales.

La lactosa es el hidrato de carbono presente en los productos lácteos, y alrededor del 80 por ciento de la población adulta mundial sufre intolerancia, ya sea leve o severa. Si has desarrollado intolerancia a la lactosa tras la infancia, puedes experimentar una serie de problemas digestivos (gases, hinchazón, diarrea, estreñimiento, dolor abdominal transitorio severo) después de consumir productos lácteos ricos en hidratos de carbono.

La caseína es una de las dos proteínas presentes en los productos lácteos; el lactosuero, la otra. La caseína se clasifica como A1 o A2, y parece ser que la caseína A2 es mucho más fácil de digerir que la A1. Se cree que la caseína A1 provoca reacciones autoinmunes y la hiperpermeabilidad intestinal en numerosas personas. La mayoría de las leches convencionales y de los productos lácteos disponibles en el mercado proceden de vacas que producen tanto caseína A1 como caseína A2. No sabrás la diferencia a menos que te pases a marcas alternativas que indiquen expresamente que son de leche de vacas que solo producen A2. La caseína A2 es la caseína presente en la leche y el yogur de cabra, así como en la leche y el yogur de oveja, por lo que muchas personas intolerantes a la lactosa mejoran cuando se pasan a las leches alternativas. El doctor Steven Gundry, autor de los superventas *La paradoja vegetal* y *The Longevity Paradox*, cree que la mayoría de los casos de intolerancia a la lactosa en realidad son intolerancia a la caseína A1. La mayoría del ganado moderno produce caseína A1 después de miles de años de cría selectiva para conseguir los animales más sanos y con mayor producción, pero resulta que también producen caseína A2.

Los síntomas de la sensibilidad a la caseína incluyen problemas digestivos, inflamación sinusal, exceso de mucosidad y brotes de trastornos autoinmunes como la artritis, las alergias, el asma, el acné y las erupciones cutáneas. Se cree que la caseína estimula los receptores de los opioides en el cerebro y propicia la adicción a los alimentos, y que también contribuye a los trastornos cognitivos y del estado de ánimo. Si te ciñes a los productos lácteos fermentados o con alto contenido en grasa, puedes minimizar o eliminar los problemas relacionados con la lactosa y la caseína.

Casi todos los productos lácteos a la venta han sido pasteurizados y homogeneizados para evitar patógenos alimentarios, mejorar la consistencia del producto y alargar su caducidad. Estos procesos llevados a cabo a altas temperaturas y alta presión destruyen muchos de los nutrientes de estos productos, así como las enzimas y las bacterias que te ayudan a digerirlos. La pasteurización y la homogeneización alteran la composición molecular de la leche, haciendo que las grasas, las proteínas y los carbohidratos sean difíciles de digerir. Los estudios realizados con personas que sufren intolerancia a la lactosa revelan un éxito enorme para aliviar los síntomas al cambiar la leche convencional por la leche cruda. Una encuesta de la Weston A. Price Foundation realizada a setecientas familias revela que el 80 por ciento de los participantes intolerantes a la lactosa pudieron beber leche cruda sin problemas; otro estudio, de la Universidad de Michigan, demostró un éxito del 84 por ciento. Algunos estudios en niños europeos sugieren que el consumo de leche cruda ayuda a prevenir las alergias y el asma.

Por lo tanto, la leche cruda o el queso elaborado a partir de esta, procedente de explotaciones locales o de una tienda de confianza, son la opción más nutritiva, si puedes encontrarla, claro. La leche cruda procedente de vacas alimentadas con pastos representa una superioridad nutricional absoluta sobre la leche convencional pasteurizada y homogeneizada, incluyendo mayores niveles de omega-3; ácidos grasos linoleicos conjugados (CLA), que ayudan al metabolismo de la grasa; distintas vitaminas solubles en la grasa que son difíciles de encontrar en otros alimentos; calcio; agentes antimicrobianos; y butirato, para mejorar la salud intestinal y reducir la inflamación. Seguramente hayas oído advertencias muy serias sobre los peligros de los lácteos procedentes de la leche cruda por el riesgo de ingerir peligrosas bacterias alimentarias. Sin embargo, algunos expertos como Chris Kresser, con formación científica, acupuntor colegiado y autor de *Your Personal Paleo Diet*, han revelado que estas advertencias pueden ser exageradas. De hecho, sería una pésima idea consumir leche cruda de vacas criadas en explotaciones convencionales debido al entorno atestado e insalubre en el que viven estabuladas. Ese es el motivo de que sea casi imposible encontrar leche cruda y otros productos lácteos elaborados a partir de ella en grandes superficies. No obstante, la leche cruda es un producto estrella en los comercios ecológicos de proximidad que venden productos procedentes de animales alimentados con pastos en un entorno sostenible, lo que hace que el riesgo de intoxicación sea menor que en muchas categorías alimentarias.

Si no encuentras productos elaborados con leche cruda, asegúrate de escoger productos con certificación ecológica para evitar muchos agentes problemáticos (hormonas, pesticidas, antibióticos) que, al menos en Estados Unidos, sí están presentes en sus homólogos no ecológicos. Tener certificación ecológica es especialmente importante en los productos lácteos enteros, ya que las toxinas se concentran en las células grasas de los animales. Los productos lácteos convencionales contienen de forma habitual en muchos países somatotropina bovina (u hormona recombinante del crecimiento bovino); peligrosos químicos como los bifenilos policlorados; contaminantes ecológicos persistentes como pesticidas tan nocivos como el DDE y el DDT; antibióticos ilegales, y otras impurezas. Estos químicos aumentan el peligro de padecer cáncer y otros muchos problemas de salud; tantos, que deberías evitar el consumo de todos los productos lácteos no ecológicos.

Los productos lácteos fermentados pueden considerarse superalimentos por ser ricos en todos los nutrientes importantes y por sus potentes propiedades antiinflamatorias y antioxidantes. El proceso de fermentación también protege de la intolerancia a la lactosa y a la caseína, aunque tus productos fermentados contengan hidratos de carbono y proteínas. La presencia de bacterias de ácido láctico resultante del proceso de fermentación proporciona altos niveles de vitaminas del grupo B; de vitamina K_2; del saludable ácido linoleico conjugado; de péptidos bioactivos, que ayudan en la digestión; y por supuesto todas las variantes de bacterias probióticas importantes, que alimentan tu microbiota intestinal. Los productos lácteos fermentados como el suero de leche, el queso, el kéfir, la nata agria y el yogur han sido un elemento central de las dietas ancestrales de todo el mundo desde tiempos inmemoriales. El kéfir se consume desde el año 10000 a. C. y es una forma muy venerada de mejorar la digestión y el funcionamiento del sistema inmunitario. Disfruta de los mejores productos lácteos que haya y escógelos con muchísimo cuidado: evita todos los productos que no sean ecológicos, así como las bombas de azúcar desnatadas o semidesnatadas.

CHOCOLATE NEGRO

El chocolate negro es un delicioso y nutritivo bocado con numerosos beneficios saludables y bajo contenido en carbohidratos. Después de un corto periodo de aclimatación, puede convertirse en tu picoteo habitual en sustitución de los dulces después de la cena. Intenta consumir tabletas con un alto contenido en cacao y que indique que es cacao «del grano a la tableta». El chocolate negro con alto contenido en cacao del grano a la tableta es una fuente rica en antioxidantes (polifenoles, flavonoles, catequinas), en numerosos fitonutrientes y en una amplia variedad de minerales entre los que se incluyen el hierro, el cromo, el cobre, el magnesio y el manganeso. Los valores antioxidantes según el índice ORAC del cacao se encuentran entre los más altos estudiados, más altos incluso que otras estrellas de los superalimentos como los açaís y los arándanos. El cacao también tiene más flavonoles que el té. (Los flavonoles son compuestos bioactivos con una serie de beneficios saludables y antiinflamatorios, como el aumento de los niveles de óxido nítrico, que mejora el estado de las arterias).

Tal vez hayas oído hablar del potente péptido opioide del chocolate llamado feniletilamina, también conocida como la droga del amor. Esta sustancia, parecida a una hormona y que también se da de forma natural en tu cuerpo y en tu cerebro, actúa como amplificadora de numerosos neurotransmisores que levantan el ánimo como la dopamina, la serotonina y la norepinefrina. Un consumo moderado de chocolate puede mejorar el estado de ánimo, la concentración y la motivación al tiempo que alivia la ansiedad y el estrés. En resumen, los potentes compuestos del cacao te ayudan a evitar que tus delicados circuitos neuronales se sobreexciten o, en caso contrario, que se quemen y sean incapaces de sentir.

El chocolate negro es la fuente nutricional más importante de una sustancia denominada teobromina, que tiene beneficios cardiovasculares, actúa como estimulante natural, mejora la memoria y reduce la inflamación. También actúa como represor del hambre. La epicatequina es otro importante flavonoide presente en el chocolate negro que ha demostrado aumentar la producción de óxido nítrico. Este óxido ayuda a que las arterias sean más flexibles y suaves, baja la tensión arterial y protege tus células de los daños provocados por los radicales libres. Otras investigaciones han revelado que el chocolate negro puede proteger contra las enfermedades cardiovasculares al bajar el colesterol oxidado LDL (el causante más habitual de la aterosclerosis) y al aumentar los niveles del saludable colesterol HDL. A los entusiastas del chocolate negro les hace gracia la leyenda de la francesa Jeanne Calment (1875-1997), la persona que más ha vivido de la que se tiene constancia y que murió con ciento veintidós

años. ¡Se dice que Calment consumía una gran cantidad de aceite de oliva y hasta 1 kilo de chocolate a la semana!

El chocolate negro se etiqueta según el porcentaje de sus ingredientes, por el peso, obtenido de los granos de cacao. Una
tableta con un 100 por ciento de cacao no tiene azúcar añadido
y su sabor es amargo. Una tableta de chocolate con leche o con
azúcar tiene azúcar y leche en polvo añadida, lo que la coloca en
una categoría alimentaria totalmente distinta del chocolate negro (¡es una bomba de azúcar!). Elige tabletas de chocolate
negro con un mínimo del 70 por ciento de cacao y evita muchas
de las que se publicitan como «chocolate negro» y cuyo porcentaje de cacao puede caer hasta el 45 por ciento. A medida que
desacostumbres tus papilas gustativas a los sabores dulces del
pasado y empieces a apreciar el sabor intenso del chocolate
negro, intenta comer chocolate con al menos el 80 o el 90 por
ciento de cacao. Así te asegurarás de obtener el máximo valor
nutricional con el menor aporte de azúcar. Revisa las etiquetas
para asegurarte de que hay más gramos de grasa que de azúcar,
algo que debería ser habitual en las tabletas con alto contenido
en cacao.

Hay que ser muy selectivo a la hora de escoger la marca de
chocolate porque muchas usan métodos de producción a gran
escala e ingredientes de dudoso origen y cuestionable control de
calidad, tanto en cuanto al producto como en lo que se refiere a
derechos laborales. Es muy habitual que los productores a gran
escala que proveen a los gigantes de la industria cosechen cacao
de baja calidad, incluidos los granos podridos. Dichos granos se
tuestan alegremente para eliminar cualquier sabor desagradable
y se mezclan con la suficiente cantidad de azúcar, lactosa, dex-
trosa, jarabe de maíz, vainilla y potenciadores del sabor artificiales para obtener un producto final comestible…, a bajo precio y
con un gran margen de beneficios. Mucho chocolate de baja
calidad se etiqueta como «procesado holandés» (ajá, un quími-

co holandés llamado Casparus van Houten inventó el proceso en 1828), con alcalinos, para suavizar la acidez, mejorar el sabor y abaratar los costes de producción. Sin embargo, esto reduce considerablemente el contenido en flavonoles y polifenoles. Aunque más preocupante es el hecho de que muchos cacaos producidos en países africanos con una regulación estatal muy laxa emplean mano de obra infantil para recolectar las cosechas. Si compras una tableta de chocolate con un precio bajísimo, ten por seguro que esa tableta es producto de la explotación infantil. Da por sentado que tendrás que pagar más por una tableta de chocolate negro producida con estándares más justos.

En contraste con la producción industrial de chocolate, el mejor cacao procede de agricultores que cultivan y cosechan un producto exquisito con poca tecnología, fermentación laboriosa y técnicas de secado al aire. Estos granos rebosan antioxidantes y fitonutrientes, y mantienen notas sutiles al sabor del suelo, el clima, las flores y las frutas de la región. Este concepto de sabor medioambiental natural, también conocido como terruño, es típico de la producción vinícola, pero también existe en el mundo del chocolate negro de mejor calidad, donde se puede decir que una tableta tiene notas afrutadas, florales, picantes, herbales, a frutos secos y a caramelo, por ejemplo.

Para comprar las mejores tabletas, busca lo siguiente en las etiquetas: del grano a la tableta (también lo puedes encontrar como «del grano a la barra» o directamente «*bean to bar*»), comercio justo y certificado ecológico. Del grano a la tableta quiere decir que el productor del chocolate artesanal se proveyó de granos en origen, en plantaciones ecuatoriales, y que completó todo el proceso de producción él mismo hasta que la tableta estuvo envuelta. Por lo tanto, lo ideal es que los «granos de cacao» sean el primer ingrediente de la lista, seguido de muy pocos más. Las mejores tabletas están hechas de granos de cacao, azúcar, tal vez manteca de cacao para que perdure el sabor en boca y puede que algo de vainilla. Nada más. En cambio, el primer ingrediente que encontrarás en una tableta de chocolate normal tal vez sea el licor de chocolate, pasta de cacao o chocolate agridulce, lo que indica que los ingredientes se mezclaron con anterioridad y se fundieron para formar un producto intermedio de dudosa procedencia. También es posible que veas ingredientes censurables en las tabletas baratas. Por ejemplo, es habitual usar lecitina de soja como emulsionante: si es uno de los ingredientes de tu tableta de chocolate, estás ingiriendo una dosis de soja genéticamente modificada.

La designación de comercio justo indica que el producto se ha fabricado empleando prácticas sostenibles, con condiciones de trabajo dignas y sin explotación infantil. Esto quiere decir que los productores de cacao reciben un precio justo por su cosecha y que el comprador invierte más dinero en el desarrollo de la región. La certificación ecológica garantiza el mayor control durante la plantación, la cosecha y los procesos a los que son sometidos los granos de cacao, el azúcar y cualquier otro ingrediente que lleve la tableta. Las tabletas hechas sin pesticidas sintéticos, sin fertilizantes, sin herbicidas y sin elementos genéticamente modificados protegen a los agricultores, al medio ambiente y a tu salud.

Que no se te olvide que muchos pequeños productores de cacao, al igual que los agricultores de proximidad con explotaciones de tamaño reducido, tal vez cultiven con métodos naturales, pero no se molestan en solicitar una costosa certificación ecológica. Lee las etiquetas con atención y elige las que tengan el cacao como ingrediente principal. Merece la pena ponerte en contacto con un productor de chocolate que te guste mucho para asegurarte de que compras un producto limpio. Cuidado con las marcas «ecofriendly» con logotipos sensibleros y etiquetas llamativas, pueden contener ingredientes de dudosa calidad pese a su alto precio.

¡Lánzate de lleno a este capricho sensato y conviértete en experto! Busca tiendas gourmet de chocolate negro del grano a la tableta y haz catas con tus amigos y tu familia. Concentra todos tus sentidos en la experiencia. Corta una onza y disfruta de su aroma. En vez de darle un bocado, deja que se te derrita en la lengua y te impregne con su sabor hasta que se disuelva. Acabarás por apreciar los diferentes sabores, los delicados toques y las texturas, y descubrirás tus preferidos.

Una vez que le eches el guante a tan preciado botín, no cometas el error de novato de meter las tabletas en el frigorífico. El frío desestabiliza las grasas y el azúcar, haciendo que salgan a la superficie; tal vez hayas visto líneas blanquecinas en tabletas refrigeradas. Guarda el chocolate en un lugar seco y fresco, como un armario de cocina. Y no te olvides: ¡nada de morder! Limítate a disfrutar del sabor.

BEBIDAS E HIDRATACIÓN

Olvídate de los anuncios que muestran atletas sudorosos ingiriendo bebidas «para recuperarse» cargadas de azúcar, movidos por contratos de publicidad multimillonarios; la bebida de los campeones es el agua. El principal objetivo en este apartado es evitar consumir bebidas azucaradas que aportan enormes cantidades de carbohidratos y apenas sacian. Esto incluye brebajes preparados en cafeterías y la ingente variedad de bebidas energéticas, deportivas, mezclas de zumos refrigerados y otros productos de los que ya hemos hablado en el apartado de bebidas que hay que evitar del capítulo anterior. Hasta un batido de frutas y verduras recién exprimidas y repletas de antioxidantes contiene unos niveles de azúcar como para desaconsejarlo. Sí, es azúcar natural procedente de la fruta, pero la dosis de azúcar aumenta al ser un zumo. Además, estas bebidas normalmente se consumen como añadido a una dieta alta en hidratos de carbono, lo que contribuye a sufrir hiperinsulinismo en vez de conseguir la salud rebosante y la energía ilimitada que prometen los mensajes publicitarios.

Si partes de un consumo adecuado diario de agua, también puedes disfrutar de tés e infusiones sin azúcar, de café (puedes echarle leche o nata, pero asegúrate de mantener el azúcar al mínimo) y de kombucha casera que haya sido endulzada y fermentada de forma natural. Lee las etiquetas y ten cuidado con las marcas comerciales de kombucha endulzadas en exceso porque contienen demasiados carbohidratos, o rebájala con agua con gas (tres partes de agua con gas por una de kombucha). En los últimos tiempos se ha disparado la oferta de bebidas bajas en calorías o sin calorías, incluida agua con y sin gas con infusiones de frutas. Mantente alejado de los productos que contengan edulcorantes artificiales. Es mejor prepararte tu propia agua de pepino y limón en casa a elegir algo con un sabor excesivamente dulce debido a la gran cantidad de edulcorantes artificiales o naturales añadidos, como la estevia. Son aceptables las bebidas con calorías procedentes de grasas naturales y nutritivas, como los caldos de huesos, la leche, el kéfir y la leche de coco y almendras sin azúcar. Sin embargo, estas últimas «bebidas» podrían clasificarse más acertadamente como alimentos.

Es posible que hayas escuchado varias proclamas sobre la hidratación, que van desde los anticuados «ocho vasos al día» hasta «beber constantemente», promulgados por expertos en fitness que te animan a llevar una botella de agua adondequiera que vayas. Con que respondas de forma adecuada a tu mecanismo de sed, te mantendrás hidratado de manera eficaz. Prácticamente todo lo que comes y bebes contiene bastante agua y contribuye al objetivo de hidratación diario. Incluso el café te hidratará de un modo casi tan eficaz como el agua pese a su efecto diurético a corto plazo. El caldo de huesos, el yogur griego, las verduras, las bayas, el pescado (que contiene entre un 65 y un 90 por ciento de agua) y la carne (que contiene alrededor de un 75 por ciento de agua) hidratan perfectamente. La Clínica Mayo calcula que los alimentos sólidos pueden proporcionar hasta un 20 por ciento de las necesidades diarias de hidratación.

Aunque tu consumo de líquidos varíe de un día para otro, los riñones y el sistema endocrino hacen un trabajo maravilloso al mantener un equilibrio óptimo de líquidos y electrolitos en el torrente sanguíneo en todo momento. Si bebes demasiado líquido, aumenta la producción de orina y se libera más sodio en el torrente sanguíneo. Si haces ejercicio durante un día caluroso, sudas y bebes tan poco que acabas con una pérdida del 2 por ciento de agua, experimentarás una sed extrema que te obligará a reequilibrarte. Las consecuencias médicas de la deshidratación solo se manifiestan cuando la pérdida de agua llega al 5 por ciento, por lo que los humanos tenemos muchos mecanismos de seguridad para garantizar que nos encontramos bien hidratados casi todo el tiempo. Al fin y al cabo, en la prehistoria no había mochilas de hidratación ni botellas de agua.

El panorama se complica un poco para los atletas profesionales que experimentan una mayor pérdida de agua por sudoración y quema de calorías. Durante los entrenamientos intensos o prolongados, la temperatura corporal elevada y la producción de la hormona del estrés pueden silenciar el mecanismo de la sed. Además, a medida que el cuerpo percibe una pérdida de líquidos importante, la vasopresina (una hormona antidiurética) hace que los riñones descarguen más líquido en el torrente sanguíneo para respaldar tus esfuerzos, silenciando el mecanismo de la sed mientras los riñones te dicen: «Lo tenemos controlado». La pérdida de sodio y de otros electrolitos a través de la sudoración puede provocar desequilibrios que aumentan los riesgos de deshidratación. Tu cuerpo necesita mantener la delicada proporción agua/sodio de forma óptima en todo momento, por lo que la deficiencia de este último inhibe la absorción de agua.

Por lo general, aquellos deportistas que comen alimentos nutritivos, que se rehidratan bien después de un entrenamiento duro y que respetan la importancia de la recuperación se mantendrán bien hidratados. Sin embargo, una exigente rutina de entrenamientos a temperaturas altas, probablemente con deficiencias en la dieta y en la ingesta de líquidos, puede sumir a una persona en un estado crónico de deshidratación leve. Si empiezas a entrenar con un nivel bajo de agua, seguramente no notarás nada y tu cuerpo hará el esfuerzo para rendir de manera óptima. No obstante, eso aumentará el impacto del estrés del entrenamiento y el tiempo de recuperación, y te ocasionará problemas importantes en futuros entrenamientos. Si intentas rehidratarte consumiendo una gran cantidad de agua justo después del entrenamiento, puedes afectar el delicado equilibrio sodio/agua y solo conseguirás que lo que has bebido de golpe sea excretado en vez de que los tejidos del cuerpo lo absorban.

Para una absorción óptima, incluye siempre un poco de sodio con el líquido que consumes. Usa sal rosa del Himalaya natural o sal marina en escamas en vez de sal yodada para obtener el beneficio de los minerales adicionales. Si haces ejercicio y sudas con regularidad, haz el esfuerzo de consumir de 5 a 10 gramos adicionales (de una a dos cucharaditas) de sodio por día. Añade una pizca de sal a cada taza de líquido o a cada litro que bebas. Añadir esta cantidad no supondrá un sabor desagradable. Una vez hecho esto, consume el líquido a sorbos gradualmente a lo largo de una o dos horas para conseguir una absorción eficiente. Es curioso, porque se ha descubierto que añadir un poco de glucosa o sacarosa a las bebidas mejora la absorción de líquidos en el intestino. Puedes echar una pizca de azúcar por cada 240 mililitros de agua o probar agua de coco que sea cien por cien Tania Teschke, *The Bordeaux Kitchen* natural (sin azúcares añadidos), elogiada por sus óptimos niveles de sodio y electrolitos.

La estrategia ideal consiste es mantenerte hidratado cuando estás descansado en vez de sufrir algún problema después de una rutina de entrenamiento extenuante pasando calor. Si necesitas mantenerte hidratado debido al trabajo físico que desempeñas, a una rutina de ejercicio físico intensa o a las altas temperaturas del verano, lleva un recipiente de acero inoxidable de 1 litro o litro y medio, y bebe de él durante todo el día. En la comunidad del fitness, se recomienda encarecidamente que bebas una gran cantidad de agua en cuanto te despiertes, así que hazlo (sin olvidarte de la sal). Evita siempre beber hasta el punto de que te resulte desagradable o te sientas incómodo, porque te arriesgas a sufrir una enfermedad grave llamada hiponatremia, que aparece cuando los niveles de sodio son tan bajos que puedes perder el conocimiento o incluso morir. Respeta la diferencia entre la hidratación estratégica y el exceso de hidratación inconsciente.

No te preocupes mucho por la calidad del agua, por encontrar la pureza absoluta ni por comprar productos caros que prometan ofrecerte energía celular mágica, alcalinización o desintoxicación. Si puedes permitirte pagar el agua de manantial natural rica en minerales envasada en botella de vidrio, obtendrás el mejor sabor y los mejores beneficios para la salud. Si consumes el agua del grifo, deberías plantearte invertir en un sistema de ósmosis inversa doméstico o al menos usar una jarra o dispensador con filtro de carbón activo.

Intenta no beber agua envasada en botellas de plástico, salvo que no haya otras opciones. Cada vez hay más evidencia sobre el daño causado por los xenoestrógenos (compuestos estrogénicos no naturales procedentes de fuentes industriales) presentes en los envases de plástico, en los productos de limpieza para el hogar y de higiene personal, y en los alimentos. La ingestión de estos compuestos o su absorción a través de la piel puede alterar el delicado equilibrio hormonal en ambos sexos con una sobrecarga antinatural de estrógenos.

Al menos, evita que tu comida toque el plástico. Cambia los platos, los vasos, las botellas de agua y los recipientes donde guardas los alimentos por envases de vidrio o de acero inoxidable. Los efectos más perjudiciales suceden cuando el recipiente de plástico se calienta, porque eso aumenta la liberación de moléculas estrogénicas en la comida o en la bebida. Nunca bebas de una botella de plástico que haya estado en un coche (aunque esté fría) y nunca uses el microondas para calentar comidas en recipientes de plástico. Cuando elijas comidas preparadas, pásalas del recipiente de plástico o de poliestireno a un plato adecuado para disfrutarlas. Si quieres aumentar todavía más los esfuerzos para evitar los estrógenos, usa productos de higiene personal ecológicos, como aceite de coco para la cara y jabón de Castilla (elaborado a base de aceite de oliva, agua y sosa) para el cuerpo. Asegúrate también de evitar cualquier alimento elaborado con soja, maíz y lino, que tienen cien veces más fitoestrógenos (estrógenos de origen vegetal) que otros alimentos.

ESTRATEGIAS PARA MINIMIZAR LOS EFECTOS ADVERSOS DEL ALCOHOL

En mi libro de 2009, *Los diez mandamientos del cavernícola*, clasifiqué el alcohol como una «indulgencia sensata» para las personas que se sentían obligadas a beber. Incluso canté alabanzas de los beneficios antioxidantes del vino tinto. Después de mucha reflexión y de haber practicado la abstinencia con éxito durante unos años para corregir algunos trastornos del sueño que atribuí al metabolismo del alcohol, ahora puedo ofrecer una visión más seria del tema. Ya no siento la necesidad de recomendar abiertamente el consumo de una sustancia tóxica capaz de interferir con tus objetivos de reducción de grasa. Puedo afirmar que es mejor no consumir alcohol, pese a los estudios que sugieren que los bebedores moderados viven más que los abstemios. Sin embargo, me gusta disfrutar de la vida y quiero alentarte a que hagas lo mismo, así que si disfrutas de la vida con un consumo sensato de alcohol, vale la pena ahondar en el tema. En mi caso, bebo vinos tintos orgánicos, sin químicos, sin azúcar y con bajo contenido en alcohol, y de vez en cuando disfruto de tequila prémium y de otras bebidas alcohólicas si estoy en un ambiente festivo. Veamos las decisiones que podemos tomar con respecto a alcohol para que sea menos perjudicial y, por supuesto, tengamos claro que hay que beber siempre de manera moderada y responsable.

Las calorías del alcohol se conocen como las «primeras en quemarse» porque deben metabolizarse de inmediato al ingerirse, debido a su toxicidad para el cerebro y otros órganos (de ahí que te «achispe» de inmediato). A medida que el hígado se esfuerza por metabolizarlo y desintoxicar tu organismo, la quema de todas las demás fuentes de combustible se detiene. Es probable que se eliminen la glucosa y los ácidos grasos del torrente sanguíneo y que se envíen al lugar donde se almacena la grasa. Cuando termines de metabolizar las calorías del alcohol, tendrás un nivel bajo de azúcar en sangre y un antojo de carbohidratos de absorción rápida. Vamos, que el cuerpo te pide algo sabroson. Contrariamente a la idea errónea de que tu cuerpo convierte el alcohol en azúcar o en grasa, su efecto negativo para el objetivo de reducir la grasa corporal es que se trata de calorías vacías que estimulan el apetito y tienen propiedades lipogénicas.

Los efectos inmediatos de esa quema de calorías se magnifican cuando el alcohol se combina con los hidratos de carbono de la cerveza, el vino y los cócteles, por no mencionar la pizza o demás aperitivos que pueden acompañarlos. En consecuencia, la forma menos dañina de consumir alcohol es beber licores fuertes, como el tequila, el vodka, el ron o el whisky, en ayunas, independientemente de otras calorías. Esta estrategia potencia su efecto, por lo que te emborrachas antes, de modo que es esencial que bebas de manera responsable. Cuando ingieres una bebida alcohólica aisladamente (no en soledad, me refiero a que no la acompañes con otras calorías), estás obligado a quemar esas calorías vacías a cuenta de otras fuentes de combustible, pero al menos tu cuerpo volverá a quemar grasa más rápido que si consumes alcohol junto con otras calorías. Mientras te esfuerzas por tomar decisiones sensatas sobre este, es importante tener en cuenta que las resacas cuya culpa hemos achacado directamente al alcohol pueden ser el resultado del azúcar y los compuestos químicos que se consumen con él, combinados quizá con la comida basura, con la falta de sueño y con otros factores añadidos. Al fin y al cabo, existen gráficos detallados que calculan el tiempo necesario para metabolizar distintas bebidas alcohólicas en función del peso corporal. En teoría, después de metabolizar una cantidad razonable de alcohol, deberías ser capaz de seguir con tus asuntos y despertarte estupendamente tras una buena noche de sueño. Esta idea (que sugiere que hay otros factores además del alcohol en sí) me resultó evidente después de abstenerme de beber vino tinto durante varios meses, momento en el que noté que desaparecían algunos problemas digestivos y de falta de sueño persistentes. En mi caso, los beneficios fueron suficientes para abandonar la antigua rutina de beber una copa de vino tinto por la noche. Después, a instancias de Todd White, el fundador de Dry Farm Wines, probé vinos tintos orgánicos, cultivados en terreno seco, sin químicos, sin azúcar y bajos en alcohol. Para mi alegría, no experimenté ninguno de los síntomas anteriores que le había atribuido a esta bebida, en mi ignorancia de los azúcares ocultos y de los aditivos químicos que lleva el vino producido de forma convencional. Hoy en día, me cuido mucho y bebo según mi estrategia: estómago vacío, bebidas alcohólicas limpias y sin calorías adicionales. Eso hace que disfrute más de las reuniones sociales, y me protege del incordio y del arrepentimiento de las resacas provocadas por distintos factores.

Brian Johnson, conocido como el Rey del Hígado, el fundador de Ancestral Supplements y una de las personas más entregadas a llevar una vida lo más ancestral posible que podrás encontrar, describe en su sitio web (AncestralSupplements.com) un complejo protocolo para beber de forma responsable. Recomienda comenzar con el estómago vacío y beber Everclear puro: una bebida alcohólica, tipo aguardiente, hecha de granos y con un contenido en alcohol del 95 por ciento (190 grados) que se conoce como una de las bebidas alcohólicas de mayor graduación existentes en el mercado. Mezcla el licor con agua con gas, zumo de limón recién exprimido y sal rosa del Himalaya. Con cada vaso, toma cuatro de sus cápsulas de hígado procedente de reses alimentadas con pasto para ayudar al hígado a llevar a cabo su trabajo de desintoxicación. Cuando dejes de beber, deberás consumir una variedad de suplementos: más hígado, glutatión liposomal y vitamina C, ¡y hasta una docena de yemas de huevo! Brian asegura que durmió estupendamente después de una noche de borrachera y que se levantó a la mañana siguiente sin resaca alguna, lleno de energía para empezar un día productivo. Este hombre es la leche. ¡Hasta se hace los cubitos de hielo con agua de manantial embotellada de primera calidad!

Si no estás dispuesto a seguir los pasos detallados recomendados por el Rey del Hígado cuando quieras beber, al menos puedes seguir una serie de pasos importantes. En primer lugar, nada de bebidas mezcladas que te induzcan a comer mientras bebes, como ya hemos comentado. La mayoría de los efectos adversos del alcohol tienen más que ver con el jarabe de fresa del daiquiri que has pedido y con la pizza grande que te han traído directamente a la barra que con el contenido en alcohol de la bebida en sí. La cerveza también es una mala elección, debido a su contenido en hidratos de carbono y gluten. La mayoría de los vinos comerciales, incluso las marcas más caras, contienen cantidades de azúcar que van de moderadas a altísimas, pero que no se pueden identificar directamente con un sabor dulce debido a la acidez y los taninos del vino. Los vinos más dulces contienen hasta 220 gramos de azúcar por litro, ¡el doble que la Coca-Cola!

Además, los vinos comerciales también llevan montones de aditivos químicos tóxicos, aunque su uso está aprobado y es legal. Algunos se utilizan para interrumpir el proceso de fermentación natural que de otro modo reduciría el contenido en azúcar y alcohol en el producto final. Esto ayuda a lograr los sabores «atrevidos» que tanto gustan a los consumidores y a los críticos que se inclinan por los sabores dulces. Si decides beber, tus mejores opciones son los vinos sin azúcar, sin aditivos químicos o el tequila de alta calidad. Si te apetece un cóctel, mezcla tequila, vodka, ron o whisky con agua con gas, agua de coco, hielo y hierbas aromáticas como menta y albahaca o jengibre. También puedes echarle trocitos de fruta fresca o un chorrito de zumo. Puedes encontrar más sugerencias en el libro *Paleo Happy Hour* de Kelly Milton o visitar sus redes sociales (@PaleoGrlKitchen).

SUPERALIMENTOS: PRODUCTOS DE ORIGEN ANIMAL. «DEL CERDO, HASTA LOS ANDARES»

Por desgracia, la tradición ancestral de consumir el animal al completo se ha olvidado en este mundo donde nos entregan la comida a domicilio de forma habitual. En cambio, la influencia de las campañas publicitarias nos motiva a elegir la rapidez y la intensidad del sabor de las hamburguesas de comida rápida, al tiempo que nos bombardean desde hace décadas con campañas en contra del consumo de la grasa animal. Hoy en día, consumimos predominantemente carnes magras y ricas en proteínas, como filetes de lomo, hamburguesas y pechuga de pollo, por lo que nos perdemos un gran porcentaje de los beneficios nutricionales que nos ofrece el animal. Por suerte, entre los entusiastas de la salud ancestral se está recuperando la popularidad de la cocina tradicional y del consumo del animal al completo. Es fácil encontrar y disfrutar de superalimentos animales económicos, como vísceras (también llamadas casquería), cortes de carne con hueso y auténtico caldo de huesos gelatinoso. Estos alimentos han sido una clave de las dietas tradicionales en todo el mundo durante miles de años y, antes de eso, durante eones en las sociedades de cazadores-recolectores. En la era moderna, la cocina tradicional francesa es famosa por su énfasis en las vísceras. Puedes obtener más información en el completo libro de cocina y cultura francesas de Tania Teschke, *The Bordeaux Kitchen*. O visitar una carnicería cercana a tu hogar donde encontrarás lengua, sesos y callos. Prueba a hacer un guiso con menudillos o algún plato con lengua o sesos.

Puedes empezar esta misión de conocer los superalimentos con el hígado, que seguramente sea el alimento más rico en nutrientes del planeta por gramo (las huevas de salmón son un serio competidor). Como ya sabes, el hígado es la torre de control que distribuye en el torrente sanguíneo las cantidades exactas de los distintos tipos de nutrientes que se necesitan en cada momento y es el órgano que realiza la principal función desintoxicante del cuerpo. Esto lo convierte en un tesoro nutritivo con todo lo que necesitas, una sabia elección en el caso de que estés en una isla desierta y te den a elegir un solo alimento. Al igual que los leones y otros superdepredadores, se sabe que los antiguos cazadores humanos de todo el mundo consumían el hígado caliente después de haber cazado una presa.

El perfil nutricional del hígado se sale de todas las tablas, con sus altos niveles de vitaminas del grupo B, hierro, zinc, magnesio, fósforo, selenio, ácido fólico, colina y vitaminas liposolubles (A, D, E y K). Por ejemplo, el hígado de vacuno tiene diecisiete veces más vitamina B_{12} que la carne picada. El hígado es especialmente rico en retinol, la forma activa de la vitamina A, que se digiere y asimila con facilidad y que posee amplios beneficios antiinflamatorios. El retinol promueve la salud ocular, aumenta la densidad ósea y protege contra el cáncer. Prueba a rebozar el hígado de vacuno (escoge carne de animales alimentados con pasto) con harina de almendra y a freírlo con mantequilla o aceite de aguacate. Déjalo poco hecho para conservar los nutrientes. Los incondicionales del estilo de vida ancestral como Brian Johnson, el Rey del Hígado, o el doctor Paul Saladino disfrutan de su hígado crudo (y de las yemas de huevo). Si tienes problemas con el sabor fuerte del hígado, prueba a hacer una mezcla de hígado picado y una hamburguesa procedente de animales alimentados con pasto. Fríe tus nuevas hamburguesas y tendrás un superalimento. El hígado crudo puede entrar mejor (¡y ser más nutritivo!) si se sirve congelado (lo suficiente para que pueda filetearse) y se sala en abundancia.

Otros órganos como los sesos, el corazón, el riñón, el rabo, las criadillas, la lengua y las mollejas son muy interesantes desde el punto de vista nutricional y pueden ofrecerte una mayor diversidad al diseñar tu menú. Busca una carnicería de calidad, bien en tu barrio o bien por internet, y cómete del cerdo (y de los demás animales) hasta los andares. Es fundamental elegir vísceras de animales alimentados al cien por cien con pasto, porque los órganos contienen más grasa que los músculos y las toxinas presentes tienden a concentrarse en las células grasas. La casquería es baratísima, porque sigue siendo muy impopular. Aunque disfruto tanto como cualquiera con un filete de lomo de ternera alimentada con pasto al cien por cien o con un sushi de primera calidad, puestos a mirar el bolsillo, no hay nada mejor que las vísceras y que las conservas de pescado azul por sus beneficios nutricionales. La asequibilidad de comer de esta forma es importante, porque he soportado críticas a lo largo de los años por recomendar una dieta «elitista» inaccesible para las masas. Afróntalo como un desafío: examina tu lista de la compra y prioriza la elección de los alimentos más saludables. Si tienes un presupuesto ajustado, ¡céntrate en los superalimentos más asequibles y podrás comer a cuerpo de rey o de reina!

El caldo de huesos y los cortes de carne con hueso contienen nutrientes importantes que no se encuentran en otros alimentos y que pueden contribuir enormemente a la buena salud del tejido conectivo, al buen funcionamiento inmunitario y a aumentar la longevidad. El tejido conectivo de estos alimentos nos proporciona la maravillosa sustancia conocida como colágeno, la superestrella emergente entre los suplementos nutricionales. El colágeno es un tipo de proteína fundamental para la dieta ancestral, pero que lamentablemente es deficiente en la SAD actual. El colágeno es primordial para la salud de los cartílagos, de las fascias, de los tendones, de los ligamentos, de los huesos, del pelo, de la piel y de las uñas. Con el tiempo, la producción de colágeno interno natural disminuye (más o menos un 1,5 por ciento por año después de los treinta), lo que hace que se nos arrugue la piel y que las articulaciones se vuelvan quebradizas, dos características del proceso de envejecimiento.

Se cree que el colágeno tiene un efecto trófico importante en el cuerpo: el colágeno que se consume viaja a través del torrente sanguíneo y se deposita en las zonas donde más se necesita, como las articulaciones y los tendones frágiles. El caldo de huesos y los cortes de carne con hueso también son ricos en glicosaminoglicanos, unas moléculas que ayudan a producir tejido conectivo nuevo y a reparar heridas. Actúan como lubricante y amortiguador en las articulaciones. La doctora Cate Shanahan, autora del libro *Nutrición profunda*, explica que la salud del tejido conectivo es tan importante que puede ser un indicativo directo del grado de envejecimiento y del potencial de longevidad. Es habitual que las personas centenarias tengan un excelente tejido conectivo. Eso se debe en parte a su buena suerte genética, pero la dieta también puede desempeñar un papel trascendental para contrarrestar el deterioro natural de la salud del tejido conectivo a medida que envejecemos.

Si tienes problemas en las articulaciones o deseas una piel más suave, prueba a tomar un suplemento de péptido de colágeno además de comer caldo de huesos y carnes con hueso. Aunque los estudios al respecto no son concluyentes, me convertí en un devoto del colágeno tras experimentar una mejora rapidísima en un problema del tendón de Aquiles que arrastraba desde hacía décadas cuando empecé en serio con un régimen de suplementos de colágeno. Ahora no solo obtengo colágeno de la dieta, sino que además tomo de 20 a 30 gramos por día gracias a un suplemento de péptido de colágeno, al igual que mi esposa, Carrie. Estamos muy satisfechos con los resultados y seguiremos haciéndolo durante el resto de nuestra vida.

Se cree que el caldo de huesos tiene una gran variedad de propiedades curativas. Ayuda a neutralizar la actividad de los glóbulos blancos y abre las vías respiratorias para acelerar la curación de los resfriados. Por eso el remedio ancestral que es el caldo de pollo tiene validez científica. Aunque los estudios al respecto están empezando, el caldo de huesos puede tener el valioso efecto de «curar y sellar» el revestimiento del intestino, aliviando así los síntomas de la hiperpermeabilidad intestinal. Esta afirmación cuenta con el apoyo de numerosos casos positivos; los efectos saludables del caldo de huesos se pueden atribuir a sus altos niveles de glutamina, que hace que las células intestinales produzcan un moco beneficioso que fortalece el revestimiento intestinal. Este caldo es fundamental para el protocolo de curación del síndrome psicointestinal (o GAPS, por sus siglas en inglés), en el cual los participantes siguen una dieta diseñada para combatir la depresión, la ansiedad, el TDAH o el trastorno del espectro autista (TEA). Otros aminoácidos importantes presentes en el caldo de huesos, como la prolina y la glicina, pueden actuar como neurotransmisores inhibidores, promoviendo un buen sueño y produciendo un efecto antiinflamatorio.

Compra un caldo de huesos de calidad ya preparado o, para minimizar el impacto en tu presupuesto, prepáralo tú. Si lo compras ya hecho, ten presente que no me refiero a esos productos aguados que venden en tetrabrik y que a menudo etiquetan como «caldo», pero que en realidad son sopas diluidas con pollo, ternera u hortalizas. Un verdadero caldo de huesos se vende refrigerado o congelado. Es gelatinoso a bajas temperaturas; pero al calentarse, se convierte en un líquido espeso. Un caldo de huesos de calidad tendrá los huesos como primer ingrediente y seguramente mencionará que se ha cocinado durante mucho tiempo, algo esencial para extraer todo el tejido conectivo y la médula ósea. Ten presente que pagarás mucho más por un producto auténtico que por esas sopas envasadas en tetrabrik.

Para hacer tu propio caldo en casa, reserva una carcasa de pollo o de pavo o unas costillas. O pídele a tu carnicero cortes baratos de las articulaciones, como las manitas de cerdo, por ejemplo, que son la fuente más rica del preciado colágeno y de los glicosaminoglicanos. La preparación es sencilla: pon los huesos en una olla de cocción lenta y cúbrelos con caldo de pollo, de otro tipo de carne o con agua sin más. Añade una cucharada de vinagre de manzana, que ayuda a extraer la médula y el cartílago durante el largo tiempo de cocción a fuego lento. Para darle sabor, incorpora zanahorias, cebollas y batatas troceadas, una lata de tomate concentrado y especias al gusto, o sigue la receta que más te guste. Cocina a baja temperatura durante cuarenta y ocho horas. Después cuela el caldo en un recipiente. Si quieres un desayuno consistente en un superalimento, disfruta de una taza recién hecha de caldo de huesos con yemas de huevo de gallina campera. Cuando lo refrigeres, el caldo deberá adquirir una textura gelatinosa. Es posible que se acumule una capa de grasa en la parte superior, que puedes quitar y usar para cocinar.

SUPERALIMENTOS: PRODUCTOS FERMENTADOS Y GERMINADOS

En su exitoso libro *Nutrición profunda*, la doctora Cate Shanahan establece los cuatro pilares de la nutrición humana: (1) alimentos frescos, como verduras y hortalizas, frutas, frutos secos y semillas; (2) alimentos fermentados y germinados; (3) carne con hueso; y (4) vísceras. Estas categorías pueden parecer inusuales para algo tan importante como hacer una recomendación dietética integral, pero la cocina tradicional de hace solo cien años (por no mencionar la dieta ancestral de los cazadores-recolectores) se construyó sobre estos pilares.

Por desgracia, hasta los consumidores más preocupados por su salud se quedan cortos de forma habitual en las tres últimas categorías. Los alimentos fermentados y germinados, por ejemplo, son algunas de las mejores fuentes de probióticos, que nutren a las bacterias de la microbiota intestinal y sientan las bases para un fantástico funcionamiento digestivo, inmunitario, hormonal y cognitivo. Consume vinagre de manzana, queso crudo o curado, kéfir, kimchi, kombucha, leche cruda, miso, *natto*, aceitunas, encurtidos, chucrut, *tempeh* y yogur entero. Estos alimentos contienen bacterias vivas, listas para nutrir tu microbiota intestinal. Algunos alimentos fermentados, como el vino, la cerveza, el pan de masa madre y el cacao, no contienen probióticos activos, pero ofrecen diversos beneficios para la salud.

La fermentación ocurre cuando ciertos microorganismos como la levadura y las bacterias descomponen los integrantes originales de un alimento (por ejemplo, los hidratos de carbono), convirtiéndolos en ácidos y alcohol, lo que crea texturas y sabores únicos. Este proceso de fermentación genera microorganismos, probióticos, que tienen numerosos beneficios para la salud. *Lactobacillus* y *Bifidobacterium* son dos de los probióticos más comunes y suelen encontrarse en forma de cápsulas o suplementos líquidos. Los alimentos fermentados y germinados fueron claves en la dieta ancestral, porque estos procesos permiten que los alimentos se conserven a temperatura ambiente durante largos periodos de tiempo. También mejoran el sabor y neutralizan las toxinas de las plantas. La fermentación y la germinación resultaron muy útiles antes de que existiera la refrigeración y ayudaron a las personas a mantenerse bien alimentadas durante esas épocas del año en las que no había alimentos frescos disponibles. De hecho, descubrir la capacidad de germinar y fermentar los primeros cereales cultivados para convertirlos en pan fue la fuerza impulsora de la llegada de la civilización.

Los alimentos fermentados se someten a un proceso llamado lacto-fermentación, durante el cual se sumergen en agua salada de alta concentración (o salmuera) y se conservan en un recipiente hermético a temperatura ambiente durante un tiempo máximo de dos semanas. Ese entorno anaeróbico (sin oxígeno) permite que las bacterias del ácido láctico proliferen y creen un producto final fermentado con una larga vida útil. Puedes hacer tu propio chucrut, por ejemplo, cortando col y conservándola en un tarro hermético de vidrio lleno de agua con sal, donde se deja reposar durante un par de semanas. Abre la tapa todos los días un poco para evitar que el tarro explote. Una vez que la col esté fermentada, puedes conservarla en el frigorífico. Eso detendrá el proceso de fermentación y prolongará todavía más la vida útil del producto.

El proceso de fermentación varía según la comida. Por ejemplo, la kombucha se obtiene preparando té negro muy fuerte y dulce, al que después se añade un cultivo iniciador llamado SCOBY (un cultivo simbiótico de bacterias y levaduras). Lo más sencillo es que compres un kit de iniciación o que un aficionado te dé un poco de SCOBY para empezar con el tuyo. En cada lote de kombucha se acaba obteniendo un nuevo cultivo de bacterias y levaduras, ¡así que al final sobra! El té se fermenta en un recipiente donde el SCOBY pueda respirar, a temperatura ambiente durante un periodo de diez a catorce días. A lo largo de ese tiempo las bacterias y levaduras consumen el azúcar y la cafeína, y producen la bebida que conocemos como kombucha. Si lo prefieres, se puede hacer una segunda fermentación para añadirle sabores, vertiendo la kombucha en tarros herméticos y añadiendo zumo de limón o lima recién exprimido, bayas, jengibre, pimientos jalapeños o muchas otras opciones creativas (explora más opciones en *El gran libro de la kombucha*, de Hannah Crum y Alex LaGory). Mantén el recipiente cerrado herméticamente a temperatura ambiente durante unos días para que se acumule cierta cantidad de gas y que la kombucha, repleta de probióticos vivos, consuma algunas de las calorías del azúcar añadido. Después, puedes refrigerar tu obra maestra y disfrutar de una riquísima bebida baja en hidratos de carbono y alta en probióticos.

También puedes germinar cereales, legumbres y semillas en casa. Este proceso neutraliza sus toxinas naturales, mejora la biodisponibilidad de los nutrientes, aumenta el contenido en antioxidantes y crea probióticos beneficiosos. Lo primero que tienes que hacer es lavar y escurrir las semillas crudas, las legumbres o los granos de cereal adecuados para el consumo y dejarlos en remojo durante la noche en un recipiente abierto o en un tarro de vidrio. Repite el proceso unas cuantas veces y después deja que germinen en un lugar cálido y seco, como un tarro de vidrio hermético. Tras un tiempo que varía de unos cuantos días a dos semanas, empezarás a ver los brotes.

Se cree que los probióticos presentes en los alimentos fermentados y germinados ayudan a mantener una microbiota intestinal saludable. La salud intestinal es un campo emergente de la medicina, que en opinión de muchos representa uno de los mayores avances en materia de bienestar y prevención de enfermedades desde hace décadas. El profesor Timothy Noakes, autor de *The Real Meal Revolution*, *Lore of Running* y *Lore of Nutrition*, que está considerado como uno de los mayores expertos mundiales en dieta y rendimiento físico, afirmó que «la resistencia a la insulina y la hiperpermeabilidad intestinal son el futuro de la medicina». El campo emergente de la investigación de la microbiota intestinal revela un vínculo importante entre el intestino y el cerebro. Los investigadores de hoy en día describen los casi 9 metros de tracto intestinal, con sus cien millones de células del sistema nervioso entérico (SNE), como el «segundo cerebro». En el feto, el SNE y el sistema nervioso central se desarrollan a partir del mismo tejido, y el SNE tiene una estructura sensorial y neuronal similar a la del cerebro. Todos hemos experimentado el fenómeno científicamente comprobado de que el tracto intestinal es sensible a las emociones; desde sentir mariposas en el estómago antes de hablar en público hasta sufrir un dolor abdominal transitorio junto con el dolor emocional.

Las bacterias intestinales producen neurotransmisores importantes como la acetilcolina, la dopamina, el ácido gamma-aminobutírico (o GABA), la noradrenalina o norepinefrina y la serotonina, que desempeñan un papel fundamental en la estabilización del estado de ánimo, la motivación, la concentración, el manejo del estrés, la felicidad y la satisfacción. ¡El 90 por ciento de la serotonina, un neurotransmisor que mejora el estado de ánimo, lo producen las células enterocromafines (EC) en el intestino, no en el cerebro! Una microbiota desequilibrada, en la que predominan las bacterias «malas» que provocan enfermedades (como E. Coli o Salmonella), hongos, virus y otros patógenos por encima de las bacterias saludables, se considera la causa principal de todas las enfermedades inflamatorias, alérgicas, autoinmunes y de salud mental. Las personas con ansiedad, depresión, trastorno obsesivo-compulsivo, escaso control emocional y trastornos del estado de ánimo suelen presentar inflamación intestinal y desequilibrios en la microbiota. El desequilibrio de la flora intestinal (una escasa diversidad microbiana) también se asocia a la obesidad.

Sanar tu intestino eliminando los alimentos que provocan la hiperpermeabilidad intestinal (cereales, azúcares, aceites vegetales refinados) y aumentando la ingesta de alimentos ricos en probióticos suele tener como consecuencia una transformación de salud increíble. Es posible que te sientas con más energía de lo que creías posible porque te habías acostumbrado a sentirte muy por debajo de lo normal durante años. Tal vez hayas oído hablar de un procedimiento médico de vanguardia llamado trasplante de microbiota fecal (TMF). Los pacientes afectados por la bacteria *C. difficile*, que provoca resistencia a los antibióticos y que es frecuente en pacientes hospitalarios ancianos e inmunodeprimidos, pueden recibir un trasplante de microbiota fecal de un donante con una flora intestinal sana y mejorar en cuestión de días después de haberse encontrado a las puertas de la muerte.

Los probióticos que consumes en los alimentos y suplementos habitan en tu tracto digestivo y nutren solo a las bacterias buenas de tu intestino. Esto ayuda a que dichas bacterias prosperen y predominen sobre las malas. Con una flora intestinal saludable, puedes absorber y asimilar la máxima cantidad de nutrientes de los alimentos, reducir la inflamación, aumentar la producción de antioxidantes internos y mejorar o eliminar el reflujo ácido, el acné, las alergias, el asma, el síndrome del intestino irritable, las migrañas, la psoriasis, la inflamación y muchas enfermedades autoinmunes en todas las áreas del cuerpo. Un intestino sano producirá los neurotransmisores que lo mantendrán enérgico, activo desde el punto de vista cognitivo y con un estado de ánimo estable. Una buena diversidad microbiana también está asociada con la posibilidad de hacer ejercicio durante mucho tiempo sin sentirse exhausto y con mejor tolerancia al calor durante el ejercicio.

Es posible que hayas oído el término «prebióticos», también conocido como almidón resistente o fibra soluble. Los prebióticos se encuentran en ciertos alimentos, no son digeribles y pasan por el intestino delgado para alojarse en el colon, donde actúan como sustrato (fuente de energía) para las bacterias saludables. En resumen, ¡los prebióticos son una fuente de energía para los probióticos! El almidón resistente se encuentra en la fécula de patata en polvo (que se vende envasada), en los plátanos verdes (sin madurar), en las patatas rojas cocidas y frías, y en el arroz blanco cocido. Curiosamente, la composición molecular de estos dos últimos alimentos cambia de hidratos de carbono (cuando se consumen calientes) a almidón resistente cuando se consumen tibios o fríos. De manera similar, un plátano verde es en su esencia almidón resistente, pero al final madurará y el almidón se convertirá en carbohidratos cuando se ponga amarillo. También hay pequeñas cantidades de prebióticos en una variedad de alimentos de origen vegetal, entre los que se incluye el chocolate negro. Además de consumir una variedad de alimentos ricos en los probióticos antes mencionados, también puedes intentar introducir de forma gradual prebióticos en tu dieta con un plátano verde de vez en cuando, un par de cucharadas de arroz cocido (o patatas cocidas) frío, o una cucharadita de fécula de patata (una cantidad que puedes ir aumentando poco a poco) en tus batidos u otras bebidas.

SUPERALIMENTOS Y DENSIDAD NUTRICIONAL

El doctor Joel Fuhrman, médico de familia y autor de *Comer para vivir* y de muchos otros libros, acuñó el término «nutritario» para describir una dieta compuesta por alimentos que tienen una alta proporción de micronutrientes por caloría. Lo explica de la siguiente manera: «La densidad nutricional en los tejidos de tu cuerpo es proporcional a la densidad nutricional de tu dieta. Los micronutrientes estimulan el funcionamiento adecuado del sistema inmunitario y permiten la desintoxicación y los mecanismos de reparación celular que nos protegen de las enfermedades crónicas». El doctor Josh Axe, naturópata y nutricionista clínico, experto en la microbiota intestinal y editor de uno de los sitios web de salud natural más populares (DrAxe. com), combinó la investigación patentada del índice de densidad de nutrientes añadidos (ANDI, por sus siglas en inglés) del doctor Fuhrman con su propia investigación, para elaborar una lista con los treinta alimentos más ricos en nutrientes del mundo. La lista está en consonancia con la información de este capítulo y puede servirte como una guía útil para conseguir la máxima variedad en tu ingesta de superalimentos.

Los treinta alimentos con mayor densidad nutricional del doctor Axe:

1. Algas marinas
2. Hígado (de ternera y de pollo)
3. Col rizada, berza y hojas de diente de león
4. Bimi
5. Bayas exóticas (açaí, goji, camu-camu)
6. Espinacas, berro y rúcula
7. Brócoli y coliflor
8. Col
9. Pimiento morrón rojo
10. Ajos
11. Perejil
12. Frutos del bosque (arándanos, frambuesas, moras…, de proximidad y a ser posible de temporada)
13. Espárragos
14. Zanahoria
15. Remolacha
16. Salmón salvaje y sardina
17. Caldo de huesos
18. Carne de vacuno alimentado con pasto
19. Judías verdes
20. Yema de huevo
21. Calabaza
22. Lentejas
23. Alcachofa
24. Tomate
25. Setas silvestres
26. Semillas (de calabaza, de girasol, de chía, de lino)
27. Queso de leche cruda y kéfir
28. Batata
29. Alubias negras
30. Arroz salvaje

LAS PIRÁMIDES NUTRICIONALES EN PERSPECTIVA

La pirámide nutricional de la guía de alimentación del Departamento de Agricultura de Estados Unidos ha sido la representación visual más popular de la planificación dietética desde que se publicó por primera vez en 1992. Aunque los efectos de esta omnipresente pirámide, en cuya base se encuentran los cereales y sus derivados, y la dieta que recomienda han sido desastrosos, puede ser útil comparar y contrastar varias estrategias dietéticas empleando gráficos en forma de pirámide.

Pirámide de la imbecilidad convencional

La pirámide de 1992 reemplazó la propaganda sobre «los cuatro grupos básicos de alimentos» que la precedió. Esta creación irresponsable y políticamente corrupta está contaminada por una serie de ideas científicas erróneas (como los datos inéditos descubiertos hace poco del experimento coronario de Minnesota de 1968 y la revelación de que Ancel Keys —el gran promotor de la dieta baja en grasa— escogió los datos que más le convenían para impulsarla); por haber sido creada por funcionarios elegidos sin formación nutricional alguna que dictaron la estrategia nutricional de todo un país (un ejemplo es el comité McGovern del Senado de Estados Unidos, que orquestó el gran cambio de la mantequilla a la margarina a principios de la década de los setenta del siglo pasado); y por una flagrante intervención de los grupos de presión con sus consecuentes chanchullos políticos (la publicación de la pirámide se retrasó en el último minuto en 1991 porque el secretario de Agricultura, Edward Madigan, dijo que era «confusa para los niños», pero los escépticos se percataron de que los grupos de presión de los ganaderos y los productos lácteos estaban intentando conseguir un mejor posicionamiento en la pirámide).

La pirámide y sus posteriores repeticiones dieron forma a los hábitos alimentarios de Estados Unidos y del resto de los países desarrollados durante décadas. La revisión que hizo en 2005 el Departamento de Agricultura de Estados Unidos, «Mi pirámide», consiste en una figura que sube una serie de peldaños situados en un lateral de la pirámide, así que al menos nos recomienda que hagamos ejercicio para quemar algunos de esos hidratos de carbono refinados. ¡Por desgracia, sabemos que esto no funciona según la teoría de la compensación errónea del ejercicio!

En 2011, seguramente como resultado de las críticas que recibían los modelos piramidales, el Departamento de Agricultura

PIRÁMIDE NUTRICIONAL
una guía para la alimentación diaria

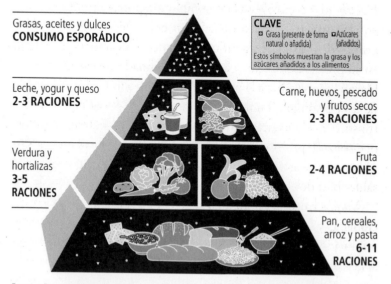

Fuente: Departamento de Agricultura de Estados Unidos / Departamento de Salud y Servicios Humanos de Estados Unidos.

de Estados Unidos introdujo el modelo gráfico «Elige mi plato», un plato con distintas secciones para fruta, cereales, verduras y hortalizas, proteínas y unas porciones de productos lácteos a un lado. El modelo promueve aún más una dieta alta en carbohidratos y en producción de insulina para una sociedad estadounidense que en la actualidad es la población más gorda y enferma de la historia de la humanidad (casi tres cuartas partes de los hombres y el 60 por ciento de las mujeres tienen sobrepeso; el 40 por ciento de los adultos son obesos).

La doctora Cate Shanahan no se anda por las ramas cuando afirma que las recomendaciones nutricionales estadounidenses del último medio siglo han sido «un gigantesco experimento para comprobar cuántas personas acaban muriendo tras consumir un 60 por ciento de basura perjudicial en su dieta». Según la nutricionista Marion Nestle, defensora de la alimentación saludable y autora de numerosos libros, entre los que se incluye *Food Politics: How the Food Industry Influences Nutrition and Health*, «La controversia de la pirámide pone el punto de mira en el conflicto entre la protección del gobierno federal a los grupos de presión de la industria alimentaria actual que actúan en su propio beneficio, y la responsabilidad que ese mismo gobierno federal tiene a la hora de promover la nutrición saludable de las personas». También resalta «el conflicto de intereses intrínseco en el Departamento de Agricultura de Estados Unidos, que trata de promover a la vez los productos agrícolas estadounidenses y de asesorar a las personas a la hora de elegir opciones saludables de alimentación».

Vamos a examinar algunas imágenes piramidales más evolucionadas y saludables, y a usar un diagrama de Venn para ver la interacción entre varias estrategias nutricionales populares en la actualidad.

Pirámide nutricional ancestral

Desarrollé esta pirámide en 2007, como un antídoto contra la pirámide de la imbecilidad convencional. Después de haber investigado más a fondo y hacerle algunas revisiones a lo largo de los años, sirve como una excelente guía visual para crear una dieta nutritiva, saciante e inspirada en nuestros ancestros; libre de malos consejos y con numerosas alternativas para respetar las preferencias personales. Visita MarksDailyApple. com o lee *Los diez mandamientos del cavernícola* para obtener más detalles.

PIRÁMIDE NUTRICIONAL ANCESTRAL

- Alimentos nutritivos, saciantes y con baja producción de insulina
- Bajos en carbohidratos, con proteínas moderadas y abundantes grasas nutritivas
- Flexibilidad de elección y de hábitos según las preferencias personales
- Libres de cereales y derivados, azúcares y aceites vegetales refinados

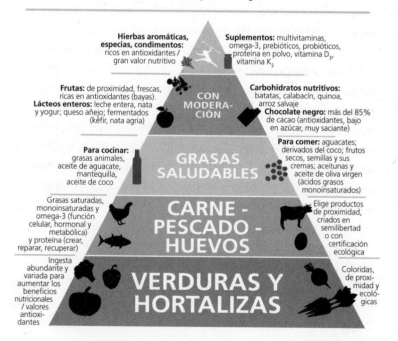

Hierbas aromáticas, especias, condimentos: ricos en antioxidantes / gran valor nutritivo

Suplementos: multivitaminas, omega-3, prebióticos, probióticos, proteína en polvo, vitamina D_3, vitamina K_2

Frutas: de proximidad, frescas, ricas en antioxidantes (bayas).
Lácteos enteros: leche entera, nata y yogur; queso añejo; fermentado (kéfir, nata agria)

Carbohidratos nutritivos: batatas, calabacín, quinoa, arroz salvaje
Chocolate negro: más del 85% de cacao (antioxidantes, bajo en azúcar, muy saciante)

CON MODERACIÓN

Para cocinar: grasas animales, aceite de aguacate, mantequilla, aceite de coco

Para comer: aguacates; derivados del coco; frutos secos, semillas y sus cremas; aceitunas y aceite de oliva virgen (ácidos grasos monoinsaturados)

GRASAS SALUDABLES

Grasas saturadas, monoinsaturadas y omega-3 (función celular, hormonal y metabólica) y proteína (crear, reparar, recuperar)

Elige productos de proximidad, criados en semilibertad o con certificación ecológica

CARNE - PESCADO - HUEVOS

Ingesta abundante y variada para aumentar los beneficios nutricionales / valores antioxidantes

Coloridas, de proximidad y ecológicas

VERDURAS Y HORTALIZAS

El plato saludable perfecto

Paul Jaminet y Shou-Ching Jaminet, dos científicos formados en el campo de la astrofísica y la biología molecular respectivamente, se sintieron atraídos por el ámbito de la salud ancestral después de que Paul superara una enfermedad crónica tras un cambio de dieta. Escribieron juntos el libro *Perfect Health Diet* y crearon el plato saludable perfecto para que sus seguidores se alejaran todo lo posible de los modelos dietéticos inflamatorios y deficientes en nutrientes, de manera que se redujera el riesgo

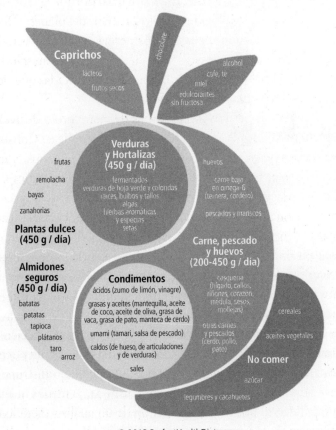

Imagen © 2013 PerfectHealthDiet.com

de enfermedades. El concepto de «almidones seguros» de los Jaminet recibió muchos elogios por aportar cierta sensatez y moderación a las dietas bajas en hidratos de carbono. Visita PerfectHealthDiet.com para obtener más detalles.

Pirámide de alimentos integrales vegetarianos

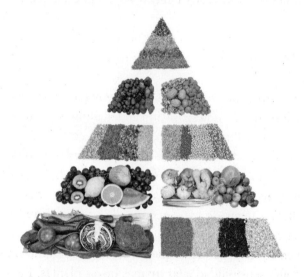

Esta pirámide de alimentos exclusivamente de origen vegetal presenta numerosas y coloridas frutas, verduras y hortalizas, muy nutritivas y con alto contenido en antioxidantes. También promueve la idea de evitar el consumo de animales procedentes de la ganadería intensiva y las carnes procesadas. Apartar de la dieta los alimentos de origen animal, ricos en nutrientes y criados de manera sostenible, es criticable; pero la alimentación basada en plantas tiene muchos seguidores. Las personas con sensibilidad al gluten y a otros antinutrientes presentes en los derivados de los cereales pueden optar por el consumo de productos frescos, frutos secos y semillas. Debido al alto contenido en hidratos de carbono y a la dificultad potencial para obtener suficientes proteínas y grasas nutritivas con una dieta exclusivamente vegetariana se corre el riesgo de que haya una producción excesiva de insulina, dificultades para lograr la saciedad y la consiguiente lucha para seguir la dieta. Además, existe un alto riesgo de deficiencia de nutrientes (sobre todo a largo plazo) como resultado de la exclusión de los alimentos de origen animal.

Tabla de puntuación de la dieta carnívora

La dieta carnívora ocupaba un nicho muy reducido, pero se ha convertido en toda una sensación en los últimos tiempos, sobre todo entre aquellos que padecen molestas enfermedades inflamatorias o autoinmunes, posiblemente causadas o aumentadas por el consumo de toxinas vegetales naturales. Se ha demostrado que el abandono absoluto de los alimentos de origen vegetal en la dieta a favor de los alimentos de origen animal ayuda a curar la hiperpermeabilidad intestinal y favorece la curación rápida en aquellas personas que presentan (a menudo sin saberlo) una alta sensibilidad a las toxinas de las plantas. Para otros, la dieta carnívora demuestra una gran efectividad en reducir la grasa de forma rápida y eficaz, porque las comidas son densas en nutrientes y muy saciantes, pero bajísimas en carbohidratos. Esta tabla de Brad Kearns y la asesora de salud Kate Ouellette-Cretsinger clasifica las categorías de alimentos de origen animal con mayor densidad nutricional y sugiere la inclusión estratégica de muchos alimentos de origen vegetal coloridos y saludables, que cuentan con una baja toxicidad y con casi todos los beneficios nutricionales. Visita sus sitios web BradKearns.com/MOFO o K84Wellness.com para obtener más detalles.

Diagrama de Venn de la pirámide nutricional
(«Pirámides en perspectiva»)

Esta imagen está inspirada en un concepto presentado por Denise Minger en su libro, *Death by Food Pyramid*. En él explica «cómo la ciencia de pacotilla, los chanchullos políticos y los intereses turbios han arruinado nuestra salud» y ofrece amplias referencias históricas y científicas. Quizá la mejor conclusión de este diagrama es la parte «prohibidos por completo». Esa es la razón principal por la cual cualquier dieta que elimine los alimentos tóxicos modernos favorece la reducción de grasa y el aumento de energía desde el principio.

El acuerdo universal de que se deben priorizar las verduras y hortalizas coloridas y nutritivas ha estado mucho tiempo en un pedestal, por encima de las guerras entre las distintas estrategias nutricionales, pero sí lo ha puesto en tela de juicio la dieta carnívora, cuya popularidad se disparó en 2019. El razonamiento de que los alimentos de origen animal tienen la mayor densidad nutricional y de que las plantas tal vez no deban ser obligatorias (e incluso que puedan ser contraproducentes para las personas sensibles) ha obligado a muchas personas, entre las que me incluyo, a repensar las bases de una alimentación saludable. Por supuesto, es posible que la mayoría de la gente no sea excesivamente sensible a las plantas, pero los defensores recomiendan al menos probar la dieta carnívora como experimento, si se tienen molestias inflamatorias o problemas autoinmunes. El triángulo «carnívoro», que se introduce un poco en el sombreado de la dieta vegetariana integral, hace la concesión de poder consumir productos de origen vegetal de vez en cuando, como frutas y tubérculos con almidón, menos problemáticos.

¡PUNTUACIONES CARNÍVORAS!
Sigue esta tabla para comer
de forma inteligente; menús a la carta.

ANCESTRAL   PRIMAL
SUPLEMENTS   KITCHEN

MÁXIMA DENSIDAD NUTRICIONAL

ESTRELLAS GLOBALES ▶ Los alimentos con mayor densidad (lo sentimos, kale, lárgate).	**Hígado de pasto:** (Puntos extras: consumido crudo o poco hecho). Perfil micronutriente superior, sobre todo en vitamina A y vitaminas del grupo B.	**Ostras:** (A la parrilla o a la plancha, nunca fritas). Sus propiedades afrodisíacas quedan refrendadas por sus altos niveles en zinc y B_{12}.	**Huevas de salmón y de esturión (caviar).** Ricas en yodo, colina, y ácidos grasos omega-3.
CASQUERÍA ▶ Recupera la tradición ancestral de «de lo que se come, se cría».	**Caldo de hueso, hígado, corazón, riñón, mollejas, criadillas, callos.** Elige animales alimentados con pasto.		**Suplementos de vísceras:** Cápsulas de hígado fresco congelado 100 % pasto; péptido de colágeno en polvo.
PESCADO DE AGUAS FRÍAS, SALVAJE Y GRASO ▶	**Pescado azul.** Sardinas, caballas, boquerones, salmón, arenques.		
MARISCOS Y CEFALÓPODOS ▶ Fantástica fuente de ácidos monoinsaturados y omega-3. Elige productos pescados/criados de forma sostenible.	**Ostras, almejas, cangrejos, langostas, mejillones, pulpo, vieiras.** ¡Barra libre de sushi!		
HUEVOS Grasas saludables, colina, vitaminas del grupo B y esencia vital.	**De proximidad, camperos ecológicos.** Muy superiores a los convencionales.		**Otros huevos: ganso, pato, codorniz, avestruz.** Animales más saludables, no forman parte de la ganadería intensiva.
CARNE ROJA ▶ Perfil nutricional y ácidos grasos superiores a la carne de ave.	**De proximidad o alimentada con pasto al 100 %.** Mejor los cortes con hueso.		**Otras carnes rojas: búfalo/ bisonte, alce, cordero, venado.** Animales más saludables, no forman parte de la ganadería intensiva.

LA LÍNEA DE FILETES

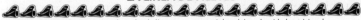

Prioriza alimentos situados sobre la línea para conseguir la máxima densidad nutricional

Pollo, pavo, cerdo Perfil nutricional y de ácidos grasos inferior si se han alimentado con maíz o soja.	Aves de proximidad o alimentadas con pasto al 100 %. Cerdos de razas reconocidas.		
Lácteos crudos, ecológicos y enteros Evita los lácteos pasteurizados, convencionales, desnatados o semidesnatados si eres alérgico.	• Queso crudo (añejo, curado o brie), kéfir de leche cruda, leche cruda. • Queso crema, nata, nata agria. • Yogur entero.		

Alimentos vegetarianos Integrados de forma estratégica para recuperar o recargar los niveles de glicógeno, mejorar la sensibilidad a la insulina, optimizar la función hormonal y ¡disfrutar de la vida!	Aguacates	Chocolate negro	Alimentos fermentados y encurtidos	Fruta
	Grasas monoinsaturadas saludables para el corazón; ricos en potasio, en antioxidantes, en vitamina B_6 y en vitamina K.	Muy rico en antioxidantes, flavonoides, polifenoles; elige chocolate «de grano a tableta» con un 80 % de cacao o más.	Kéfir, kimchi, kombucha, miso, natto, aceitunas, encurtidos, chucrut, tempeh. Los probióticos promueven la salud de la microbiota intestinal.	Elige productos de proximidad y de temporada. Bayas por su bajo índice glucémico y sus propiedades antioxidantes.
	Miel	Frutos secos y sus cremas	Algas	Batata/calabaza
	Elige miel sin procesar por su valor antioxidante y antibacteriano. La miel de proximidad puede ayudar a mejorar las alergias de temporada.	Proteína nutritiva, ácidos grasos, antioxidantes, fitonutrientes, vitaminas y minerales.	La mejor fuente de yodo, vitamina B_{12}, selenio y omega-3.	Ricas en antioxidantes; antiinflamatorias; mejoran el sistema inmunitario; promueven la salud de la microbiota.

Visita BradKearns.com/MOFO y K84Wellness.com para obtener más información.

PIRÁMIDES EN PERSPECTIVA

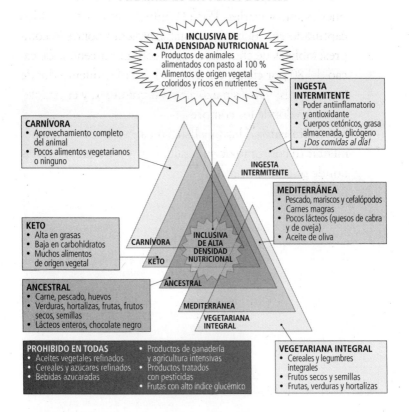

PRIORIZA LOS ALIMENTOS ANCESTRALES DE ALTA
DENSIDAD NUTRICIONAL (Y COME SUPERALIMENTOS) –
EJERCICIOS PARA EL DIARIO

1. **Alimentos ancestrales:** Haz una lista con algunos de tus
   alimentos preferidos de cada una de las siguientes categorías de alimentos ancestrales: carne, pescado, huevos, verduras, frutas, frutos secos, semillas y alimentos modernos
   saludables (productos lácteos orgánicos con alto contenido en grasa; chocolate negro con alto contenido en cacao).

Describe las opciones de mayor calidad y dónde crees que puedes encontrarlas. Por ejemplo, salmón del Pacífico capturado en alta mar y el establecimiento donde lo compres; tabletas de chocolate negro con un porcentaje de cacao del 80 por ciento o mayor y el establecimiento donde las compres; vinos sin azúcar y sin químicos, y el establecimiento donde los compres.

2. **Superalimentos:** Haz una lista con algunas ideas para aumentar tu consumo de superalimentos y anota las tiendas donde puedes encontrarlos.

3

La ingesta intermitente: el ayuno te conducirá a la salud

A diferencia de cualquier otra dieta con la que te hayas topado, el programa de *Dos comidas al día* se centra en el ayuno en vez de en alimentos específicos, en proporciones de nutrientes o en patrones alimentarios. El ayuno tiene unos efectos antiinflamatorios y proinmunitarios increíbles. Alienta la producción de antioxidantes internos como el glutatión, conocido como el «antioxidante maestro»; optimiza el proceso de desintoxicación celular interno llamado autofagia; mejora tu importantísima salud mitocondrial; y les permite a tu cerebro y a tu cuerpo quemar grasas y cetonas, que son unas fuentes de energía muchísimo más limpias que la glucosa que quemas después de una comida rica en hidratos de carbono. En estos aspectos, el ayuno deja a la altura del betún los beneficios de cualquier batido de superalimentos, fruto tropical mágico, zumo exótico recién exprimido o carísima pastilla détox.

El ayuno es sencillo, gratis y fácil de llevar a cabo como filosofía principal de alimentación. Si asocias saltarte comidas con el sufrimiento y las privaciones, te pido por favor que entiendas que, aunque esto puede ser verdad con respecto a la dependencia a los carbohidratos, no sucede lo mismo cuando tienes flexibilidad metabólica. El enfoque de ingesta intermitente siempre va acorde con tus señales naturales de hambre y de saciedad, y nunca debería parecerte un reto. Progresarás a tu ritmo en todo momento, y ten por seguro que progresarás con el tiempo, hasta el punto de que algo impensable hoy (como un ayuno de veinticuatro horas) será factible con la flexibilidad metabólica suficiente.

La mejor manera de emprender un estilo de vida de ingesta intermitente es esperar sin más al momento exacto (en el que el hambre se produce de forma natural) para romper el ayuno todos los días. Si eso no te funciona, puedes intentar otras estrategias de ingesta intermitente que tal vez encajen mejor con tu jornada laboral, tu tiempo de ejercicio y tu vida familiar (véase el capítulo 5). El objetivo es pasar tantas horas como sea posible en estado de ayuno para optimizar tus funciones metabólica, inmunitaria y cognitiva, así como para reconectarte con las señales perdidas de hambre y de saciedad, que se han visto relegadas al ostracismo por comer demasiado. Ser consciente de que ni la comida ni un suplemento alimenticio serán más beneficiosos que el ayuno debería simplificar muchísimo tu decisión de comer saludablemente y significar un alivio enorme. Sé que en mi caso ha sido así.

Mi incansable búsqueda a lo largo de varias décadas en pos de la dieta, del superalimento o del suplemento alimenticio más moderno y mejor, y para decidir cuándo era el mejor momento para comer y la mejor combinación de alimentos para tener un mejor rendimiento y tiempo de recuperación, fue una tarea agotadora. La propaganda y la ciencia de pacotilla me llevaron a que siguiera la imbecilidad convencional de una dieta basada en los cereales y sus derivados, que, sin yo saberlo, me provocó inflamación sistémica, me destrozó la flora intestinal y me dejó por los suelos el sistema inmunitario. Mi vida se volvió más estresante si cabe cuando no podía seguir mi plan de comidas y la alimentación que había escogido, sobre todo al viajar. Me gasté mucho dinero en los «mejores» alimentos y suplementos en un intento por conseguir más antioxidantes o una mejora inmunitaria que se puede obtener simplemente saltándote el desayuno. Cuando te centras en el ayuno para desarrollar la flexibilidad metabólica, desaparece la presión por ceñirte a un plan o programa dietético. Puedes añadir una carita sonriente al diario cada vez que te saltas una comida en vez de sentir que no has consumido los nutrientes necesarios o de prepararte para un bajón de energía por la tarde. Si has sentido la presión del enfoque cetogénico, en el que se limita de forma estricta la ingesta diaria de hidratos de carbono, con el ayuno podrás disfrutar de un poco más de flexibilidad durante las comidas, porque en su versión más agresiva es un potente catalizador de la cetosis. Ben Greenfield dice que disfruta de lo mejor de ambos mundos cuando hace ayuno prolongado, pero también disfruta de copiosas cenas de celebración con su familia en las que hay un sinfín de carbohidratos nutritivos e incluso algunos caprichos bien elaborados. Durante los periodos de ayuno que realiza, Ben disfruta de la autofagia ya mencionada y de los beneficios antioxidantes, así como de los beneficios antiinflamatorios y cognitivos de encontrarse en cetosis. Sus cenas le aseguran que repone las reservas de glucógeno muscular para la recuperación y que se protege del estrés hormonal del entrenamiento intensivo combinado con la restricción de los hidratos de carbono. Disfruta de la vida sin preocuparse por las restricciones alimentarias.

A partir de este momento puedes rechazar la idea tan inconveniente y poco saludable de que la comida es el combustible para la vida. En cambio, puedes adoptar la ética de comer como si fuera uno de los grandes placeres de la vida y escoger los alimentos más saludables, sabrosos y nutritivos que encuentres. Puedes hacer que cada comida sea un acto consciente en el que sentirte agradecido en vez de estar de malhumor por el hambre. Estarás más en consonancia con los ritmos naturales de tu cuerpo, y podrás apreciar mejor las señales de hambre y de saciedad sin experimentar el conocido miedo de quedarte sin energía si no te atiborras durante las comidas o no llevas contigo un montón de cosas para picar durante el día.

En vez de decantarte sin pensar por desayunos ultraprocesados durante las mañanas ajetreadas, puedes quedarte tranquilo con la certeza de que ir al trabajo sin haber tomado otra cosa que no sea agua, café o té es totalmente saludable. El ayuno es liberador. Viajar puede convertirse en una gran oportunidad para hacer ayuno prolongado: se acabó lo de dar vueltas por el aeropuerto o asaltar un supermercado de carretera en busca de algo decente que comer o de algo que encaje en la dieta que estés siguiendo en ese momento. Cada vez que te sientas un poco mal (dolor de garganta, mucosidad, dolor de cabeza o algo de fiebre), el ayuno es la mejor manera de aumentar la respuesta de tu sistema inmunitario ante la infección. Hay un antiguo dicho que aconseja «No comer cuando se está resfriado y comer cuando se tiene fiebre», pero una versión con un enfoque científico más acertado sería «No comer cuando se está resfriado o se padecen otros malestares». Los mayores expertos en dieta cetogénica están publicando estudios muy prometedores en los que matan de hambre a las células cancerígenas (que se alimentan principalmente de glucosa más que las células sanas) al seguir una alimentación cetogénica.

Todos los animales conocen de manera instintiva los beneficios inmunitarios del ayuno: puede que te hayas dado cuenta de que los perros y los gatos no comen cuando se encuentran mal. Si bien los ayunos prologados de setenta y dos horas o más han demostrado mejorar la actividad de las células madre, limpiar los órganos de células disfuncionales e inflamadas y regenerar los glóbulos blancos para un increíble efecto «de reseteo», el ayuno rutinario más corto (como por ejemplo un patrón de ayuno de dieciséis horas seguido de un periodo de ocho horas en el que se consumen alimentos) también proporcionará unos alucinantes beneficios antiinflamatorios, antivirus, autófagos y de pérdida de peso.

Otra ventaja fundamental del ayuno es que mejora la función mitocondrial, que muchos expertos consideran como uno de los indicadores más importantes del estado de la salud en general y de la prevención de enfermedades. Las mitocondrias son centrales generadoras de energía dentro de la mayoría de tus células. Convierten el oxígeno y las calorías de la comida en trifosfato de adenosina, que proporciona la energía para las actividades metabólicas de las células. Cuando vacías tus células de energía, ya sea al ayunar o al realizar un entrenamiento agotador, das lugar a un proceso llamado biogénesis mitocondrial: se crean nuevas mitocondrias a la par que se consigue que las ya existentes sean más eficientes a la hora de usar el oxígeno. Te conviertes en una especie de central de energía solar, que genera una fuente fiable de combustible limpio (grasa corporal acumulada y tal vez cetonas, según sea necesario) durante todo el día. En comparación, comer demasiadas veces y convertir los hidratos de carbono en tu principal fuente de energía provoca inflamación, daño oxidativo y glicación. Eres más como una central termoeléctrica de carbón que expulsa humo y que necesita combustible en todo momento (es decir, comer alimentos ricos en carbohidratos).

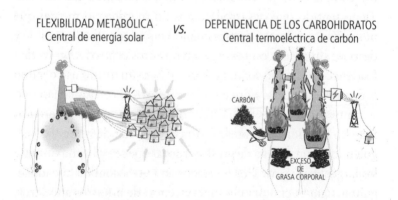

FLEXIBILIDAD METABÓLICA   *VS.*   DEPENDENCIA DE LOS CARBOHIDRATOS
Central de energía solar   Central termoeléctrica de carbón

CARBÓN

EXCESO
DE
GRASA CORPORAL

Básicamente, el ayuno te permite estimular antiguas rutas de renovación y regeneración celular. A Art De Vany, pionero del movimiento paleo, autor de *The New Evolution Diet* y maravilla atlética a sus ochenta y tantos años, le gusta decir: «Somos más humanos cuando no comemos». Por supuesto que tienes que comer para tener energía calórica con la que enfrentarte a una vida activa y ajetreada, para tener y mantener una buena masa muscular, y para realizar otras funciones corporales, pero se obra la magia cuando te adaptas al patrón «festín y hambre» de flexibilidad y eficiencia metabólicas. Tenemos la habilidad genética e innata de almacenar, crear y quemar varias formas de energía para disfrutar de una vida activa y productiva, con independencia del tipo de calorías que consumimos o de la frecuencia con la que lo hacemos. Nuestra funcionalidad de circuito cerrado evolucionó debido a la necesidad de sobrevivir a los rigores de la vida primigenia, cuando nada garantizaba la «siguiente comida».

¡Apreciar la elegancia y la eficacia de nuestro diseño evolutivo incluye reconocer que los humanos estamos programados para comer de más (sobre todo azúcar) y acumular grasa! No había «tres comidas» hace diez mil o doscientos mil años. O había comida o no la había, sin duda con una gran fluctuación. Tiene sentido que desarrolláramos un mecanismo mental que nos animaba a comer de más cuando había comida disponible y después almacenar esta energía en nuestros centros de gravedad (caderas, muslos, abdomen y trasero) para un futuro uso cuando la comida escaseara. Por ejemplo, nuestros ancestros solían darse un festín de bayas y de otros frutos salvajes, y de tubérculos ricos en almidón, durante las cortas estaciones de verano, consiguiendo así un exceso de grasa corporal que se utilizaría durante los largos, fríos y oscuros inviernos con poca comida que los seguirían. Era bueno para la supervivencia de nuestros ancestros, y es bueno que la genética haya desarrollado el gusto por lo dulce. Sin embargo, nuestra alimentación ancestral de consumir frutos fibrosos salvajes de temporada se aleja mucho de consumir las enormes moras que venden en la tienda todo el invierno o de empezar el día con un batido vegetal con más hidratos de carbono de los que nuestros ancestros comerían en un día..., o en una semana entera en invierno. Es más, los entornos interiores con temperatura controlada y la luz artificial, que alarga nuestros días todo el año, se traducen en que no hay inviernos fríos, oscuros y con pocas calorías. De hecho, desde una perspectiva hormonal, nuestro estilo de vida moderno tan inactivo, templado y bien iluminado nos encierra en el modo de almacenamiento de carbohidratos y grasas del verano en todo momento. A fin de cuentas, no tenemos incentivo para acceder y quemar la abundante y limpia fuente de energía con la que cargamos todo el día. En cambio, programamos los procesos hormonales que nos hacen estar gordos, cansados, deprimidos y, en última instancia, enfermos.

La obsesión actual por el modelo erróneo de las calorías que entran por las que salen hace caso omiso a los mecanismos genéticos que influyen en cómo el cuerpo quema y almacena la energía de las calorías. Tras atajar el problema de lo desconectados que estamos hoy día de nuestras expectativas genéticas de salud es posible generar diferentes señales hormonales y reclamar nuestro derecho como *Homo sapiens* a convertirnos en bestias quemagrasas delgadas, en forma y fuertes. En este libro vamos a hablar de una serie de objetivos de estilo de vida (ejercicio, sueño, control del estrés, exposición terapéutica al frío y más), pero los mayores beneficios los conseguirás con el ayuno, porque la alimentación hiperinsulínica de la actualidad es, sin duda, la desconexión genética más perjudicial para la salud. Si bien los beneficios de ayunar están asegurados, necesitarás tiempo y esfuerzo para deshacer los estragos de décadas siguiendo el hábito de ingerir alimentos porque son combustible y para luchar contra la increíble influencia de las convenciones sociales.

CUIDADO CON «LIQUIDAR TUS ACTIVOS»

Si intentas hacer ayuno y restringir la ingesta de hidratos de carbono mientras sigues dependiendo de ellos, tendrás más posibilidades de darte de narices contra una pared que de tener éxito. Es algo que sucede habitualmente entre aquellos que se suben al carro de la dieta cetogénica o que adoptan una dieta radical en su desesperación por perder peso. Cuando los carbohidratos han sido tu principal fuente de energía durante décadas, es difícil que el cuerpo se adecue, se recalibre, de un día para otro y empiece a quemar grasa corporal tal como se promete en la publicidad. En cambio, saltarse una comida o reducir la ingesta de carbohidratos puede hacer que te sientas cansado, hambriento y de mal humor. Sin hidratos de carbono, a tu torrente sanguíneo le falta la cantidad de glucosa habitual, y tu cuerpo todavía no está acostumbrado a quemar la grasa corporal almacenada ni a crear cetonas.

Si te cuesta iniciarte con el ayuno o la restricción de carbohidratos, lo único que debes hacer es regular el ritmo de tu transformación alimentaria y permitir que las funciones quemagrasas genéticas obtengan el control a su debido tiempo. Si te lanzas de cabeza en plan dieta radical, el panorama puede acabar siendo desolador. Tus genes primitivos perciben el bajón de energía provocado por la hipoglucemia como un asunto de vida o muerte, por lo que se produce un efecto cascada muy potente en los procesos hormonales y en la respuesta metabólica de «lucha o huida», incluida una subida de la hormona predominante del estrés, el cortisol. Este pone en funcionamiento un mecanismo de supervivencia fundamental que es la gluconeogénesis; un proceso de emergencia que le quita ciertos aminoácidos a tus músculos y los envía al hígado para convertirlos en glucosa, lo que proporciona un subidón de energía a tu cerebro y a tus músculos. Cuando el modo «lucha o huida» se cronifica, el funcionamiento de tu sistema inmunitario se resiente y padeces de inflamación sistemática; además de romper la fibra muscular para crear glucosa.

Tommy Wood, doctor e investigador en la Universidad de Washington, así como antiguo presidente de la organización Physicians for Ancestral Health, llama «liquidar tus activos» a la estimulación crónica de la respuesta de «lucha o huida». Las rutinas de ejercicio extenuantes, las relaciones tóxicas, las dinámicas laborales nocivas, las crisis familiares y personales, y la dieta radical son ejemplos de estresantes crónicos con los que puedes lidiar a corto plazo, pero que a la larga te agotan. En cambio, un subidón de cortisol es fantástico cuando te pones en la línea de salida de una carrera, subes al estrado para hacer una presentación importante, realizas un entrenamiento muy exigente o experimentas otro estresante hormético, uno que es breve, pero que proporciona un beneficio positivo.

Las personas que hacen dietas estrictas se sienten de maravilla durante una temporada. Tienen energía de sobra gracias a la gluconeogénesis y seguramente también pierden peso corporal. Este se produce por la reducción del agua retenida y de la inflamación celular, y tal vez incluso por un poco de pérdida de grasa corporal, debido a que se come menos. Por desgracia, en estas condiciones la respuesta de «lucha o huida» (diseñada únicamente para enfrentarse a situaciones estresantes de corta duración y de vida o muerte) acaba por fallar. El resultado es un cuadro muy moderno conocido como astenia. El resultado habitual de una dieta radical es el agotamiento, el antojo constante de azúcar y recuperar la misma composición corporal que se tenía antes de la situación que activó la respuesta de «lucha o huida».

La forma de escapar de esta conocida trampa consiste en desbloquear el vasto recurso de quemar la energía limpia que es la grasa corporal almacenada. La mejor manera de activar los mecanismos genéticos que favorecen la quema de grasas (en vez de la dependencia de los carbohidratos) es a través de un cambio radical de estilo de vida, no solo a través de un cambio en la alimentación. Empieza por minimizar la producción de insulina e incluye aumentar el movimiento diario; realizar breves rutinas de ejercicio de alta intensidad; dormir bien, y evitar los estresantes crónicos ya mencionados. Una vez que se tiene la base (prescindir de los alimentos perjudiciales modernos y priorizar los alimentos ancestrales ricos en nutrientes), puedes establecer una rutina cómoda en la que vayas aumentando el ayuno hasta hacer dos comidas al día o menos. Sin embargo, si te embarcas en la travesía de *Dos comidas al día* con un estilo de vida estresante y ajetreado, reducir la frecuencia de las comidas y los hidratos de carbono seguramente le añada más estrés a una situación ya desequilibrada de por sí.

Hay muchos modos de acabar con astenia además de la poco recomendable dieta radical. Una moda especialmente inquietante entre los entusiastas de la salud extrema y el ejercicio con mucha motivación y ambiciosos objetivos es combinar la restricción de hidratos de carbono con rutinas físicas agotadoras. Un patrón de ejercicios agotadores te deja sin glucógeno una y otra vez, lo que requiere un consumo masivo de carbohidratos para reponer la energía antes de la siguiente rutina. Aunque tengas una tableta de chocolate por abdominales que proclame que no te pierdes una clase de CrossFit o que te comes la carretera corriendo, es posible que estés llevando un estilo de vida inflamatorio y dependiente de los hidratos de carbono. Si puedes mejorar tu alimentación, pero sigues realizando un programa de ejercicios extremo, ¿adivinas de dónde van a salir los carbohidratos necesarios para realizar todo ese ejercicio? Eso es: ¡de liquidar tus activos!

El doctor Craig Marker es profesor de Psicología en la Mercer University en Atlanta, así como entrenador de fuerza, y su recomendación de seguir el método HIRT (entrenamiento de repetición de alta intensidad) en vez del más popular, aunque más estresante, método HIIT (entrenamiento de alta intensidad en intervalos) está ayudando a revolucionar las asentadas estrategias de rutinas de alta intensidad que no solo son erróneas, sino también peligrosas. El doctor Marker explica que se pueden producir graves daños fisiológicos si las rutinas de ejercicio son demasiado estresantes; por ejemplo, si se realiza mucho esfuerzo durante demasiado tiempo, con intervalos de descanso demasiado cortos, en rutinas demasiado largas y que se repiten con demasiada frecuencia con muy poco tiempo de recuperación entre ellas. Si, además, intentas hacer diez repeticiones de esprints de dos minutos en tu bici estática o en la pista de atletismo, «tu fisiología lucha por mantener el ritmo rompiendo los componentes básicos de tus células (tus vigas) a través de reacciones químicas llamadas desensamblaje celular y desaminación. Esto tiene como resultado niveles tóxicos de amoniaco en el torrente sanguíneo (muy dañino para las células cerebrales); la degradación de la mitocondria; una menor producción de energía de trifosfato de adenosina, incluso en reposo, y la disrupción del metabolismo aeróbico (quema de grasas)».

Traducción: ¡te sientes fatal durante las veinticuatro o cuarenta y ocho horas posteriores a una rutina de ejercicios agotadora y luego te estabilizas lo justo para destruir tus células de nuevo en la siguiente rutina! Los deportistas novatos son mucho más vulnerables que los experimentados en esto de la rotura celular. En un perverso giro argumental, el doctor Marker menciona que un efecto secundario muy común de ejercitarse más de la cuenta es la pérdida de peso, principalmente por el catabolismo de masa corporal. De todos modos, los frikis del fitness reciben las alabanzas de sus compañeros por estar delgados, pero ese es el efecto de la destrucción interna de sus cuerpos. El doctor Marker describe esta dinámica como ¡«perversa»!

Para combinar de forma eficaz una buena alimentación con un régimen de ejercicio mejorado, lo primero es intentar que las agujetas del día después sean algo esporádico en vez de algo que sucede siempre. Lo segundo es huir del mensaje «siente el dolor» que en la cultura popular se ha convertido en la señal de que estás trabajando bien los músculos. Yuri Verkhoshansky, el difunto científico deportivo ruso al que se le atribuye la invención de la pliometría entre otras innovaciones, usaba una pila de lavabo como analogía para describir cómo lidiar con la acumulación de ácido láctico durante el ejercicio. En cuanto el lavabo está a punto de rebosar, debes cerrar el grifo y quitar el tapón: reducir la intensidad para que tu cuerpo pueda asimilar el ácido láctico y no propiciar la ya mencionada destrucción celular. Reduce tus ejercicios explosivos hasta dejarlos al 93 por ciento de esfuerzo en vez del 98 o el 100. Haz esprints en el punto óptimo de diez a veinte segundos, y haz lo que el doctor Marker llama «largos intervalos de descanso», que duren unas cinco veces más que tus esprints (véase el capítulo 5).

¿QUIÉN DIJO «GRIPE DEL BAJÓN DE CARBOHIDRATOS»?

Tal vez hayas oído hablar de la llamada gripe del bajón de carbohidratos, que se ha considerado un rito de iniciación que se debe soportar para pasar de la dependencia de los hidratos de carbono y convertirse en un quemagrasa eficiente. Los síntomas pueden incluir el letargo, el dolor de cabeza, la dispersión mental, los cambios de humor y en el apetito y la torpeza a la hora de ejercitarse, algo habitual cuando se produce una abrupta reducción en la ingesta de carbohidratos. Si bien puedes experimentar algunos bajones de energía y un aumento temporal del apetito durante las primeras semanas para despertar tus genes quemagrasas, tu travesía no debería ser un calvario. Cualquier síntoma de incomodidad tendría que ser leve y fácil de mitigar con una comida rica en nutrientes o un aperitivo nutritivo. Si empiezas a tener días complicados que afectan a tu estado de ánimo o tu productividad laboral, habrías de revisar tu enfoque de inmediato.

La causa más probable de la gripe del bajón de carbohidratos es el daño metabólico tras décadas de una alimentación hiperglucémica y muy rica en carbohidratos, sobre todo si tienes un historial de hacer dietas tras las cuales sufres el efecto yoyó de recuperar todo el peso que has perdido. La mejor estrategia para evitar la «gripe» es reducir la ingesta de carbohidratos más despacio para que tu cuerpo pueda acostumbrarse. Una alimentación basada en los cereales y con alto contenido en hidratos de carbono proporciona entre 250 y 500 gramos de carbohidratos al día, dependiendo de tu velocidad para quemar grasa y tu querencia por la comida basura. También proporciona entre 1.000 y 2.000 calorías, que pueden ser perfectamente más de la mitad de la ingesta total diaria. Dado que solo el cerebro quema unos 120 gramos de glucosa al día (¡casi 500 calorías!), cuando no te has adaptado a la restricción extrema de los carbohidratos de la dieta cetogénica puedes sufrir dispersión mental.

Si intentas mantener tu ambicioso programa de ejercicio habitual, y tus músculos están acostumbrados a quemar hidratos de carbono, puede que sufras de dispersión mental y que te encuentres torpe a la hora de ejercitarte. En vez de sufrir, asegúrate de consumir carbohidratos coloridos y ricos en nutrientes como fruta fresca y tubérculos ricos en almidón para darles a tu cerebro y a tus músculos la energía que necesitan para brillar. A medida que mejore tu flexibilidad metabólica, te resultará más fácil saltarte las comidas, estabilizar tu energía y tu apetito a lo largo del día, realizar con solvencia las rutinas de ejercicio y recuperarte pronto, y no sentir una necesidad imperiosa de picotear o de comer para mantener viva la llama.

Otra posible causa de la gripe del bajón de carbohidratos es la falta de sodio y de otros minerales y electrolitos importantes. Es un problema común, porque dejar de comer alimentos ultraprocesados tiene como resultado una menor inflamación y una menor retención de líquidos en el cuerpo, y por tanto menos sodio retenido en las células. Es más, tu ingesta de sodio se reduce cuando eliminas los alimentos ultraprocesados que tienen alto o muy alto contenido en este elemento químico. Menos hinchazón y menos comida basura son cosas buenas: solo tienes que esforzarte de forma consciente para equilibrar el nivel de sodio. Los entusiastas de la dieta cetogénica y baja en carbohidratos pueden beneficiarse de un consumo adicional de 5 a 10 gramos (una o dos cucharaditas) de sal pura, sin procesar y sin yodar, o de sal marina al día. También se pueden perder las reservas de potasio y de magnesio cuando se adopta una dieta baja en hidratos de carbono, así que prioriza los alimentos o consume suplementos ricos en estos electrolitos. Esto es muy importante si eres un deportista profesional que suda a menudo. Come aguacates por el potasio y usa un espray de magnesio transdérmico la noche anterior antes de acostarte. Te daré consejos más avanzados en el capítulo 7.

Una estrategia para evitar la gripe de bajón de carbohidratos es esforzarse más en consumir alimentos más ricos en nutrientes en general, porque puede que no estés comiendo lo suficiente durante la transición. La saciedad y el valor nutritivo que aportan los alimentos de verdad, junto con una menor producción de insulina y una reducción del hambre y de los antojos, sin duda harán que necesites menos calorías para sentirte saciado que cuando dependías de los carbohidratos. Tu eficiencia metabólica mejorada puede que te lleve a una reducción compensatoria temporal del metabolismo, que a su vez puede hacer que te sientas un poco lento si intentas mantener tu ritmo de ejercicios y de vida habitual. Así, el doctor Tommy Wood recomienda a los deportistas que queman muchas grasas y que quieren dejar de depender de los hidratos de carbono que coman tantas calorías nutritivas como quieran sin aumentar la grasa corporal. «He revisado el diario de comidas de un deportista en el que anotaba que había desayunado dos huevos y medio aguacate», dice Wood. «¡Vamos, tío, desayuna en condiciones! ¡Cómete seis huevos y un aguacate entero!». Con el tiempo, a medida que tu sistema de circuito cerrado se vaya refinando, te acostumbrarás a tu nueva eficiencia metabólica y serás capaz de alcanzar tu mejor momento cognitivo y tu mayor capacidad física con menos calorías que antes de hacer la transición a un entrenamiento deportivo adaptado a la quema de grasa.

Si estás muy motivado y ansioso por obtener resultados rápidos y espectaculares, ten paciencia y confía en que este proceso funcionará para toda la vida y en que no hace falta sufrir ni «liquidar tus activos». No tienes que preocuparte por la restricción calórica, por las rutinas de ejercicio agotadoras ni por si tu próxima operación biquini va a funcionar. Solo tienes que respetar tu hambre natural y tus señales de saciedad, y así conseguirás y mantendrás tu composición corporal ideal. Una vez dicho esto, reconozcamos que la parafernalia de la industria del fitness y de las redes sociales hacen demasiado hincapié en el aspecto físico y muy poco en el hecho de estar sano y sentirse de maravilla. En cuanto a la composición corporal, los resultados pueden variar en función de tu predisposición genética a almacenar grasa, a cuánto daño metabólico has acumulado a lo largo de las décadas de comer carbohidratos (y a la necesidad de recuperarte con un largo periodo de baja producción de insulina) y, en menor medida, a tu estado físico. Concéntrate en esforzarte para sentirte bien y para tener tu mejor aspecto en vez de compararte con las imágenes retocadas de las redes sociales. No compares tu progreso con el de los demás ni te obsesiones con plazos y objetivos arbitrarios, esto es, que no dependen de la lógica.

MUJERES Y AYUNO

El concepto de «liquidar tus activos» puede preocupar especialmente a las mujeres, porque el acto de eliminar el exceso de grasa corporal puede ser contraproducente con la programación genética más natural y antigua del cuerpo femenino, que es mantener la salud reproductiva. Existe la creencia entre los entusiastas de la dieta baja en hidratos de carbono de que, en general, los hombres responden mejor al ayuno prolongado y a la alimentación cetogénica que las mujeres. Un hombre que reduce su grasa corporal a menos del 10 por ciento sin duda disfruta de una mejora en hormonas adaptativas como la testosterona o la hormona del crecimiento (a menos que se ejercite más de la cuenta). Una mujer que realice ayuno de forma intensiva o haga rutinas extremas de ejercicio para conseguir unos abdominales marcados puede aumentar su probabilidad de sufrir trastornos de salud como la amenorrea, el hipertiroidismo, el insomnio, un menor rendimiento físico, cambios de humor y de apetito, y fatiga crónica. Estos factores de riesgo son más altos en mujeres que ya están en forma y que buscan una mejora marginal para conseguir esa tableta de chocolate. En cambio, las mujeres que comen demasiado, con sobrepeso, prediabéticas o con peligro de enfermar tienen un mayor incentivo para adoptar el estilo de vida de *Dos comidas al día*. Para ellas hay muchas más ventajas potenciales y ninguna desventaja a la hora de contraer una enfermedad.

Aquí lo fundamental es hacerlo bien. Todo el mundo se puede beneficiar del ayuno, sobre todo en esta época donde se come en exceso y hay tanto hiperinsulinismo. Para disfrutar al máximo de los beneficios con los mínimos riesgos siendo mujer, deberías tener una buena salud general antes de empezar la travesía de *Dos comidas al día*: grasa corporal por debajo del 25 por ciento, analíticas de sangre normales y una competencia física básica. Durante la travesía, pon especial cuidado en evitar el dolor y el sufrimiento que asociamos normalmente con una transformación del estilo de vida. Esto quiere decir que estés muy atenta a las señales de hambre a todas horas y

> que comas alimentos deliciosos y muy ricos en nutrientes hasta el punto de obtener satisfacción total todos los días. Nada de correr con hambre ni de obligarte a soportar tu ajetreado día con energía insuficiente.

OPTIMIZA TU INGESTA DE HIDRATOS DE CARBONO

Si intentas reducir tu exceso de grasa corporal, tu estrategia es bien sencilla: olvídate de los tres grandes grupos de alimentos perjudiciales, desbloquea tu potencial quemagrasa y progresa hacia el estilo de vida de *Dos comidas al día*. Después de desarrollar una buena flexibilidad metabólica, puedes pasar al ayuno y a la restricción de carbohidratos para eliminar el exceso de grasa corporal a un ritmo constante y cómodo hasta que alcances la que decidas que es tu composición corporal ideal. Puedes disfrutar de un sinfín de verduras y hortalizas coloridas, pero debes hacer que la grasa sea tu fuente de energía principal a través del ayuno (quemar grasa corporal almacenada) y comer alimentos con alto contenido natural en grasas y nutrientes. No hace falta buscar calorías adicionales en los hidratos de carbono para seguir una alimentación equilibrada en macronutrientes; de hecho, ¡no necesitas buscar calorías extras en los carbohidratos!

Tampoco necesitas buscar proteínas extras, algo que va en contra de muchas de las dietas más famosas para perder peso. Dado que la proteína es el macronutriente esencial para la supervivencia, hemos evolucionado hasta conseguir unos mecanismos genéticos muy precisos que nos aseguran que consumimos las proteínas necesarias para el mantenimiento básico de la salud. Si consumes menos proteínas, te sentirás fatal. Te quedarás demacrado y tendrás antojos brutales de alimentos ricos en proteínas para corregir lo que tus genes perciben como un asunto de vida o muerte; que técnicamente lo será si sigues matándote de hambre. Como aspecto positivo, es difícil consumir más proteínas de la cuenta porque son muy saciantes. Puedes atiborrarte de helado, pero es más difícil hacerlo de huevos revueltos y de filete de ternera ecológica.

Si sigues este camino y de forma intermitente comes alimentos muy ricos en nutrientes e intentas eliminar grasa restringiendo la ingesta de hidratos de carbono, puede que a veces tengas bajones de energía por la tarde o antojos de carbohidratos. Si los antojos son reales (es decir, que no son provocados por el aburrimiento o las emociones), date el gusto. Prestar atención a los antojos reales forma parte de honrar tu apetito natural y ser metabólicamente flexible. De vez en cuando tengo antojos de carbohidratos en las veinticuatro o treinta y seis horas posteriores a una rutina de ejercicios intensa, pero otras veces no. Hay que saber adaptarse.

Cuando tu cuerpo te pide hidratos de carbono, decántate por las mejores opciones como frutos rojos de temporada o tubérculos con almidón (batatas, remolacha, calabacín, calabaza). La quinoa y el arroz salvaje son también opciones populares entre los seguidores de la dieta ancestral reducida en carbohidratos. Técnicamente, la quinoa no es un cereal, sino que pertenece a la familia de las quenopodiáceas, también emparentada con la remolacha y las espinacas. No tiene gluten y es una proteína completa, con los nueve aminoácidos esenciales. El arroz salvaje tampoco es técnicamente un cereal, sino una planta acuática. Tiene un perfil nutritivo impresionante (sin gluten ni otras toxinas vegetales) y es rico en proteínas. Otras opciones estupendas para suplementar la ingesta de hidratos de carbono son los carbohidratos presentes en los alimentos ricos en proteínas y en grasa, incluidos los frutos secos, las semillas y sus cremas derivadas, así como el chocolate negro con un alto porcentaje de cacao.

No te preocupes si te desvías de tu plan para eliminar grasa algún que otro día. Si, por el motivo que sea, te das el capricho de comer carbohidratos, vuelve al redil al día siguiente y confía en que tu composición corporal mejorará con el tiempo a medida que te ciñas a los principios generales del programa *Dos comidas al día*. En cuanto elimines el exceso de grasa y estabilices tu composición corporal ideal, puedes incluso relajar tus normas un poco si te apetece disfrutar de tus hidratos de carbono preferidos o comerte un postre casero rico en carbohidratos de vez en cuando. Recuerda: tu cuerpo tiene una serie de mecanismos homeostáticos (esto es, de regulación) muy potentes que te llevan a un punto concreto basado en tu genética y en tu historial de producción de insulina. Al principio eliminar grasa corporal es un desafío: tienes que hacer que tu hambre y tus señales de saciedad se alineen, comprobar hasta dónde llega tu capacidad de ayuno y a veces perseverar para no ceder al hambre durante media hora o una hora. Si te has puesto una meta alta, puedes poner en marcha algunas de las estrategias avanzadas de las que hablaré en el capítulo 7. Eso sí, en cuanto desaparezca el exceso de peso, será mucho más fácil mantener tu peso nuevo, aunque de vez en cuando aumentes la ingesta de carbohidratos y de calorías o reduzcas la cantidad de ejercicio que hagas.

Si quemas muchas calorías durante el ejercicio o el trabajo, debes tener en cuenta otros parámetros para reducir tu ingesta ideal de hidratos de carbono. Aunque muchos deportistas de resistencia y algunos de fuerza han llevado a cabo transformaciones increíbles para convertirse en seguidores de la dieta cetogénica férrea, la realidad para muchas personas es que reducir los hidratos de carbono puede interferir con el rendimiento de sus rutinas de ejercicio y con el tiempo de recuperación. Es algo muy habitual en personas que llevan vidas muy estresantes y que corren peligro de liquidar sus activos;

mujeres muy en forma, y personas que se están recuperando de décadas de daños metabólicos y que necesitan más tiempo para alcanzar la flexibilidad metabólica. A ver, esto no quiere decir que llevar una vida muy activa y ajetreada ponga en peligro tus opciones de alcanzar la flexibilidad metabólica. De hecho, lo que quiere decir es que puedes alcanzarla precisamente prestándoles atención a las exigencias de energía de tu ajetreada vida.

Programar la ingesta adicional de hidratos de carbono antes o después (o en ambos momentos) de entrenamientos ambiciosos les ha funcionado bien a muchos deportistas que siguen dietas bajas en carbohidratos. Es algo muy habitual si ya tienes flexibilidad metabólica y no dependes exageradamente de los hidratos de carbono para que tu cerebro y tus músculos funcionen todo el día. Unos carbohidratos extras pueden darles a tus músculos un empujón para funcionar mejor (sobre todo en movimientos explosivos) y ayudarte a recargar mejor el glucógeno consumido después del ejercicio físico. Además, si acabas de realizar una rutina intensa o prolongada que te deja sin glucógeno, tus hormonas del apetito sin duda le mandarán potentes señales a tu cerebro para que comas, a veces de más, a fin de recargar los almacenes de glucógeno de inmediato. Así lo afirma la doctora Cate Shanahan: «Cuando las maletas de glucógeno se abren, los almacenes de tu hígado y de tus músculos son lo primero». Cuando los carbohidratos tienen un lugar al que ir, no acabas con un indeseado pico de insulina que te lleva a un bajón de energía, a cambios en el apetito y en el ánimo, a un exceso de grasa corporal ni a un cuadro clínico.

Es importante valorar la idea de tener maletas vacías (ya sea por el ayuno o por rutinas de ejercicios agotadoras) entre los comentarios habituales sobre los efectos nocivos del exceso de hidratos de carbono y del hiperinsulinismo. Los carbohidratos y la insulina son problemáticos solo cuando desequilibras la homeostasis, así que si produces una mínima cantidad de insulina a lo largo de tu vida (lo justo para darle glucosa, aminoácidos, ácidos grasos y otros nutrientes a los tejidos y a los órganos de tu cuerpo, y lo justo para regular la actividad enzimática y controlar bien el nivel de glucosa en sangre), lo estás haciendo bien. Es importante no estresar los delicados mecanismos hormonales y desarrollar así resistencia a la insulina. El término «sensibilidad a la insulina» describe el estado deseable de las células de mostrarse muy sensibles cuando la insulina aparece para entregar nutrientes a las maletas vacías.

Por desgracia, muchas personas que queman grandes cantidades de calorías también sufren de exceso de grasa corporal, pese al hecho de que se ejercitan diez e incluso quince horas a la semana. El abrumador motivo es un historial de producción excesiva de insulina. Como ya has visto cuando te hablé de la teoría de la compensación (véase la página 41), no puedes hacer ejercicio para compensar una mala alimentación. Si te cuesta eliminar el exceso de grasa pese a practicar deporte con gran entrega, deberás reducir la ingesta de hidratos de carbono, sobre todo los cereales bajos en nutrientes, los azúcares y las bebidas, las barritas y los geles isotónicos de los que se atiborran los deportistas obstinados. Sin embargo, lo primero que tienes que hacer es identificar los patrones de ejercicio demasiado exigentes que promueven la dependencia de los carbohidratos. Si tu estado de ánimo, tu nivel de energía y tus funciones cognitiva e inmunitaria, así como tu disfrute de la vida en general, se ven afectados (en vez de mejorados) por la práctica del ejercicio físico, sigues un patrón estresante. Cuando esto sucede, debes actuar de inmediato y con firmeza para corregir el grado de dificultad de tu entrenamiento. Si insistes en seguir realizando rutinas agotadoras que te dejan sin glucógeno, cualquier intento por reducir la ingesta de hidratos de carbono acabará con la temida liquidación de tus activos.

En cambio, si te ejercitas con cabeza, tu siguiente misión será eliminar por completo los azúcares y los cereales y sus derivados que provocan hiperglucemia y no aportan beneficios nutricionales. Olvídate por un momento de perder grasa corporal: vamos a dejar claro que, aunque seas una máquina atlética delgada y perfecta, no hay justificación alguna para consumir carbohidratos inflamatorios, bajos en nutrientes y con un alto nivel glucémico. Si bien el estrés de las rutinas intensivas de ejercicios aumenta tus necesidades nutricionales en comparación con las de tu compañero, el sedentario que trabaja en la mesa de al lado, eso no te da permiso para comer lo que te dé la gana. Puede que tus imprudencias nutricionales todavía no se reflejen en tu cintura, pero pasan cosas malas en tu interior cuando recargas con batidos azucarados en vez de con batatas. Que no se te olvide que el azúcar promueve la inflamación y el estrés oxidativo. Si intentas recuperarte de una rutina de ejercicios que genera inflamación y estrés oxidativo de por sí (algo deseable en el caso del ejercicio físico), los hidratos de carbono bajos en nutrientes pueden retrasar tu recuperación. Necesitas recargar las pilas, claro, pero cuanto más lejos te mantengas de la comida basura y cuanto más te aproveches de los increíbles beneficios antiinflamatorios y antioxidantes del ayuno y de los alimentos ancestrales ricos en nutrientes, antes te recuperarás del duro ejercicio físico.

Si ya tienes una composición corporal ideal, puedes probar con la estrategia del doctor Tommy Wood de comer todos los carbohidratos nutritivos que desees hasta el punto de añadir algo de grasa corporal. En caso de que esto suceda, puedes reducir un poco tu ingesta de hidratos de carbono, eliminar el kilo de más y volver a tu rutina. Si te cautivan los aclamados beneficios de estar en cetosis o si quieres reducir tu índice de grasa corporal a un solo dígito al ser hombre (unos abdominales marcadísimos) o bajar del 15 por ciento de grasa corporal en caso de ser mujer (en forma, con músculos definidos incluso en los muslos y el abdomen), puedes intentar reducir la cantidad de carbohidratos siguiendo las normas de la dieta cetogénica de ingerir 50 gramos de carbohidratos al día o menos. No obstante, debes asegurarte de ejercitarte como es debido (sin pasarte en lo más mínimo) y de comer alimentos ricos en nutrientes y muy saciantes.

¿HACER AYUNO PARA UN MEJOR RENDIMIENTO Y UNA RECUPERACIÓN MÁS RÁPIDA? BIENVENIDO A LA SIGUIENTE FRONTERA DEL RENDIMIENTO DE RESISTENCIA

El ultracorredor Zach Bitter es un fanático de la dieta carnívora y baja en hidratos de carbono que batió el récord mundial de las 100 millas con una marca de once horas y diecinueve minutos en 2019. Es un increíble ritmo de seis minutos y cuarenta y ocho segundos por milla, ¡corriendo una maratón por debajo de las tres horas varias veces! Bitter asegura que cuando adoptó una dieta saludable baja en hidratos de carbono, se despertaba a la mañana siguiente de una sesión de entrenamiento con muchísimos menos problemas articulares e inflamación.

Llevar la dieta baja en carbohidratos al extremo es lo que hace el atleta aficionado Dude Spellings, de Austin, Texas. Con cuarenta y nueve años, Spellings ha completado la épica ruta de una punta a otra del Gran Cañón (casi 80 kilómetros con una elevación del terreno de más de 3.500 metros) en quince horas, que empezó estando de ayuno, en un estado cetogénico, y durante la cual solo consumió unos cientos de calorías de aperitivos ricos en grasas. En la meta, mientras otros corredores se daban un atracón de pizza, Spellings decidió seguir haciendo ayuno toda la noche para reducir la inflamación y promover la reparación muscular. Por la mañana, aseguró sentirse más descansado y menos dolorido que en los trece años anteriores, cuando hizo la misma ruta (y tardó dos horas más) mientras seguía una dieta rica en hidratos de carbono. Otro hito en la historia de la resistencia humana y de la superación metabólica se alcanzó en mayo de 2020, cuando el ultracorredor de Utah, Michael McKnight, completó una carrera en solitario de 100 millas con la marca excepcional de dieciocho horas y cuarenta minutos sin consumir caloría alguna, ¡solo agua y pastillas de electrolitos!

Si bien es cierto que estas extraordinarias hazañas son inalcanzables para la persona normal y corriente que intenta conjugar sus ambiciones en cuanto a salud y a bienestar físico con un ajetreado estilo de vida, nos sirven porque ofrecen una mirada al futuro sobre cómo se pueden lograr incluso los objetivos más extremos de fitness sin poner en peligro la salud. Los días de combinar una clase de *spinning* con batidos verdes son cosa del pasado. Es hora de cambiar la mentalidad de «Si el horno está caliente, lo quemará todo» por la búsqueda de la eficiencia metabólica: no necesitas azúcar para moverte, ni siquiera cuando practiques rutinas largas de ejercicio. Esto supondrá un duro golpe para la multimillonaria industria de la nutrición deportiva, pero su importancia se subraya por la inquietante certeza de que incluso los entusiastas del deporte extremo tienen exceso de grasa corporal habitualmente. Esto es un claro indicio de desviación entre el comportamiento y los objetivos. Un estudio revela que el 30 por ciento de los participantes de la maratón de Ciudad del Cabo (Sudáfrica) tenían más índice de grasa corporal del saludable. ¡Es el mismo porcentaje que en la población normal! Durante las décadas que he pasado en el mundo de las carreras de triatlón y de los gimnasios, he observado este fenómeno hasta un punto insospechado. Afirmo que es el secreto peor guardado de la industria del fitness. Es cierto que fortalecerte y tener una buena condición aeróbica es muchísimo mejor que ser sedentario, pero estaría bien disfrutar de los máximos beneficios estéticos y de rendimiento (la mayoría de los deportes y de los desafíos físicos tienen como recompensa un nivel bajo de grasa corporal y una buena ratio de fuerza/peso) después de tanto esfuerzo, ¿no?

DOS COMIDAS AL DÍA SUPERA LA GUERRA ENTRE LAS DIETAS

Durante los últimos quince años he promocionado un estilo de alimentación ancestral en mis libros, en mis artículos publicados en el blog, en conferencias y en ruedas de prensa. Soy un gran fan de la dieta del cavernícola, de la paleo, de la cetogénica y, de un tiempo a esta parte, de la alimentación basada en comer todos los productos que nos ofrece un animal. Dejando de lado por un momento los argumentos morales y filosóficos, no recomiendo una dieta basada en su totalidad en alimentos vegetales (ovolactovegetariana o vegetariana sin más) porque excluye a un buen número de los alimentos más nutritivos del planeta. Desde que dejé de consumir cereales y sus derivados, azúcar y aceites vegetales refinados hace casi veinte años y recuperé mi salud, he experimentado con una serie de estrategias adaptadas que siempre se inspiran en la alimentación ancestral.

Hoy día mis básicos son la carne (de mamífero o de ave), el pescado, los huevos y ciertas verduras y hortalizas. Consumo cantidades moderadas de frutos secos, semillas (y sus cremas derivadas), productos lácteos enteros y ecológicos (queso, requesón, yogur entero y kéfir de leche cruda), frutos rojos de temporada y chocolate negro con un 80 u 85 por ciento de cacao (que mi coautor, Brad, me manda por correo e insiste en que pruebe). De vez en cuando me doy un capricho con algunos dulces (por ejemplo, un helado durante unas vacaciones en Italia o una tarta de queso casera en un cumpleaños). También de vez en cuando consumo algunos cereales: un taco de carne asada con una tortita de maíz, una rebanada de pan casero recién hecho untado con aceite de oliva y vinagre balsámico o un poco de sushi con arroz blanco. Estoy demasiado ocupado disfrutando de la vida como para llevar la cuenta de nada, ¡a menos que tenga que hacerlo por una presentación de un análisis dietético en un libro o en una entrada del blog! Como ya he mencionado, mi

FLEXIBILIDAD METABÓLICA
Sistema de circuito cerrado

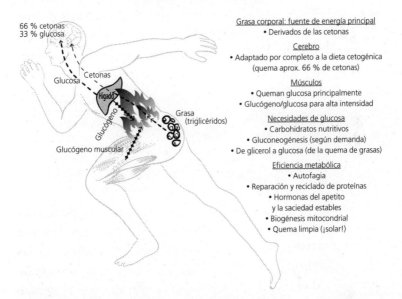

66 % cetonas
33 % glucosa

Glucosa
Cetonas
Hígado
Glucógeno
Glucógeno muscular
Grasa (triglicéridos)

Grasa corporal: fuente de energía principal
• Derivados de las cetonas

Cerebro
• Adaptado por completo a la dieta cetogénica
(quema aprox. 66 % de cetonas)

Músculos
• Queman glucosa principalmente
• Glucógeno/glucosa para alta intensidad

Necesidades de glucosa
• Carbohidratos nutritivos
• Gluconeogénesis (según demanda)
• De glicerol a glucosa (de la quema de grasas)

Eficiencia metabólica
• Autofagia
• Reparación y reciclado de proteínas
• Hormonas del apetito
y la saciedad estables
• Biogénesis mitocondrial
• Quema limpia (¡solar!)

alimentación es un sistema de circuito cerrado. Gracias a la excelente flexibilidad metabólica que he desarrollado con los años, puedo generar energía con independencia de mi ingesta calórica. Y gracias a que no me preocupo por obtener la energía necesaria para cada momento del día a través de la comida, puedo considerarla algo por puro placer en vez de un sustento obligatorio. Cierto que después de un ayuno de siete días es posible que cambie un poco de idea, pero creo que lo vas entendiendo.

Con independencia de tu estilo de alimentación, encontrarás beneficios en el enfoque de dos comidas al día. Una vez dicho esto, si estás comprometido con una dieta basada en su totalidad en alimentos vegetales, te doy algunas sugerencias. En primer lugar, piensa en ampliar tu dieta para incluir pescados y productos de origen animal (huevos, queso) para mejorar la cantidad de

DEPENDENCIA DE LOS CARBOHIDRATOS

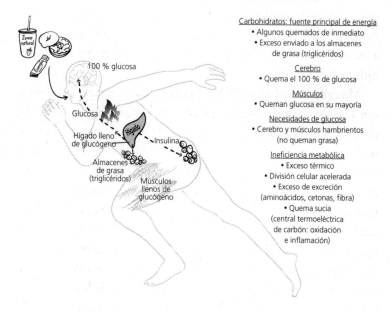

Carbohidratos: fuente principal de energía
• Algunos quemados de inmediato
• Exceso enviado a los almacenes
de grasa (triglicéridos)

Cerebro
• Quema el 100 % de glucosa

Músculos
• Queman glucosa en su mayoría

Necesidades de glucosa
• Cerebro y músculos hambrientos
(no queman grasa)

Ineficiencia metabólica
• Exceso térmico
• División celular acelerada
• Exceso de excreción
(aminoácidos, cetonas, fibra)
• Quema sucia
(central termoeléctrica
de carbón: oxidación
e inflamación)

nutrientes y asegurarte de que obtienes suficientes proteínas biodisponibles y otros nutrientes importantes como la vitamina A, la vitamina K_2 y colina, que no están presentes de forma habitual en los alimentos de origen vegetal. Por ejemplo, un vegano tendría que consumir alimentos ricos en betacaroteno, un precursor de la vitamina A de origen vegetal, y luego realizar una serie de complicadas reacciones químicas en el cuerpo para convertirlo en retinol, el estado completo de la vitamina A. El doctor Paul Saladino cita investigaciones que sugieren que hacen falta veintiuna unidades de betacaroteno para igualar el valor biológico de una sola unidad de retinol. Hay que comer muchas zanahorias y batatas para equipararse a una ración de hígado de ternera, el rey de la vitamina A. En segundo lugar, dado que como vegetariano consumes muchas más calorías diarias a partir de carbohidratos, necesitas asegurarte de que obtienes las grasas necesarias de las aceitunas, los cocos, los aguacates y sus aceites derivados. En tercer lugar, también necesitas asegurarte de que los cereales y sus derivados refinados, así como los azúcares, no contribuyen a tu ya de por sí importante ingesta de hidratos de carbono.

Más allá de temas logísticos, la ciencia empieza a demostrar que la genética tiene un gran impacto en el éxito personal de una determinada dieta restrictiva. Denise Minger es una crudivegana en recuperación cuyo blog, del mismo nombre, es reconocido por su magnífica documentación y a veces crítica pura de las modas en cuanto a dietas. Minger describe numerosas características genéticas que pueden hacer que una dieta basada en alimentos de origen vegetal sea un desafío, puede que incluso muy nociva para la salud. Por ejemplo, la carencia de nutrientes o las habituales mutaciones del gen BCM01 pueden poner en peligro la conversión de la vitamina A a partir de los alimentos vegetales, algo que no es fácil de por sí. Se estima que un 45 por ciento de la población tiene «baja respuesta» al betacaroteno. Otra investigación identifica mutaciones en el gen PEMT que puede propiciar la carencia de colina. Ciertos defectos genéticos o problemas relacionados con el estilo de vida en bacterias concretas de la flora intestinal pueden inhibir tu síntesis de la vitamina K_2. Si tienes pocas copias del conocido gen AMY1, que codifica la amilasa, el almidón que consumas se almacenará como grasa en vez de metabolizarse.

En el lado opuesto del debate, los críticos de las dietas basadas en alimentos de origen animal citan investigaciones que afirman que ciertos genotipos responden mal ante un aumento de la ingesta de grasa saturada en la dieta. Sin embargo, evitar un exceso de grasa animal se puede conseguir con facilidad al priorizar las grasas monoinsaturadas como los productos de coco, las aceitunas, el aceite de oliva y los aguacates, así como minimizando el consumo de beicon y de mantequilla.

Más allá de tu estilo particular de alimentación, todos tenemos que ampliar las miras para reducir la frecuencia de las comidas. En *El código de la obesidad* y otros libros, el doctor Jason Fung deja bien claro que la frecuencia con la que comes es tan importante como los alimentos que eliges a la hora de reducir la grasa, controlar la insulina y protegerte de enfermedades. En *The Fatburn Fix*, la doctora Cate Shanahan explica que las secreciones de grelina, la hormona del hambre predominante, están muy ligadas a los ciclos circadianos. Si sueles prepararte un desayuno copioso por la mañana, tendrás hambre cuando te despiertes. Si te gusta tomarte un descanso a las dos de la tarde para comprar un plátano y una barrita energética en la tienda de la esquina, la grelina sin duda aumentará todos los días a esa hora. Puede que te hayas percatado de este fenómeno con tus mascotas. Cada día justo a las cinco de la tarde, mi perra, un cruce de golden retriever con caniche, Shanti, va a mi despacho y empieza a gimotear como una loca. ¡Tiene un reloj tan preciso que asusta!

Si eres dependiente de los hidratos de carbono, la costumbre tan aceptada de picotear forma parte de tu estilo de vida porque necesitas un chute de energía cuando baja tu nivel de glucosa en sangre y aumentan las hormonas del hambre. En cuanto tu concentración se desvanece y te empieza a rugir el estómago por la grelina, sin importar los sermones que leas en un libro, seguramente irás a esa tienda de la esquina para comprar tu aperitivo preferido. A medida que mejore tu flexibilidad metabólica, intenta ceñir la ingesta calórica a las comidas principales. Come todo lo que desees para sentirte satisfecho y feliz con cada comida; no te preocupes por la restricción calórica ni te pongas a contar cuántas calorías consumes.

Si tienes antojo de picotear algo a media tarde, seguramente tu cerebro necesita un descanso de las tareas que requieren tu atención exclusiva. En vez de beberte un café especial azucarado o comerte una barrita «energética» rica en carbohidratos, elige una diversión energizante como un breve paseo, una sesión de yoga o un ejercicio corto e intensivo. Pronto descubrirás que tu cerebro y tu cuerpo funcionan mejor cuando comes con menos frecuencia y que es posible sentirse fenomenal con una dieta del todo distinta al paradigma de dependencia a los hidratos de carbono que has estado siguiendo prácticamente toda la vida. En cuanto tomas tu propio camino, podrás permitir que los magníficos mecanismos afinados por la evolución tomen el control. Es decir, que te alejarás de la obsesión de ver la comida como combustible, priorizarás la ingesta intermitente sobre el ayuno intermitente y mejorarás la flexibilidad metabólica al esperar hasta tener hambre para disfrutar de tu primera comida del día.

Ingesta con tiempo limitado

La ingesta con tiempo limitado, un concepto popular bastante novedoso, solo quiere decir que puedes consumir todas las calorías que quieras en un periodo de tiempo y ayunar el resto de las horas. Se recomienda generalmente la estrategia 16/8, que es realizar ayuno durante dieciséis horas para después tener ocho horas durante las cuales puedes comer. Por ejemplo, puedes cenar a las ocho y después esperar hasta las doce del mediodía del día siguiente para romper el ayuno. La primera comida del día abre tu ventana de alimentación, que se cerrará a las ocho esa noche, y después repites el ciclo a lo largo de los siguientes días, semanas y meses…, aunque se tienen en cuenta algunas desviaciones debido a las reuniones sociales y a ocasiones especiales. Eso sí, que te quede claro que esta estrategia de comer durante un periodo de tiempo concreto no quiere decir que se pueda comer de forma indiscriminada durante esas horas. El objetivo es disfrutar de un máximo de dos comidas y no picotear durante esas horas.

Un estudio publicado en 2019 en *The New England Journal of Medicine* titulado «Efectos del ayuno intermitente en la salud, el envejecimiento y las enfermedades» incluye la siguiente cita importantísima de Rafael de Cabo y Mark Mattson: «Empieza a haber pruebas de que comer durante un periodo de seis horas y ayunar durante dieciocho aumenta la resistencia al estrés y la longevidad, y disminuye la incidencia de enfermedades, incluidos el cáncer y la obesidad».

Tal vez necesites algo de tiempo para obtener la flexibilidad metabólica necesaria para comer dos veces al día siguiendo un patrón de 16/8, pero es un objetivo a largo plazo estupendo. Una vez que te sientas cómodo con esa ventana de ocho horas, puedes incluir algunos días en los que cambies a 18/6, 20/4 o incluso un ayuno de veinticuatro horas a medida que te acercas a tus objetivos de composición corporal, antienvejecimiento y prevención de enfermedades. Hablaré más de esto en el capítulo 7.

Un objetivo que puedes marcarte de inmediato, y cumplirlo durante el resto de la vida, es limitar tu función digestiva a un máximo de doce horas al día. Tu sistema digestivo está muy ligado a los ritmos circadianos. Las hormonas y las enzimas digestivas se adaptan mejor a la ingesta de alimentos durante el día, y tu sistema digestivo necesita un descanso mientras tu cuerpo en general necesita dormir. El concepto de «los ritmos circadianos digestivos» lo ha popularizado el doctor Satchin Panda, investigador del Instituto Salk de Estudios Biológicos, en La Jolla, California, y autor de *Activa tu ritmo biológico*. El doctor Panda explica que alimentarse durante un margen de tiempo limitado ayuda a optimizar el metabolismo de la grasa, la sensibilidad a la insulina, la función mitocondrial, la función inmunitaria, la diversidad de la microbiota intestinal, el control de la inflamación y la prevención de enfermedades.

Al margen de ritmos de sueño y ritmos alimentarios, las últimas investigaciones (incluido el trabajo de tres estadounidenses que ganaron el Premio Nobel de Fisiología o Medicina) revelan la maravillosa realidad de que cada órgano y cada sistema del cuerpo funciona según su propio reloj circadiano. A fin de conseguir una restauración general de todos los sistemas por la noche, la idea es sincronizar el apagado de todas las funciones cognitivas, físicas y orgánicas al anochecer. Esto implica evitar ejercicios intensivos, comidas copiosas y cualquier cosa muy estimulante unas horas antes de acostarse. Si cargas tu sistema digestivo más allá de una jornada de doce horas o ingieres bastantes calorías después de anochecer, te estás buscando problemas. Lamentablemente, la investigación del doctor Panda, llevada a cabo entre miles de personas que anotaban cuándo comían en su aplicación móvil, myCircadianClock, revela que de media una persona come durante un periodo de quince horas al día, ¡prácticamente todas las que pasa despierto! Es más, numerosos estudios manifiestan que la resistencia a la insulina es mayor después del anochecer, lo que quiere decir que las calorías que ingieres por la noche son más propensas a almacenarse como grasa.

En el conocido estudio que efectuó el doctor Panda en 2012 con ratones, dos grupos ingirieron la misma cantidad de calorías, pero uno de los grupos tuvo acceso constante a la comida mientras que el otro solo durante ocho horas. Los ratones con acceso constante enfermaron y acabaron obesos, a diferencia del grupo de control que comió durante el periodo reducido. Courtney Peterson, profesora de Nutrición en la Universidad de Alabama, Birmingham, repitió el experimento con hombres prediabéticos y obtuvo resultados parecidos. Reducir el periodo de ingesta de alimentos de doce horas a seis bajó la tensión arterial, los niveles de insulina, el apetito y el estrés oxidativo de los sujetos. Por la noche tenían menos hambre y habían acelerado la quema de grasas.

Una distinción importante que hay que considerar con la ingesta durante un tiempo limitado es que tu reloj digestivo se pone en marcha cuando consumes cualquier sustancia xenobiótica (algo que tu sistema digestivo tiene que metabolizar), aunque no tenga calorías. Esto quiere decir que el café solo, las infusiones o una pastilla de vitaminas (casi cualquier cosa menos el agua) iniciará la función digestiva. Una investigación interesante apoya la idea de que poner en marcha tu reloj digestivo a primera hora de la mañana te ayudará a estar más alerta y a sentirte con más energía, al igual que el ejercicio. Para obtener lo mejor de ambos mundos, puedes disfrutar de una taza de café o de té cuando te despiertas y después hacer ayuno hasta que tengas hambre. El doctor Michael Platt, experto en terapia de hormonas bioidénticas y autor de *Adrenaline Dominance*, recomienda tomarse una cucharada de aceite de triglicéridos de ca-

PATRÓN DE ALIMENTACIÓN 16/8

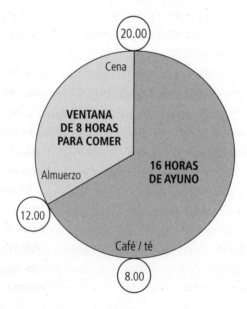

dena media (aceite TGCM o aceite MCT, por sus siglas en inglés, un suplemento alimenticio muy popular disponible en tiendas dietéticas) por la mañana mientras se ayuna. Esto ayudará a promover la producción de cetonas y le proporcionará energía a tu cerebro, evitando así la respuesta de «lucha o huida» en personas vulnerables a ello, incluidos deportistas que queman muchas calorías (sobre todo los de más de cuarenta años), personas con problemas de tiroides o suprarrenales, mujeres con una composición corporal sana que intentan perder más grasa y personas con tendencia a estresarse cuando ayunan.

La verdad, yo le echo un poquito de nata o una pizca de azúcar a mi café matutino mientras «ayuno» hasta que me toca mi ensalada gigantesca Sisson (página 386) a eso de la una. ¡Chitón, no se lo digas a la policía del ayuno! Poner en marcha tu reloj digestivo al despertarte viene muy bien cuando intentas sobreponerte a la diferencia horaria tras un vuelo y acostumbrarte a una nueva franja horaria o si tienes problemas para sentirte con energía y despierto por la mañana. Además de activar tu función digestiva, sal a la calle: muévete y expón los ojos a la luz del sol. Todo esto te ayudará a ponerte las pilas para tener un día productivo.

Algo con lo que me tropecé cuando empezaba con este tipo de ingesta reducida a un límite de tiempo era que había días en los que estaba bebiéndome el café a las siete de la mañana y cenando a las tantas, y tomándome unas onzas de chocolate negro delante de la tele bien pasadas las siete de la tarde, la hora que tenía de límite. Aunque almuerces y cenes todos los días durante esas ocho horas, o seis, puede que te saltes ese límite de doce horas para el funcionamiento digestivo si no tienes cuidado. Es cierto que si consumes la gran parte de las calorías durante un corto periodo de tiempo, no supone un gran problema. Yo pude cambiar de hábitos (y tú también podrás), pero es algo que hay que tener en cuenta para evitar comer demasiado cerca del límite.

LA INGESTA INTERMITENTE: EL AYUNO TE CONDUCIRÁ
A LA SALUD – EJERCICIOS PARA EL DIARIO

1. **Flexibilidad metabólica:** Describe tus hábitos de comida
y de picoteo de los últimos meses y tu estado actual de
flexibilidad metabólica. Describe las estrategias que sigues para adaptarte mejor al ayuno y a la alimentación
restringida a un periodo de tiempo a largo plazo. Describe las circunstancias de tu vida que influyen en los momentos en los que comes, como las rutinas de ejercicio
físico, el trabajo y la responsabilidad familiar.

2. **Ayuno:** Durante la siguiente semana, anota la duración de
tus ayunos y las horas de tu función digestiva. Describe el
ejercicio y la actividad que realizas por la mañana y tu nivel de función cognitiva, tu estado de ánimo, tu energía y
tu apetito antes de comer por primera vez.

4

Implementa una mentalidad y unos patrones de conducta ganadores

A lo largo la última década y durante mis interacciones con miles de devotos entusiastas de la salud tanto por internet como en persona, me he percatado de algo que siempre está presente, pero de lo que nunca se habla, y que contribuye al sufrimiento y al fracaso repetidos: mentalidades y patrones de conducta erróneos resultantes de la programación subconsciente dañina de la infancia, de los mensajes publicitarios manipuladores, de ciertas influencias culturales nocivas y de los continuos intentos fallidos de cambiar y mantener una dieta saludable y rutinas de ejercicio físico. En el capítulo 1 te pedí que te deshicieras de los alimentos ultraprocesados. Vamos a mantener el espíritu de ese tema en este capítulo y a librarnos de las creencias autolimitantes y de los patrones de conducta que te están frenando. ¡Ha llegado la hora de despegar! Este capítulo te ayudará a comprender el qué, el porqué y el cómo de comer y vivir de manera saludable. Te ayudará a comportarte en consonancia con los objetivos que hayas establecido y a tomar decisiones conscientes y fortalecedoras con total responsabilidad.

Conócete a ti mismo

Para tener éxito de verdad a la hora de lograr la flexibilidad metabólica, debes entender en profundidad los aspectos prácticos de la alimentación saludable, así como aprender a identificar lo que es la programación subconsciente dañina, y las creencias y patrones de conducta autolimitantes que te están frenando. Después de leer la información sobre los mejores alimentos para transformar tu dieta, espero que ya tengas muy claro cuáles son las mejores opciones para tu despensa y para tu plato. Ese aspecto de *Dos comidas al día* es bastante sencillo. A veces, bromeo al decir que soy capaz de escribir en una sola página todo lo que se necesita para lograr una alimentación saludable; la información adicional que se encuentra en mis libros y en mi sitio web tiene como objetivo inspirar, entretener y profundizar en el conocimiento de temas específicos. Mi consejo breve si nos encontramos en el ascensor sería: «Deshazte de los azúcares refinados, de los cereales y sus derivados, y de los aceites vegetales refinados; reduce el número de veces que comes al día; ¡muévete más, duerme más y vive de maravilla!». Sin embargo, seguir los sencillos principios generales de una vida saludable puede ser más fácil de decir que de hacer. Es posible que lo racionalices todo tanto que pierdas la conexión emocional y el poder de la intuición. De manera que antes de explorar los matices para optimizar la dieta y crear un plan de alimentación personalizado es fundamental llegar al compromiso simple y llevadero de deshacerse de los alimentos ultraprocesados, priorizar los alimentos ancestrales saludables y ricos en nutrientes y dejarse llevar por las señales naturales de hambre y saciedad.

Llegar a ese compromiso es el primer paso; el siguiente es reunir los recursos que apuntalen dicho objetivo. Igual que limpiarías la despensa a fin de crear espacio para esos alimentos nuevos y saludables, es importante examinar tus creencias y actitudes, no solo sobre la comida y los hábitos alimentarios, sino también sobre tu capacidad para mantener objetivos a largo plazo, y resistir las posibles tentaciones y distracciones de la cómoda e indulgente vida moderna, capaces de desviarte del camino.

Identificar tu programación dañina, tus creencias erróneas y tus comportamientos defectuosos puede ser un ejercicio difícil, porque la mayoría de la gente suele albergar una imagen negativa de sí misma. A menudo sucumbimos a la ansiedad que nos provocan las redes sociales por el miedo a quedarnos atrás o a las dinámicas nocivas de las relaciones tóxicas; comemos para consolarnos emocionalmente o picoteamos por aburrimiento. Estos hábitos y percepciones son problemáticos precisamente porque provienen del subconsciente. Numerosos estudios de hábitos alimentarios a gran escala revelan que recordamos mal lo que comemos, rebajamos muchísimo la ingesta calórica (¡en una media de un 30 por ciento!) y exageramos el consumo de alimentos saludables y la actividad física en una media del 50 por ciento. Si afrontas con honestidad tus «problemas», puedes concienciarte y efectuar una reprogramación ambiciosa y duradera. Para lograrlo, tal vez necesites desarrollar la capacidad de identificar un pensamiento autocrítico y reemplazarlo con una afirmación de agradecimiento; o de percatarte de un comportamiento como comer demasiado rápido y hacer el esfuerzo consciente de masticar cada bocado veinte veces durante el resto de la comida.

El progreso será más rápido cuando aprendas una variedad de técnicas para controlar tus pensamientos y tu fisiología (dichas técnicas se tratan en este capítulo). Por ejemplo, aprender a anular la reacción inicial de «lucha o huida» provocada por el pánico a la exposición al agua fría con técnicas de respiración pueden ayudarte a enfrentarte mejor a cualquier tipo de estrés, distracción, desencadenante emocional o creencia autolimitante que aparecen durante un día frenético. A medida que tu control aumente y que seas más consciente de todas las áreas de la vida, por fin estarás equipado para afrontar las causas de la respuesta emocional y el autosabotaje, que pueden ser conscientes (por ejemplo, comer demasiado helado porque de todos modos la dieta no te funciona) o subconscientes (por ejemplo, comer por comodidad emocional y no porque tengas hambre).

Quizá tu prioridad a la hora de encontrar un enfoque saludable con respecto a la dieta y a los intentos fallidos por perder peso sea el reconocimiento de los efectos psicológicos perjudiciales provocados por seguir la ridiculez tradicional de «las calorías que entran por las calorías que salen» para reducir la grasa. Es posible que te hayas etiquetado como un fracaso por fallar repetidamente en lo que pensabas que era un simple problema de matemáticas, pero que en realidad es un problema hormonal. Para los millones de personas que se sienten desencantadas, sin ganas y reacias a volver a probar después de varios intentos fallidos para perder grasa, acordemos algo ahora mismo: «No es culpa vuestra». Gary Taubes, el autor de superventas como *Good Calories, Bad Calories, The case against sugar* o *¿Por qué engordamos? Y qué hacer al respecto* y periodista científico de reconocido prestigio mundial, lo explica de esta manera: «La gula y la pereza no son causas de obesidad, son síntomas».

Esto significa que cuando ingieres una comida rica en hidratos de carbono, obtienes un rápido aumento de energía y poco después la insulina inunda el torrente sanguíneo para eliminar el exceso de glucosa. La abrupta bajada de glucosa resultante hace que tu cuerpo te pida energía: un bajón de azúcar. Por supuesto, cuentas con abundante energía en tus reservas de grasa, pero es inaccesible debido a los altos niveles de insulina. Dado que por tu torrente sanguíneo no circula suficiente energía, te encuentras demasiado cansado para hacer ejercicio. Además, las hormonas del apetito aumentan a medida que tu cuerpo se desespera por obtener energía y así te pasas todo el día repitiendo esta montaña rusa de glucosa-insulina.

El hiperinsulinismo también dificulta la capacidad de señalización de la leptina, una hormona clave para la saciedad y el almacenamiento de grasa. La leptina te dice cuándo estás lleno y si quemas grasa o la almacenas. Se considera la hormona más importante en el control del impulso genético humano más intenso tanto para hombres como para mujeres: la reproducción. Si se interrumpe la señalización de la leptina, es más probable que comas más de la cuenta y que almacenes el exceso de calorías en forma de grasa. Repite conmigo: «El exceso de grasa corporal es el resultado de un desequilibrio hormonal ocasionado por el hiperinsulinismo, no de la falta de fuerza de voluntad o de disciplina». Cuando reduces la insulina al abandonar los carbohidratos ultraprocesados y comes con menos frecuencia (con la ayuda de una serie de conductas que conforman otro estilo de vida), tu cuerpo responderá optimizando el apetito y las hormonas de la saciedad de manera natural, para que no comas en exceso ni engordes.

Tener claro que esto es cosa de la insulina, y que no se trata de equilibrar la ecuación restringiendo calorías o quemando calorías adicionales, no te exime de responsabilidad, pero te ayuda a poner el asunto en el contexto adecuado. Porque te ofrece la imagen completa de las alternativas que favorecen la salud y la composición corporal apropiada, y de aquellas que la boicotean. Puedes filtrar la incesante avalancha de datos científicos equivocados y exageraciones publicitarias que intentan devolverte al concepto erróneo de «calorías que entran por las calorías que salen» para comercializar la ingesta de comida regida por el reloj y una programación de ejercicio físico constante; dicha programación te conducirá al fracaso, te hará sentir pereza y reticencia, y a repetir el ciclo de programación. Por el contrario, puedes alcanzar el éxito en cuanto desees, ayunando en vez de comer, o elegir una secuencia de comidas que no provoquen un exceso de insulina. Y ten presente que recuperar la salud no requiere dolor, sufrimiento ni sacrificio, sino tomar decisiones acordes con tu predisposición genética para mantenerte sano. ¡Relájate, come (alimentos reales) todo lo que quieras y explora tu potencial para contar con un cuerpo nuevo e increíble!

Practica la compasión y la gratitud

Armado con la certeza de que no es culpa tuya, puedes decidir que ha llegado el momento de perdonarte de todo corazón por los errores y los fracasos del pasado, ya sea en el ámbito de la dieta y la pérdida de peso, en tus objetivos de fitness o en otras esferas del crecimiento personal. Dondequiera que te encuentres hoy es un punto de partida perfectamente aceptable para crecer y transformarte. La autocompasión conlleva erradicar todo rastro de culpa y lástima de la conciencia. Dentro de poco, te contaré más cosas sobre las afirmaciones de cambio, y también te resultarán útiles las anotaciones en el diario sobre la compasión y el perdón. Si te resulta imposible escapar de la culpa persistente, tal vez te ayude saber que esta te da una excusa para permanecer estancado o perpetuar esas conductas que provocan el sentimiento de culpa. La culpa sirve de mecanismo de protección para tu ego, evitando que te enfrentes a la realidad de que estás saboteando tus propios objetivos de conducta. Imagina que sigues una dieta estricta y te apartas de ella durante un momento de debilidad para zamparte una galleta recién horneada. Es posible que después experimentes sentimientos de culpa, vergüenza y remordimiento. Estas emociones en realidad están protegiendo tu frágil ego: no tienes por qué sentirte como un vago perezoso e indisciplinado, demasiado débil como para rechazar una galleta mientras estás a dieta. El sentimiento de culpa «demuestra» que eres una persona entregada, disciplinada y victoriosa que ha cometido un error muy inusual, digno de sentir un remordimiento extremo teniendo en cuenta tus sólidos principios.

¿Captas la dinámica tóxica? Cuando albergas una mentalidad negativa y autodestructiva, es más probable que acabes cayendo al pozo y te zampes una tarrina de helado entera después de la galleta. Recurrir a la culpa, la vergüenza y el remordimiento por comer helado demuestra que no eres perezoso ni te falta fuerza de voluntad. Más bien solo eres una persona que ha cometido de nuevo una grave infracción contra tu inmaculada reputación y tus dignas intenciones. El ciclo se repite cada vez que haya galletas recién horneadas: vergüenza y culpa en lugar de compasión y gratitud.

Esta misma dinámica podría aplicarse a aquellos asuntos que vas aplazando. Por ejemplo, quizá a tu abuela le encanta que le envíes cartas manuscritas a la residencia de ancianos. Sabes que revisa su buzón todos los días para ver si tiene noticias tuyas, pero últimamente has estado demasiado ocupado como para escribir y, por lo tanto, te sientes culpable. Como te consume la culpa debido a esa desidia, es evidente que no eres un nieto egoísta e indiferente. La culpa protege tu frágil ego y te permite seguir dejando a tu abuela a la espera de recibir noticias tuyas. Por supuesto, la culpa puede convertirse muchas veces en un factor de motivación, pero los ejemplos que te pongo revelan lo fácil que es caer en esa rutina y mantenerla a través de ese ejercicio mental compensatorio.

Esto no quiere decir que debas reprimir tu reacción emocional ni excusarte cada vez que te equivoques. Dan Millman, el autor del superventas *El guerrero pacífico* y de sus numerosas secuelas, nos sugiere que tratemos las emociones igual que tratamos el clima. Cuando experimentemos una lluvia torrencial de emociones, debemos lidiar con ella, porque la lluvia torrencial no puede ignorarse ni racionalizarse. Sin embargo, debemos ser conscientes de que la lluvia pasará y seguiremos con nuestra vida. Reconoce con sinceridad tus emociones «negativas», muéstrate compasivo con tus errores y da la bienvenida a todas las experiencias de la vida como oportunidades para el crecimiento personal. Cuando te enfrentas al pesimismo y acabas atrapado, practicar la gratitud es el camino hacia el éxito. Por muy mal que te sientas, ¡podría ser peor! Al perfeccionar la habilidad para sentir gratitud cuando sea necesario (en vez de culpa), abrirás la puerta a una disposición más saludable y evitarás sentirte como una víctima cuando la vida no salga como la habías planeado. Como le gusta decir a mi esposa Carrie (y lo ha escrito en el tablero de mensajes de la cocina), la fuente de todo tu dolor son tus pensamientos, no lo que te ha sucedido. Si te parece una idea trillada, has de saber que, según los resultados de una respetada investigación, la simple formación de un pensamiento de agradecimiento inicia la señalización genética que influye en el funcionamiento celular de todo el cuerpo, reduce las hormonas del estrés y fomenta la relajación.

Los pensamientos de agradecimiento son maravillosos, pero llevar un diario escrito puede tener un impacto aún mayor en la reorientación de tu cerebro hacia la felicidad y la satisfacción. Todo está permitido en lo referente a lo que anotes para dar las gracias. Un día puedes ponerte poético por lo contento que te sientes de estar vivo y respirar oxígeno con dos pulmones; al día siguiente, puedes dar las gracias por tu nuevo aparato para hacer ejercicios en casa. Aunque solo saques diez segundos para escribir una sola línea, anota todos los días algo en el diario de agradecimiento.

Cuando haces de la gratitud una práctica diaria, aumentas tu potencial de felicidad; controlas mejor las emociones como la ira, los celos, la frustración y el arrepentimiento; reduces la agresión; aumentas la empatía, e incluso duermes mejor. El psicólogo Robert Emmons, profesor de la Universidad de California en Davis y autor de *Gratitude Works! A 21-Day Program for Creating Emocional Prosperity*, considerado por muchos como el mayor experto mundial en gratitud, nos ofrece numerosas sugerencias para desarrollar una práctica gratificante de este sentimiento. En primer lugar, como ya mencioné en la introducción, escribe todos los días en un diario para que resulte más eficaz. En segundo lugar, sin importar lo que esté sucediendo, recuerda un momento en el que las cosas estaban peor y da las gracias por haberlo superado y porque las cosas hayan mejorado. En tercer lugar, rodéate de recordatorios visuales, como una nota adhesiva con una breve frase inspiradora o un reloj de arena en la mesa que te recuerde que falta un año para la jubilación. En cuarto lugar, finge hasta que lo logres. Si el día te resulta complicado, sal y sonríe, da las gracias y haz un buen acto al azar. Esos comportamientos activarán las hormonas de la gratitud y te alegrarán el día. Por último, mantén una actitud fresca y emocionante ante la vida para poder practicar la gratitud por las nuevas aventuras y circunstancias.

CONTROLA TUS PENSAMIENTOS Y TU FISIOLOGÍA

El doctor Bruce Lipton, autor de *La biología de la creencia*, es famoso por su revolucionaria investigación en biología de células madre, que revela la influencia de la psicología y la espiritualidad en el funcionamiento celular cotidiano. Está claro que los factores ambientales como la comida, el ejercicio y la medicación afectan al funcionamiento celular, pero el campo de la biología cuántica demuestra que también podemos influir en el funcionamiento celular con nuestros pensamientos. Piensa en cómo te sientes cuando recibes una llamada telefónica con una gran noticia: feliz y enérgico al instante. Por el contrario, cuando llegan malas noticias, puedes sentirte agotado y deprimido en un santiamén. Lipton describe lo que sucede dentro de tu cuerpo como reacción a las experiencias: los interruptores de percepción localizados en las membranas celulares interpretan tus pensamientos positivos o negativos y desencadenan la producción de hormonas que mejoran el estado de ánimo como la serotonina o, al contrario, las hormonas del estrés como el cortisol.

Tony Robbins, el gurú del rendimiento máximo, promueve una práctica llamada cebado, que implica ejercicios de respiración, visualización, gratitud y relajación para reprogramar la mente subconsciente hacia «el amor, la pasión y el éxito». Las prácticas meditativas de esta naturaleza han sido reconocidas por la ciencia y han demostrado ser muy eficaces. Piensa por ejemplo en las asombrosas hazañas del atleta holandés Wim Hof, también conocido como Iceman (el Hombre de Hielo). Hof realiza unos ejercicios especiales de respiración de «hiperventilación controlada» para superar la fisiología humana programada, y eso le permite realizar proezas extraordinarias de tolerancia y resistencia al frío. Cuenta con más de veinte récords Guinness mundiales, entre los que se incluye pasar una hora y cincuenta y tres minutos sumergido hasta el cuello en hielo o escalar hasta los 7.000 metros en el Everest vestido solo con un pantalón corto y unas botas.

Quizá lo más notable sea su capacidad para preparar rápidamente a los novatos para que lleven a cabo hazañas similares utilizando su método de respiración intencional. En 2016 lideró a un grupo de veintiséis escaladores hasta la cima del monte Kilimanjaro (5.895 metros) en solo cuarenta y ocho horas. Una fracción de lo que se tarda en llegar a la cumbre normalmente y que solo fue posible gracias a sus ejercicios de respiración, que le permitieron al grupo evitar el periodo obligatorio habitual de aclimatación a la altitud. Casi la mitad del grupo escaló en pantalones cortos y soportando temperaturas de -20 °C. Los éxitos de Hof demuestran la capacidad de la mente consciente para anular la respuesta de «lucha o huida» provocada por el pánico y programada genéticamente cuando nos encontramos con un factor estresante como agua o aire fríos o una gran altitud. La idea de que los comportamientos conscientes como el cebado y la respiración intencional pueden influir en tu biología es un concepto profundo que deberías aplicar en todas las áreas de tu vida. Cuando logras un estado predeterminado de amor y gratitud gracias a la meditación, a la respiración o simplemente con el pensamiento, te conviertes en un maestro de las emociones y fomentas tu salud y tu longevidad. De hecho, puedes programar tus células en la dirección de la renovación y la regeneración. Por el contrario, si no haces ningún esfuerzo para controlar tus pensamientos, tu respiración o tus reacciones emocionales, tus células adoptarán repetidamente el modo de «lucha o huida» mientras tratas de sobrevivir otro día más.

El doctor Lipton confirma este concepto al explicar que nuestras células tienen tres categorías de percepciones: una respuesta de crecimiento, una respuesta neutra y una respuesta de protección. Lipton identifica el amor como el desencadenante más potente de la respuesta de crecimiento, que promueve la salud y la longevidad; y el miedo como el desencadenante más potente de la respuesta de protección: la esencia del modo de supervivencia «lucha o huida». Curiosamente, el eje HPA (hipotalámico-pituitario-suprarrenal) lleva a cabo respuestas tanto de crecimiento como de protección en el cuerpo. Las células no pueden realizar múltiples tareas; están en modo de crecimiento, en modo de protección o en modo de «escuchar música de ascensor», lo que el doctor Lipton caracteriza como un estímulo neutral. Cuando un estímulo ambiental amenazador llega al hipotálamo (la torre de control del cerebro para realizar una variedad de funciones hormonales y metabólicas), este le indica a la glándula pituitaria (la glándula maestra que coordina la actividad de billones de células) que prepare una respuesta protectora de «lucha o huida». La pituitaria envía señales a las glándulas suprarrenales para que inunden el torrente sanguíneo con hormonas del estrés. Estás en modo batalla, a costa de la protección inmunitaria y la longevidad.

La respuesta de protección puede producirse durante un atasco de tráfico, una discusión con un ser querido o tras recibir una crítica de tu jefe en el trabajo. Según compartas la circunstancia particular con tus amigos y confidentes, es probable que recibas la validación de que la respuesta de protección era una reacción justificada. Sin embargo, el mensaje central del trabajo del doctor Lipton y de otros (incluido el doctor Deepak Chopra, autor de algunos de los superventas más conocidos sobre mente-cuerpo) es que tienes el poder de enviar un mensaje distinto a tus interruptores de percepción. Un atasco puede ser una gran oportunidad para practicar técnicas de relajación mediante la respiración o para ponerse al día con tus seres queridos que viven lejos haciendo una llamada telefónica con el manos libres. ¿Una discusión con tu pareja? El autor David Deida da a los hombres algunos consejos en su libro *El camino del hombre superior. Guía espiritual.* Un intercambio emocional acalorado es una gran oportunidad para «inclinarse hacia la radiante energía femenina», incluida la intensidad emocional que la mujer aporta a toda discusión, y colmarla de amor y buen humor. Parafraseando el mensaje de Deida, podemos concluir que ¡solo un miserable contestaría con una respuesta de protección!

El doctor Lipton sostiene que cuando llegamos a los treinta y cinco años, el 95 por ciento de nuestros pensamientos y acciones proceden de la programación de la mente subconsciente que tuvo lugar en la infancia, hasta los siete años. Es una combinación de conductas memorizadas, reacciones emocionales, creencias y percepciones. De pequeños éramos abiertos y receptivos, esponjas virtuales que absorbíamos las influencias ambientales que definen nuestras creencias y patrones de conducta de toda la vida. Por desgracia, para muchas personas, parte o quizá la mayor parte de la programación infantil no fue positiva ni de apoyo. Cuando un maestro critica a un alumno o un niño se burla de un compañero de juegos, esas experiencias se incrustan en el subconsciente y pueden manifestarse como un diálogo interno negativo y un autosabotaje durante las décadas posteriores. La investigación del cerebro revela que nuestros pensamientos subconscientes son muy repetitivos (el 98 por ciento de los pensamientos de hoy son idénticos a los de ayer) y en gran parte negativos (el 80 por ciento).

Eso significa que la transformación en cualquier área de la vida, desde romper los malos hábitos hasta formar una nueva autoimagen fortalecedora, requiere la desconexión del subconsciente para adoptar un estado de consciencia. Por ejemplo, si comes demasiado rápido, puedes intentar reprogramar este hábito masticando veinte veces cada vez que te lleves un bocado a la boca. El doctor Lipton describe las dos formas principales de reprogramar el subconsciente como habituación (repetición de los comportamientos deseados hasta que se convierten en hábitos) e hipnosis (acceder con un terapeuta experimentado a la mentalidad de esponja que tenías cuando eras pequeño para revisar la programación). La Turbocarga de 12 días (véase la página 301) incluye ejercicios para ayudarte a identificar creencias y conductas erróneas, y para fomentar la capacidad de tomar el control de tus pensamientos y de tu fisiología.

ESTABLECER UN PLAN DE ACCIÓN

La esencia de este capítulo es identificar creencias autolimitantes y pensamientos específicos, así como patrones de conducta defectuosos que debes corregir con ciertas medidas. Puedes empezar de inmediato si quieres, y tendrás ejercicios específicos para ello durante la Turbocarga de 12 días. Seguro que se te vienen a la cabeza varios problemas concretos sin pensar mucho. Pero a modo de referencia e inspiración, las siguientes son algunas de las áreas que más dificultades suponen para aquellas personas que buscan transformar su salud y su dieta.

- **Eliminación de los tres grandes grupos de alimentos perjudiciales:** Reconoce que las fuerzas de la industria publicitaria y de las tradiciones culturales conspiran en contra de tu transformación. Aunque parte del encanto de los dulces, de las chucherías y de la comida reconfortante proviene de su intenso sabor, también están acompañadas por una avalancha de publicidad y de influencias culturales que vinculan los alimentos placenteros a las celebraciones y los buenos recuerdos. La mejor manera de combatir estas fuerzas es comprometerse a eliminarlos por completo a fin de no malgastar energía tomando decisiones ni fuerza de voluntad resistiendo la tentación que te provocan esos antiguos alimentos favoritos. Cuando durante un vuelo se le pone por delante una bolsa de cacahuetes a una persona con una alergia grave a estos, esa persona la rechaza con educación. Sin pensar, sin ceder a la tentación, sin ansiedad por el miedo a perderse algo, porque la certeza del sufrimiento supera con creces el placer del picoteo. Adoptar desde el principio una mentalidad de «no como nada de esto» es la forma más sencilla de alcanzar el éxito.
- **Autoimagen:** Nos bombardean continuamente con publicidad y comentarios en las redes sociales diseñados para provocar miedo, inseguridad y desesperación, con el fin de captar nuestra atención y estimular las ventas de productos. Es fundamental escapar de ese mundo retocado de modelos, famosos del fitness y vendedores puerta a puerta, y concentrarnos mejor en los sentimientos de compasión

y gratitud por nuestra realidad. Aunque ha habido algunas controversias y también malas interpretaciones asociadas con el movimiento de la positividad corporal, vamos a aceptar que podemos sentirnos agradecidos por lo que tenemos y de todas formas perseguir objetivos y sueños concretos para vernos y sentirnos mejor al incrementar nuestra salud en general.

- **Entorno alimentario:** Las dos ramas del sistema nervioso autónomo son el simpático, con ese modo al que hemos apodado «lucha o huida», y el parasimpático, con su modo «descansa y digiere». Es esencial que crees un ambiente tranquilo, sereno, relajante y de celebración cada vez que vayas a comer. A continuación, disfruta de la comida con tranquilidad, masticando cada bocado un mínimo de veinte veces para permitir que las enzimas salivales desempeñen su importante papel en la digestión. Cuando comes en un entorno cargado de estímulos, mientras conduces, trabajas en tu mesa o incluso viendo la televisión, estás perjudicando el funcionamiento digestivo y corres el riesgo de volver a caer en los malos hábitos como comer en exceso o picotear sin hambre. Cuando la flexibilidad metabólica mejore y adoptes el ritmo de las dos comidas al día, desarrollarás de forma natural un aprecio por la comida como uno de los grandes placeres de la vida. Sentir un poco de hambre a la hora de comer te ayudará a lograr este objetivo de optimizar tu entorno y tu ritmo de ingesta.

- **Consciencia plena:** Además de comer en un ambiente relajado y festivo y de evitar los efectos insulinogénicos de los picoteos, esfuérzate por concentrarte en cada bocado de comida que ingieras. Es agradable relajarte delante de la tele con un plato de comida o un capricho, pero al menos haz el esfuerzo (a corto plazo al menos) de transformar el comer en un ejercicio de meditación. Disfruta de las comidas como un momento de encuentro social, pero elimina cualquier otra distracción potencial para que puedas concentrarte en sacarle el máximo placer.

Es posible que hayas leído información muy variada sobre el tiempo que se necesita para formar un nuevo hábito; veintiún días, treinta días o seis semanas son las cifras más habituales. La verdad es que, a pesar de contar con más de un siglo de extensos estudios sobre el comportamiento humano, no existe una respuesta sencilla. El tipo de personalidad, el nivel de estrés, la actitud y el grado de dificultad del objetivo en cuestión hacen que sea imposible fijar un periodo de tiempo concreto tras el cual poder relajarse y cambiar al piloto automático. Por ejemplo, si estás intentando crear el hábito de hacer algo que no te gusta solo porque es bueno para ti, es muy probable que fracases a largo plazo. Lo mismo ocurre cuando se intenta implementar el hábito de hacer algo que en el fondo no nos parece importante. Algunas costumbres como apretar el tubo de la pasta de dientes por la mitad, dejar los platos sucios en el fregadero o no apagar la luz al salir de una habitación pueden provocar conflictos de pareja, porque dichas acciones (que para ti tal vez no sean importantes, pero sí que lo son para tu pareja) están tan arraigadas en tu subconsciente que no te das cuenta de que lo haces, pese a lo mucho que irritan a tu pareja y a los demás.

Por lo tanto, algunos de los atributos que nos ayudan a crear hábitos con éxito son los siguientes:

- **Importancia:** Cuanto más significado y valor le otorgues al desarrollo de un determinado hábito, mayores serán tus posibilidades de éxito. Si no se te da bien limpiar la cocina después de usarla, pero es importante para tu pareja, ha llegado el momento de cambiar tus costumbres y otorgarle más importancia. El psicólogo y experto matrimonial John

Gottman, autor de numerosos superventas, describe tres niveles de progresión en la relación de pareja: en primer lugar, satisfacer tus propias necesidades; en segundo lugar, satisfacer las de tu pareja; y, por último, hacer tuyas las necesidades de tu pareja. ¡Esfuérzate para que ver la cocina limpia sea tan importante para ti como lo es para tu pareja!

- **Consciencia:** Por definición, la formación de hábitos implica comportarse de forma consciente y repetida de una determinada manera hasta que ese hábito sea natural. Esto significa que cada vez que realizas una actividad, debes prestar atención y pensar en lo que estás haciendo. Para progresar, tal vez te sirva de ayuda establecer detonantes que te saquen del piloto automático (que solo exige un 5 por ciento de tu atención) y te ayuden a establecer una consciencia plena. Por ejemplo, una nota adhesiva con un recordatorio sobre el tubo de pasta de dientes, o tararear alguna cancioncilla tonta sobre fregar los platos cuando estés recogiendo la cocina.

- **Repetición y resistencia:** Si friegas los platos una noche y ya te proclamas como una nueva persona, seguramente te decepcionarás a ti mismo y a los demás con el paso del tiempo. Como muy bien saben los deportistas que practican disciplinas que dependen de la técnica, reprogramar el subconsciente para corregir los errores técnicos y mejorar el rendimiento puede ser muy frustrante. Un día te sientes como si estuvieras en la cima del mundo y lo controlaras todo, y en el siguiente entrenamiento descubres que has retrocedido. Es importante comprender que formar un hábito requiere un compromiso continuo con la importancia, la consciencia, la repetición y la resistencia. El poderoso influjo del subconsciente siempre está al acecho, listo para sabotear tus progresos. Renueva tu compromiso todos los días y no des por sentada ninguna mejora en tu conducta. Si sufres algún retroceso, enfréntate a él con tus maravillosas armas de la compasión y gratitud, y encarrílate de nuevo.

Según un dicho zen: «Tu forma de hacer una cosa es tu forma de hacerlo todo». Cuanto más te alejes de ese modo de piloto automático que solo usa un 5 por ciento de tu consciencia y te acerques a la atención plena, mayor será tu potencial para la salud, la felicidad y la satisfacción a largo plazo. Tus esfuerzos por transformar la dieta pueden convertirse en un catalizador para transformar a su vez todas las demás áreas de tu vida. Tal como aprendimos de Wim Hof, el simple hecho de dominar la respiración puede ayudar a que un entusiasta novato realice hazañas imposibles en poco tiempo.

¡CREE!

La fe consiste en imaginar un futuro nuevo e increíble en el que tanto tu cuerpo como tu mente se transformen. Puedes sentirse fortalecido al saber que el éxito está por completo en tus manos. Solo tienes que tomar las decisiones adecuadas a tu expresión genética óptima y evitar aquellas que perjudican tu salud. Animado por la compasión y la gratitud que estás poniendo en práctica, y una vez identificada con honestidad la programación subconsciente defectuosa que te está frenando, puedes ponerle fin a la negación, las excusas y la culpa que han obstaculizado tus progresos en el pasado. Con una mayor consciencia, puedes identificar los pensamientos, las afirmaciones y las conductas autodestructivas que surgen de forma refleja a lo largo del día y convertirlos en nuevas creencias fortalecedoras: afirmaciones y conductas ganadoras que al final convertirás en hábitos.

Dave Rossi, guía motivacional y de desempeño, y autor de *The Imperative Habit*, sugiere que cuando experimentamos los inevitables miedos y ansiedades que surgen durante el proceso de transformación de la vida, debemos concentrarnos en nuestros valores y en nuestra visión. Por ejemplo, si te sientes frustrado por la falta de progreso para reducir la grasa corporal, reconoce con serenidad esa frustración y no te fustigues. Acto seguido, concéntrate en lo bien que te sientes todos los días después de elegir alimentos saludables (valores) y confía en que verás los resultados a largo plazo (visión).

Inspírate conectándote con gente real cuya vida, además de ocupada, está llena de desafíos, limitaciones y distracciones; pero que, sin embargo, está llevando a cabo una transformación notable. Relaciónate con personas de tu círculo social o de tu comunidad a quienes admires por su compromiso con una vida saludable, y consigue su apoyo y orientación. Considera la posibilidad de contratar a un entrenador o guía motivacional para disfrutar de una atención personalizada. Recluta a un amigo para que te dé apoyo moral, aunque no podáis comer o hacer ejercicio juntos con regularidad. Echa un vistazo a la sección «Historias de éxito» de MarksDailyApple.com para ver miles de fotos impresionantes de transformaciones, e historias apasionantes de personas que han recuperado su salud y transformado sus cuerpos. Cuando conocí a Tara Grant, autora de *The Hidden Plague*, pesaba algo más de 120 kilos y padecía una grave enfermedad de la piel llamada hidrosadenitis supurativa. Además de la plaga oculta que era su enfermedad, sufría un variado abanico de problemas inflamatorios y autoinmunes que requerían un tratamiento con medicamentos que a su vez dificultaban su capacidad para pasar el día como una madre ocupada más. Su libro detalla un asombroso viaje de sanación, sobre todo mediante la transformación de la dieta y una actitud esperanzadora. Tara perdió un total de 56 kilos y ha logrado mantener su peso durante una década, y ahí sigue. Su hidrosadenitis supurativa, considerada como una enfermedad «incurable» por la comunidad médica tradicional, que normalmente se trata con antibióticos potentes, antiinflamatorios y cirugía, remitirá a largo plazo.

Lograr el objetivo de creer en ti mismo para aprovechar tu potencial ilimitado requiere un delicado equilibrio entre mostrar compasión y gratitud por tu realidad actual y usar la concentración continua, la disciplina y la motivación necesarias para mejorar. Muchas personas cometen el error de dejarse llevar por espejismos mientras siguen arrastrando negatividad y creencias autolimitantes. Los verdaderos creyentes emanan compasión y gratitud, y nunca se regodean en la aversión, el resentimiento y la vergüenza que pueden sabotear el progreso.

Para liberarse de las creencias autolimitantes hay que trabajar a fondo, no solo porque están arraigadas en la programación, sino también porque hemos sido socializados para creer que la energía negativa puede ser una herramienta de motivación útil. Los entrenadores deportivos reciben elogios por su ímpetu de ganar a toda costa; los padres helicóptero (o hiperpadres, aquellos que centran gran parte de su atención en las experiencias y problemas de sus hijos) usan elogios y críticas veladas para conseguir resultados que en realidad no son auténticos; los entrenadores de rutinas deportivas de alta intensidad motivan a sus clientes a dar cada vez más de sí; las redes sociales se aprovechan de nuestras inseguridades y cultivan la ansiedad que nos provoca el miedo de quedarnos atrás. Sentir vergüenza y culpa puede hacer que te levantes del sofá y acabes en el gimnasio, y puede mantenerte lejos del frigorífico durante unas cuantas noches seguidas, pero como motivación es un factor endeble en comparación con las creencias fortalecedoras. Es frecuente que después de lograr un éxito temporal, se produzca un efecto rebote de rebelión y regresión. Cuando nos queremos a nosotros mismos tal como somos y nos entregamos gustosos al proceso de superación personal, aumentamos las probabilidades de lograr una transformación de estilo de vida a largo plazo.

Mi esperanza es que este material te mantenga concentrado, inspirado y motivado, pero la verdad, es un gran desafío y hay mucho en juego. Tu programación defectuosa, tus creencias y tus patrones de conducta se han convertido en parte de tu identidad hasta el punto de que tal vez resulte difícil establecer en qué medida tus pensamientos controlan tu comportamiento. Como sugiere Jack Canfield, autor superventas de la serie *Sopa de pollo para el alma*, «si quieres encontrar la felicidad en la vida [...] ponle un bozal a ese crítico interior y transfórmalo en un guía interior que te estimule con cariño y actitud positiva». El crítico interior puede ser muy destructivo; Canfield cita un estudio según el cual hablamos con nosotros mismos unas cincuenta mil veces al día y el 80 por ciento de ese diálogo interno es negativo.

La psicología espiritual afirma que la abundancia y el amor que obtenemos en la vida es equivalente a nuestro nivel de autoestima. En su libro *Tu gran salto*, el psicólogo Gay Hendricks presenta el convincente argumento de que en la vida nos topamos con un «límite máximo establecido»: «Un termostato interno que determina cuánto amor, éxito y creatividad nos permitimos disfrutar [...] Por desgracia, (ese) termostato normalmente se programa durante la infancia [...] y una vez programado, el límite máximo establecido nos frena a la hora de disfrutar del amor, la abundancia económica y la creatividad que nos pertenece por derecho».

Para transformar cualquier creencia autolimitante en una positiva, Jack Canfield recomienda identificar la creencia que nos gustaría cambiar, examinar de qué manera nos limita y decidir cómo preferiríamos ser, actuar o sentirnos. Después, debemos crear una «afirmación de cambio» que deje claro o nos dé permiso para ser, actuar y sentir de una forma nueva. Para fijar esa afirmación en la mente subconsciente debemos repetirla durante dos o tres minutos varias veces al día durante un mínimo de treinta días. Si esto te parece ridículo y dudas de que funcione, ¡tienes razón! Con esa actitud es imposible que funcione. Si crees de verdad que esto puede funcionar, que mereces esa transformación y que te entregarás en serio al proceso, descubrirás que tienes razón. ¡Adelante!

IMPLEMENTA UNA MENTALIDAD Y UNOS PATRONES DE CONDUCTA GANADORES — EJERCICIOS PARA EL DIARIO

1. **Diario de agradecimiento:** Comienza tu diario de agradecimiento a lo grande y dedica de diez a veinte minutos a describir unas cuantas circunstancias de la vida por las que te sientes agradecido ahora mismo. Comprométete a escribir una entrada todos los días durante el tiempo que dure tu experiencia con *Dos comidas al día*, incluida la Turbocarga final de 12 días.

2. **Autoconocimiento:** Describe de qué manera te ha encendido la bombilla la lectura de *Dos comidas al día* o te ha obligado a poner en tela de juicio creencias fijas sobre la alimentación y la elección de alimentos saludables. Describe de qué modo afectarán tus nuevos conocimientos a tus hábitos alimentarios a largo plazo.

3. **Compasión y gratitud:** Haz una lista con algunos errores pasados o con fracasos que te resultan imposibles de superar. Decide olvidarlos y empezar de cero, con la hoja en blanco.

4. **Nuevos pensamientos y actos:** Elabora una lista con los pensamientos, creencias o patrones de conducta autolimitantes que hayan afectado negativamente a tu salud en el pasado. Describe cómo les harás frente con consciencia

plena, qué medidas tomarás para corregirlos en el momento (por ejemplo, masticar más lentamente mientras comes) y cómo mantendrás a largo plazo los nuevos pensamientos y actos por medio de la repetición y de la resistencia.

5. **¡Cree!** Piensa en algunas afirmaciones de cambio específicas para los desafíos que estás abordando. Escríbelas (o haz acrónimos con ellas) en tarjetas o notas adhesivas y colócalas en un lugar destacado que invite a la reflexión diaria.

5

Lleva una vida quemagrasa

Las prácticas complementarias al estilo de vida son esenciales para perfeccionar tus habilidades como quemagrasa y para ayunar. En este capítulo te voy a hablar de los hábitos de sueño y también de otras maneras de descansar, de recuperarte y de tener tiempo de relax en general después del estrés del ejercicio, de esas jornadas laborales agotadoras y del traicionero problema de salud actual que es la hiperconectividad. También aprenderás a abordar el objetivo crítico de quemar grasa para el cual aumentarás todas las formas de movimiento habitual e integrarás prácticas de ejercicios breves e intensas en tu rutina para turbocargar la quema de grasas a todas horas.

Duerme como un lirón

Una buena noche de sueño les permite al cerebro y al cuerpo rejuvenecer y repararse de la estresante vida moderna. Es fundamental para un estilo de vida saludable, la práctica de salud de la que emanan todas las demás. Si no duermes bien, ni siquiera merece la pena intentar una transformación dietética o perfeccionar los detalles de tu rutina de ejercicios. El mayor desafío moderno para disfrutar del sueño saludable es que llenamos las tardes y las noches de luz artificial y de estimulación digital muchas horas después de que el sol se ponga. Esto desequilibra por completo los ritmos circadianos vitales y las delicadísimas funciones hormonales que durante millones de años se han calibrado con el amanecer y el anochecer. Los dispositivos móviles y la estimulación digital en general han puesto en peligro el sueño humano mucho más que cualquier otra cosa en la historia de la humanidad. La generación anterior tal vez trasnochara alguna que otra vez para ver un programa en la tele, pero la posibilidad que existe ahora de disfrutar de programas las veinticuatro horas del día todos los días de la semana y de manejar dispositivos móviles de forma constante nos tienta a sacrificar el sueño en busca de más estimulación.

Hablamos mucho de boquilla de la importancia de dormir bien, pero permitimos que la insidiosa característica de algunas plataformas para reproducir el siguiente episodio de forma automática nos lleve a hacer maratones de series. Tenemos el móvil en la mesilla de noche para poder reaccionar a las notificaciones de las redes sociales y los mensajes de texto no dejan de sonar durante ese valioso tiempo de descanso en el que se supone que la melatonina nos corre por la sangre, bajando la tensión arterial y la temperatura corporal, y dándonos sueño en general. Una investigación citada por el doctor Jason Fung en *El código de la obesidad* revela que los estadounidenses dormían una media de nueve horas en 1910, de ocho a nueve horas en 1960 y de siete horas en 1995. En la actualidad, el 30 por ciento de los adultos duermen menos de seis horas. Esto tiene unas implicaciones desastrosas para la salud y para el riesgo de contraer enfermedades, y es especialmente destructivo para la capacidad de eliminar el exceso de grasa corporal y de desarrollar la flexibilidad metabólica. El doctor Fung explica que una sola mala noche de sueño puede aumentar el cortisol en un cien por cien, lo que conduce de manera clara a tener antojos de carbohidratos, a comer de más y a tener una función inmunitaria deprimida al día siguiente. Numerosos estudios longitudinales de amplios grupos de población validan la idea de que la falta de sueño se asocia directamente con la resistencia a la insulina, la obesidad y un elevado riesgo de padecer enfermedades.

Optimizar el sueño requiere minimizar la luz artificial y la estimulación digital después de que anochezca, crear un entorno ideal para dormir y desarrollar hábitos que te mantengan ajustado a los ritmos circadianos. Practicar lo que aparece a continuación te ayudará a tener sueño en el momento adecuado por la noche, a pasar de la mejor manera por todas las fases del sueño a lo largo de la noche y a despertarte cerca del amanecer sintiéndote fresco y lleno de energía para un día feliz y productivo.

Crea un entorno ideal para dormir

1. **Convierte el dormitorio en un santuario.** Además de acercarte más a tus ritmos circadianos, es esencial crear un entorno óptimo para dormir: un dormitorio santuario que sirva de altar para el descanso y el relax. Mantén tu dormitorio sencillo, recogido, sin trastos y reservado solo para dormir (vale, para relaciones íntimas también). Busca en Google o en Pinterest ideas de «dormitorio minimalista» para inspirarte. El objetivo es conseguir una transición psicológica entre el entorno dinámico de tu casa y el lugar de descanso que es tu dormitorio. Nada de televisión, ordenador, escritorio ni otros trastos. Hay estudios que sugieren que basta con mirar un montón de trastos o un proyecto de reforma inacabado para provocar una respuesta hormonal estresante en el subconsciente.

2. **Consigue una oscuridad absoluta.** Asegúrate de que tu dormitorio está totalmente a oscuras cuando apagues la luz. El sueño puede verse alterado incluso por las más

pequeñas molestias de luz, no solo a través de los ojos, sino también a través de los receptores de luz que tenemos en la piel por todo el cuerpo. Un estudio al que se hace alusión en el libro *Lights Out: Sleep, Sugar, and Survival*, de T. S. Wiley y Bent Formby, reveló que el haz de una linterna en la corva bastaba para alterar la producción de melatonina. El doctor Jack Kruse, un biohacker radical, cita varias investigaciones que indican que las hormonas restaurativas como la testosterona y la hormona humana del crecimiento aumentan entre medianoche y las tres de la madrugada, pero que hace falta una oscuridad total para obtener la máxima eficacia.

Compra las cortinas más opacas que puedas o instala unas buenas persianas, y asegúrate de que están bien colocadas. Tapa con cinta aislante los dispositivos que emitan diminutos puntos de luz que indiquen que están cargando o sácalos del dormitorio. Si tienes que levantarte en una habitación a oscuras, usa una linterna led de luz roja en vez de encender la luz del techo o de usar la brillante pantalla del móvil para alumbrarte.

3. **Mantente fresco.** Una temperatura ambiente baja y una temperatura corporal más baja que la que tienes durante el día propician un sueño óptimo. A medida que nos acercamos a la hora de acostarnos, la influencia circadiana provoca una bajada gradual de la temperatura corporal y de la producción del calor, así como un aumento de la disipación. Conforme vaya pasando la noche, las células termosensibles del hipotálamo también ayudan a coordinar de forma eficaz el paso de un ciclo de sueño a otro. En consecuencia, es importante no entorpecer estos delicados procesos al subir la temperatura del termostato antes de acostarnos o cubrirnos con demasiadas capas de ropa, algo que puede aumentar la temperatura corporal.

Mantén la temperatura del dormitorio entre 16 y 20 °C todo el año. Lo ideal es mantener un equilibrio entre una temperatura interior fresca (al respirar aire frío y tumbarnos en un colchón fresco) con una temperatura de la piel cálida y agradable (al cubrirnos con la ropa y las mantas adecuadas). Tu cerebro necesita que baje la temperatura entre 2 o 3 °C a fin de dormir. Piensa en invertir en el mejor colchón que te puedas permitir (¡te acompañará un tercio de tu vida!) con materiales transpirables para disipar el exceso de calor. Si quieres aumentar la optimización de la temperatura o tienes problemas de sofocos, sudores nocturnos o insomnio, valora la idea de invertir en un chiliPAD. Es un cubrecolchón enfriado por agua que se puede programar para alcanzar una temperatura concreta en un momento determinado. Tumbarte en un colchón enfriado con antelación te ayuda a bajar la temperatura corporal interior para facilitar el sueño y previene las habituales molestias de pasar calor bajo la ropa de cama durante la noche, alterando así el sueño. Para que conste: ¡dormí tan bien en un prototipo de chiliPAD que invertí en la empresa!

En general es mejor pecar de ponerse poca ropa y bajar la temperatura de la habitación antes de acostarse. Por sorprendente que parezca, si te das un baño caliente antes de dormir, la vasodilatación de la piel hará que el calor se disipe en cuanto salgas de la bañera. El efecto será que bajará tu temperatura interior. A medida que se vaya acercando el amanecer, tu temperatura corporal irá aumentando de forma natural a fin de que estés preparado para despertarte.

4. **Que sea silencioso.** Tu santuario para dormir tiene que estar en silencio para asegurarte de que tu cerebro se desconecta y de que no hay interferencias durante una noche

de recuperación. Si vives en una zona rural donde hay un silencio absoluto durante la noche, genial. Las personas que viven en entornos urbanos pueden beneficiarse de dispositivos con reducción de ruido o que producen ruido blanco. La idea es que tu cerebro se acostumbra rápido a un tono constante y relajante que amortigüe cualquier ruido molesto e impredecible que pueda tener lugar durante la noche: los ronquidos de tu pareja, los gemidos de tu perro, el tráfico o el ruido industrial. La mejor elección sería combinar un filtro de aire HEPA y un ionizador que energiza y purifica el aire interior y que se mueve como un ventilador. Un ventilador de sobremesa, un humidificador o un deshumidificador (dependiendo de cómo tengas que modificar el ambiente de tu dormitorio para optimizarlo), o un dispositivo de ruido blanco también funcionan. Cuando viajo, me gusta activar una aplicación móvil que emite sonidos de la naturaleza como las olas del mar o el ruido de la lluvia.

Rutinas vespertinas y prepararse para dormir

1. **Celebra la puesta de sol.** Soy consciente de que las tardes son un momento para disfrutar de las reuniones sociales, de las cenas de celebración y del entretenimiento digital, así que no quiero cortarte mucho el rollo. Sin embargo, quiero que hagas algo todos los días durante el resto de tu vida: ¡celebra la puesta de sol! Este increíble suceso diario es toda una maravilla cuando practicas senderismo o sales a pescar, pero también tiene implicaciones en importantes procesos biológicos. Durante miles de millones de años, la salida y la puesta del sol han calibrado las funciones celulares de todo organismo vivo en la Tierra. Nues-

tras secreciones hormonales, nuestros procesos cognitivos, nuestras funciones de reparación celular y nuestras respuestas inmunitarias están ligadas a un ritmo circadiano. Cuando el sol se pone, tu mente y tu cuerpo empiezan una transición natural y elegante hacia un modo de relajación nocturna que culmina con el sueño. Haz todo lo posible para no interferir con este instinto biológico: termina tu rutina de ejercicios, tus comidas y lo que estés viendo en la tele lo antes que puedas durante la tarde. Nunca veas un programa muy emotivo, te pongas a discutir o hables de asuntos económicos o familiares estresantes por la noche. Respeta el atardecer como un momento especial y deja cualquier cosa que pueda considerarse muy estimulante para el día siguiente.

2. **Minimiza la exposición a la luz azul.** La prioridad de salud más urgente al anochecer es minimizar todo lo posible tu exposición a la artificial «luz azul» que emiten las pantallas y las luces interiores. La luz azul es la onda de luz de mayor intensidad visible; el cielo y el océano se ven azules porque la luz azul de alta intensidad y onda corta se dispersa con más facilidad que otras luces visibles al entrar en contacto con el aire o el agua de la atmósfera. Los humanos nos beneficiamos de la exposición prolongada a la luz azul del sol durante el día, pero dejarnos los ojos con brillantes luces interiores y pantallas emisoras a todas horas, incluso durante la noche, ha demostrado un aumento en el riesgo de padecer degeneración macular.

Nuestros ritmos circadianos cuentan con recibir una exposición nula a la luz azul después del anochecer, de modo que las luces interiores y las pantallas digitales ejercen un efecto muy perjudicial sobre varias funciones hormonales. Tienen un efecto especialmente negativo en la secreción de la melatonina ante la luz tenue (DLMO, por sus siglas en inglés), que es un importante proceso circadiano que te ayuda a reducir tu actividad cognitiva y metabólica; a tener menor frecuencia cardiaca, tensión arterial más baja y menor temperatura corporal; y al final a que te sientas adormilado para que puedas pasar por todas las fases del sueño, desde la REM hasta el sueño profundo. Las investigaciones sugieren que usar pantallas por la noche de forma habitual reduce los niveles de melatonina en un 50 por ciento. La melatonina es la hormona que induce el sueño, pero también ofrece unos importantes beneficios antioxidantes, antiinflamatorios, de regeneración celular y de regulación genética. Pasar horas con luz brillante y estimulación digital después de que anochezca puede anular muchas otras funciones circadianas muy delicadas y cruciales para la salud en lo relativo al sueño y a la regeneración. En vez de la relajación genéticamente programada que sucede de manera natural al anochecer, la exposición prolongada a la luz provoca picos de cortisol y grelina, genera una creciente resistencia a la insulina y dificulta la señalización de la leptina. En resumidas cuentas, la exposición a la luz azul por la noche puede llevar a los antojos de azúcar y a almacenar grasa.

Por suerte, puedes poner en marcha toda una serie de estrategias para minimizar la exposición a la luz por la noche. Las fuentes de luz que emiten tonos anaranjados, amarillos o rojos no alteran la producción de melatonina de la misma manera que la luz azul. ¡Tiene sentido que nos hayamos adaptado genéticamente a la luz del fuego! Cambia tus bombillas normales por bombillas de luz cálida o prueba con las bombillas de tungsteno, que están ahora muy de moda y en las que se ven los filamentos naranjas dentro del cristal. El brillo anaranjado de las lámparas de sal del Himalaya evoca la naturaleza y la tranqui-

lidad. También se cree que las lámparas de sal atraen
patógenos aéreos, los atrapan y después liberan moléculas
de aire cargadas conocidas como iones negativos en los
ambientes cargados de interior. También puedes ponerte
unas gafas de cristales rosas, naranjas o amarillos con protección UV por la noche, sobre todo si estás viendo la televisión o usando el móvil o el ordenador. Los cristales de
colores claros te permiten ver bien en interiores, y la protección UV bloquea gran parte de la dañina luz azul o
puede que toda. Ve a tu óptica de confianza en busca de
unas gafas que te sienten bien. Asegúrate de que tienen el
distintivo de protección UV. Si insistes en usar pantallas
después del anochecer, descárgate el programa libre Flux
(JustGetFlux.com) o compra el barato y más sofisticado
IrisTech (IrisTech.co). Activa siempre la opción de Night
Shift en los dispositivos iOs o la de Night Mode en An-
droid. Estas tecnologías ayudan a suavizar la intensidad
de la luz que emite tu pantalla, de modo que esté más
sincronizada con la luz natural de tu entorno.

Si estás trabajando en un ordenador con el programa
Flux activado justo cuando anochezca, te darás cuenta
del elegante cambio en la «temperatura del color» de
pantalla, que es como se describe la calidez (tonos anaranjados o amarillos) o la frialdad (tonos azules) de una fuente de luz. La temperatura del color se mide en una escala
de grados Kelvin (K). Como referencia, una vela son 1900
grados Kelvin, el cielo soleado son 10.000, mientras que la
pantalla LCD normal de un ordenador son unos 6.500.
De ahí que al anochecer el programa Flux entre en funcionamiento para que la luz de tu pantalla sea más cálida,
o tenga un menor valor en la escala Kelvin.

Cuando llegue la hora de acostarse, usa un antifaz de
alta calidad si te cuesta quedarte dormido, tu pareja se

queda despierta hasta tarde o tienes que dormir de día por tu horario de trabajo.

3. **Guarda el dispositivo móvil.** Dado que los dispositivos móviles son fáciles de usar y se tienen muy cerca de los ojos, utilizarlos cuando es hora de acostarse es muy perjudicial. Un estudio de Harvard reveló que el uso habitual de las pantallas al acostarse (en comparación con leer un libro físico) contribuye a hacer que te sientas adormilado al día siguiente. También te costará más sentirte con energía. Los niños son más sensibles a la exposición nocturna a la luz de los dispositivos móviles. Los niños de preescolar que estuvieron expuestos a luces brillantes una hora antes de acostarse experimentaron una supresión casi total de la melatonina que duró una hora después de la exposición.

Si te despiertas por la noche y coges el móvil para mirar la hora, el haz de luz temporal puede suprimir la melatonina y provocar un pico de hormonas del estrés, lo que te mantendrá despierto. Mirar la hora también puede provocar ansiedad sobre lo pronto que sonará la alarma. Y si te llama la atención un mensaje de texto o una notificación en mitad de la noche, tu cerebro abandonará a toda velocidad el modo descanso y los motores se pondrán en funcionamiento. Esto es nocivo porque tu cerebro necesita desconectar para desintoxicarse. Durante el sueño prolongado, la velocidad a la que se activan las neuronas disminuye y el volumen de espacio extracelular entre neuronas aumenta hasta en un increíble 60 por ciento. Esto le permite al sistema glinfático eliminar los productos de desecho neurotóxicos que se acumulan mientras el cerebro funciona a pleno rendimiento durante el día. Si es posible, carga el móvil fuera del dormitorio para que no te tiente ni te moleste.

4. **Lleva a cabo rituales antes de acostarte.** Haz todo lo posible por tener una tarde tranquila, pero al menos dedica esa última y delicada hora antes de acostarte a rituales y comportamientos relajantes. En su superventas *La revolución del sueño*, la emprendedora Arianna Huffington explica que los rituales antes de acostarse propician que el cerebro y el cuerpo se relajen y se preparen para dormir. Su preferido es el de «acompañar con cariño a los dispositivos fuera del dormitorio» cuando es hora de relajarse. Si te cuesta quedarte dormido o no despertarte una vez que lo has hecho, crea una secuencia deliberada de comportamientos relajantes que te gusten. Tal vez una breve sesión con el rodillo de automasaje, una vueltecita rápida por el barrio con el perro o un baño a la luz de las velas. Luego ponte el pijama, lee un poco en la cama usando una frontal o una que se pueda acoplar al libro y apaga la luz a la misma hora todas las noches. Mark Manson, el autor superventas de *El sutil arte de que (casi todo) te importe una mierda* y *Todo está jodido: un libro sobre la esperanza*, describe los rituales como «representaciones visuales y experimentales de lo que nos parece importante». Al llevar a cabo tu ritual personalizado antes de acostarte y hacerlo todas las noches sin pensar siquiera, creas un bucle de refuerzo positivo con tus actos. Te demuestras que valoras y priorizas el descanso.

Ten en cuenta que minimizar la luz artificial y la estimulación digital va a cortarte el rollo más en verano que en invierno. Esto se ajusta a nuestra experiencia evolutiva: nuestros ancestros dormían más, hacían menos ejercicio y comían menos (sobre todo hidratos de carbono, como ya he mencionado) en invierno. Disfruta de un invierno de verdad en vez de iluminar tu vida durante horas después del anochecer. En *Lights Out: Sleep, Sugar and Survival*, los autores Wiley y Formby sugieren que ocho horas de sueño es un buen objetivo en verano, pero que los humanos necesitamos ¡hasta nueve horas y media en invierno!

Y cuando por fin te levantes de una noche de sueño reparador...

5. **Celebra el amanecer.** En realidad, optimizar el sueño nocturno empieza a primera hora del día al salir a la calle y exponer los ojos a la luz solar directa. Cuando la luz natural llega a las retinas, viaja por el nervio óptico hasta el núcleo supraquiasmático (NSQ), en el hipotálamo. El NSQ está considerado el «reloj maestro» de nuestro ritmo circadiano. Responde a la exposición lumínica al poner en marcha y sincronizar una serie de funciones cognitivas, hormonales y endocrinas deseables. Por ejemplo, el NSQ propicia una subida de hormonas energizantes como la serotonina, el cortisol y la adenosina por la mañana, haciendo que te sientas despierto y lleno de energía para enfrentarte a un día productivo. La oscuridad por la noche activa la conversión de la serotonina en melatonina, la hormona que hace que tengas sueño y que influye en muchas otras funciones restaurativas durante la noche. Los mecanismos matutinos del NSQ son más potentes cuando sale el sol, así que levantarse de la cama a la hora adecuada, despertarse lo más cerca posible del amanecer y salir a la calle de inmediato te ayudarán a preparar tu potencial genético para afrontar los días ajetreados.

DESCANSO, RECUPERACIÓN Y RELAJACIÓN

Levantarse tras una buena noche de sueño y después ir a mil por hora hasta caer rendido de nuevo en la cama no es un comportamiento saludable. Es esencial incluir un momento de relajación en el día: una siesta, un descanso, un momento para soñar, para observar la naturaleza y para olvidarte de la hiperconectividad. Nuestro cerebro no es capaz de procesar la ingente cantidad de estimulación a la que nos enfrentamos todo el día sin un respiro.

Si bien puede ser muy fácil dejar de lado el tiempo de relajación con el fin de conseguir hacer más y más cosas durante un día ya de por sí ajetreado, es importante darse cuenta de que el ritmo desaforado de la vida moderna es una enorme desconexión con nuestra experiencia ancestral como cazadores-recolectores. Los seres humanos estamos adaptados a breves picos de actividad física y mental, y nuestros ancestros tenían amplios periodos de descanso, de relajación y de ocio para equilibrar los efectos de los desafíos a vida o muerte a los que los exponía la vida primitiva. Algunos estudios sobre los !kung, un pueblo moderno de cazadores-recolectores que vive en la parte más meridional del desierto del Kalahari, han revelado que pasan tres horas al día ocupándose de las necesidades básicas y de las tareas domésticas, y cinco horas al día cazando y recogiendo comida. En la otra cara de la moneda, los !kung se pasan la friolera de seis horas al día llevando a cabo actividades de ocio (juegos, contacto familiar y socialización de grupo) y diez horas durmiendo o echándose una siesta. Incluso los patrones de actividad y descanso de la generación de nuestros padres y de nuestros abuelos eran muy distintos de los que tenemos hoy. El trabajo duro y la concentración formaban parte de su día a día, pero había mucho más tiempo para el ocio, la relajación y la recuperación.

En la actualidad, hemos dedicado todos los momentos de tranquilidad, contemplación y descanso cognitivo al uso de móviles y de otros dispositivos electrónicos. La hiperconectividad es incitante y adictiva porque la estimulación que nos llega a través de mensajes de texto y de publicaciones en redes sociales nos ofrece lo que los psicólogos llaman recompensas variables intermitentes. El mejor ejemplo de este tipo de recompensa variable es la máquina tragaperras, muy adictiva. Obtener una gratificación instantánea a través de tecnología móvil proporciona un subidón de dopamina, el neurotransmisor que nos indica que nos sentimos bien en el cerebro. El doctor Robert Lustig explica en su libro *The Hacking of the American Mind* que llenar de forma repetida el cerebro de dopamina suprime los receptores del cerebro de la serotonina, el neurotransmisor responsable de la felicidad y la alegría a largo plazo. Los grandes filósofos a lo largo de la historia han reconocido que una vida plena incluye perseverar en tiempos de adversidad y desafíos a fin de solucionar problemas y contribuir a algo que nos trascienda. Lamentablemente, una sobredosis de dopamina nos hace incapaces de concentrarnos en tareas menos emocionantes, pero potencialmente mucho más importantes y, en última instancia, más gratificantes.

Más allá de la hiperconectividad, el doctor Lustig menciona otros muchos desencadenantes de la dopamina, incluidos el azúcar, la cafeína, las drogas ilegales, los antidepresivos recetados, un exceso de ejercicio y la inquietante combinación de videojuegos y de pornografía en internet…, así como las insidiosas campañas publicitarias para incitarnos a disfrutar de todo eso. John Gray, el autor más vendido de todos los tiempos sobre temas de relaciones y creador de la serie *Los hombres son de Marte, las mujeres son de Venus*, asegura que esos dos últimos puntos tienen unas consecuencias espantosas para la sociedad. Alteran y satisfacen los impulsos biológicos más prominentes de los jóvenes hasta tal punto que se reduce su motivación para alcanzar objetivos profesionales y una relación en la vida real. Las siguientes sugerencias te ayudarán a tener el descanso, la recuperación y la relajación necesarios para combatir la estimulación constante de la vida moderna.

1. **Sé muy disciplinado con el uso de la tecnología.** La conectividad móvil es uno de los avances tecnológicos más importantes de nuestra era, pero ese increíble progreso lleva asociada una desventaja tremenda. La hiperconectividad está poniendo en peligro nuestra vida y nuestras relaciones personales, y está haciendo que haya nuevas cotas de soledad, aislamiento, ansiedad y depresión. Nuestro chute de dopamina inhibe no solo la felicidad y la alegría generadas por los picos de serotonina, sino también la sensación de amor y de vínculo que proporciona la oxitocina, la hormona de las relaciones sociales. Dado que las monótonas interacciones sociales que estimulan la oxitocina no se pueden comparar con los chutes de dopamina que nos dan las publicaciones en Twitter, nos aislamos socialmente sin darnos cuenta.

Tu salud y tu bienestar dependen de que tengas la disciplina necesaria para reducir el uso de tecnología en los momentos indicados. Tal vez puedas poner en práctica alguna transición marcada y establecer unos límites de modo que los momentos que tengas para ti, para tus relaciones sociales y para tu familia estén libres de interferencias digitales. El gobierno francés está muy de acuerdo con esta idea, ya que instauró la llamada ley El Khomri en 2017. Conocida como «el derecho a la desconexión», la medida promueve el equilibrio entre la vida laboral y personal junto con la normativa francesa de la semana laboral de treinta y cinco horas y cinco semanas de vacaciones anuales.

Bajar el ritmo durante los momentos familiares y otras interacciones personales tras una ajetreada jornada laboral es una elección evidente, pero también es un importante ejercicio de contención cuando nos ponemos en marcha por la mañana. Un estudio llevado a cabo por la reconocida empresa de investigación International Data Corporation reveló que el 79 por ciento de los estadounidenses mira el móvil en los quince minutos siguientes a despertarse, y que el 46 por ciento lo mira incluso antes de levantarse de la cama. Cuando enciendes el dispositivo nada más despertar, encierras tu cerebro en el modo reactivo de antojo de dopamina y con poca capacidad de atención. Al hacerlo, pones en peligro tu capacidad de llevar a cabo funciones ejecutivas más deseables por la mañana, como planificar al detalle tu día. La psiquiatra Nikole BendersHali cree que cuando coges el móvil de inmediato, «la sobrecarga de información que te abruma antes de que te hayas despertado del todo [...] interfiere con tu habilidad de priorizar tareas [...] (y) tendrás más probabilidad de sentir más estrés y más agobio».

Plantéate la idea de establecer una rutina matutina personalizada con actividades que te gusten y que te den energía y buen ánimo con rapidez, como estiramientos ligeros de yoga, ejercicios de flexibilidad y movilidad, una sesión de meditación, escribir en tu diario de agradecimiento o darle un paseíto al perro. Crea una rutina específica que puedas seguir de forma habitual sin necesidad de estar motivado, de obligarte o ser creativo. Hazlo todos los días sin excepción para que no haya posibilidad alguna de distracción. Todo lo demás puede esperar. Cuando haces que una rutina matutina proactiva se convierta en costumbre en vez de buscar las recompensas variables reactivas, tendrás más concentración y serás más fuerte ante otras formas de distracción que te esperan en tu ajetreado día.

2. **Aprecia la naturaleza.** Salir al aire libre, al sol y a un espacio abierto tiene un efecto relajante inmediato en tu mente y en tu cuerpo. Ciertos investigadores japoneses han presentado numerosas pruebas de que incluso una corta escapada a un entorno natural produce una reducción de las hormonas del estrés, una bajada de la frecuencia cardiaca y de la tensión arterial, y una mejor transición del funcionamiento simpático al parasimpático. Un estudio revela que una visita de tres días al bosque, con paseos diarios incluidos, dio como resultado un aumento del 50 por ciento de la actividad de las células asesinas naturales (NK, por sus siglas en inglés) en el sistema inmunitario, ¡y los efectos beneficiosos duraron todo un mes! Los japoneses tienen un programa de salud público estatal llamado *shinrinyoku*, que se traduce como «baño de bosque». En cientos de bases terapéuticas repartidas por todo el país, los participantes pueden disfrutar de paseos por la naturaleza con guías expertos, apuntarse a clases de salud e incluso someterse a revisiones médicas. Inglaterra, Noruega, los Países Bajos, Escocia y Estados Unidos son países que tienen ambiciosos programas de inmersión de la naturaleza integrados en sus programas de salud. La doctora Daphne Miller de la Universidad de California, en San Francisco, acuñó el término «prescripción de parque», explicando que «la naturaleza tiene la posibilidad de ser una intervención de salud, una receta, casi como una pastilla. En muchos estudios, hay una relación de respuesta a la dosis. Cuanto más consigas, mejor será el resultado... Así que no te sorprendas si en tu siguiente visita al médico, te dan un mapa y una ruta con los resultados de tu analítica».

Rachel Kaplan y el difunto Stephen Kaplan, psicólogos de la Universidad de Michigan, promovían su «teoría de restauración de la atención» como una forma de recuperarse de la «fatiga de la atención dirigida» provocada por el bombardeo intenso y constante de diversos tipos de estimulación a través de la pantalla del ordenador; ¡el oficinista medio de un puesto centrado en el trabajo por correo electrónico puede cambiar de pestaña de navegador treinta y siete veces a la hora! En cambio, admirar un magnífico bosque, un paisaje montañoso o una gran extensión de agua les permite a tus sentidos interactuar de manera pasiva, lo que produce una reducción considerable de cortisol, de la tensión arterial y de la frecuencia cardiaca. Michael Merzenich, profesor jubilado de Neurociencia, declaró: «La tranquila superficie del océano rara vez sorprende, algo que es relajante en sí. Cuando no hay hito alguno, nos resulta relajante de forma natural, al igual que nos sucede cuando cerramos los ojos».

En contraste con ver el atardecer sobre el mar, los estímulos antinaturales y constantes del estilo de vida urbano y de la tecnología digital nos obligan a permanecer en un modo hipervigilante, hipersensible y muy estresante de procesado de ingentes cantidades de información. Estos estímulos activan la parte primitiva y reactiva del cerebro conocida como amígdala y promueven la dominancia del sistema nervioso simpático. Cuando hay que tener un rendimiento máximo, esto es genial. ¡No queremos que los árbitros de baloncesto, los programadores informáticos o el personal de urgencias estén en Babia! Sin embargo, los humanos no estamos diseñados para una estimulación constante que active la respuesta de «lucha o huida». La fatiga de la atención dirigida nos vuelve impulsivos, irritables y más fáciles de distraer. El potencial de los dispositivos móviles para crear estimulación novedosa y distracciones los convierte en un grave problema de salud. La función neuronal se recupera no solo a través del sueño nocturno y las siestas, sino también cuando interactúas con la naturaleza en un modo cognitivo distinto a la atención dirigida, algo que los Kaplan llaman «fascinación». Cuanto mayor sea la fascinación, mayor será el beneficio. Por eso visitar las cataratas del Niágara, el Gran Cañón o el Medio Domo de Yosemite se suele describir como impresionante. Las experiencias en la naturaleza menos intensas también pueden proporcionar beneficios increíbles. Si lo único que tienes a mano es un parque, una zona de juegos o tu patio, intenta apreciarlo al máximo. Déjate el móvil dentro de casa y déjate fascinar por las flores del jardín, el pajarillo que picotea del semillero y otros detalles que podemos pasar por alto cuando vamos a toda velocidad por la vida. Dedica tiempo todos los días a sumergirte en tu entorno natural a fin de expresar toda tu humanidad... y, sobre todo, para relajarte después de los entornos cargados de estimulación antinatural que se han convertido en nuestra norma. Por sorprendente que parezca, varias investigaciones han demostrado que también puedes obtener los beneficios restaurativos con una simulación de la naturaleza, como un salvapantallas, un póster o una minifuente en tu mesa.

3. **Échate una siesta cuando lo necesites.** Tu cuerpo experimenta un bajón natural en su función circadiana y un aumento de la necesidad homeostática de dormir unas seis u ocho horas después de despertar. En el caso de algunas personas, el bajón es mínimo o inapreciable. Para las más sensibles o aquellas con problemas nocturnos para dormir o con una respuesta insulínica provocada por el almuerzo, el bajón es tal que puede afectar mucho al nivel

de energía, al estado de ánimo y a la productividad. El profesor David Dinges, experto en sueño en la facultad de Medicina de la Universidad de Pensilvania, cuyo laboratorio estudia ahora mismo cómo afecta el sueño a las funciones neuroconductual, cognitiva, inmunitaria, inflamatoria, endocrina, metabólica y genética, estima que entre el 15 y el 20 por ciento de la población es muy sensible, y llama a estas personas «siesteros en el armario». Sara Mednick, psicóloga formada en Harvard que estudia el sueño en la Universidad de California, en Riverside, y es autora de *Take a Nap! Change Your Life*, estima que hasta el 50 por ciento de la población tiene predisposición genética a dormir siestas. Según esta profesora, cuando buscamos formas alternativas de mantenernos alerta, como las bebidas con cafeína, sufrimos una gran pérdida de productividad.

Es más, muchos antropólogos e historiadores comentan que los humanos se acostumbraron hace mucho, y que puede que tengan cierta aptitud genética para ello, a hábitos de sueño bifásicos; dormir una fase larga por la noche y una segunda fase, más corta, por la tarde. Se cree que esta dinámica era habitual en la prehistoria, cuando las rutinas de sueño nocturnas se interrumpían de forma constante para que no se apagara el fuego, para cuidar de los niños o para hacer guardia. El sueño bifásico también era lo habitual hasta la Revolución Industrial. A. Roger Ekirch, autor de *At Day's Close: Night in Time Past*, explica que las clases trabajadoras de la Edad Media se dormían nada más anochecer y que después se despertaban en mitad de la noche y disfrutaban de lo que básicamente eran sus únicos momentos de ocio. El detallado análisis histórico de Ekirch de cientos de diarios, de documentos de la corte, de libros médicos y de la literatura de hace siglos reveló que la noche era el momento para el sexo, para la oración, para la escritura, para interpretar sueños, para visitar a vecinos o incluso para cometer crímenes. Algunas investigaciones modernas en sujetos a los que se les ha privado de luz durante semanas revelan que los humanos parecen preferir un patrón de sueño parecido al descrito por Ekirch.

Esto sugiere que lo habitual hoy en día de un único periodo de sueño monofásico es producto de la era industrial más que de la genética. Las largas jornadas laborales que hacen imposibles las siestas, junto con las noches iluminadas de manera artificial, conspiran para cansarnos lo suficiente de manera que caigamos rendidos hasta el día siguiente. Dado que no es probable que la sociedad se transforme de modo que el sueño polifásico vuelva a ser la norma, puedes hacer todo lo que esté en tu mano para optimizar la salud en la vida moderna al comprometerte a pasar noches tranquilas y a echarte una siesta por la tarde cada vez que tengas un bajón de energía, de humor o de concentración. Numerosas investigaciones, sobre todo entre personas con rendimientos excepcionales como los astronautas de la NASA y los deportistas de élite, confirman que las siestas proporcionan una serie de mejoras en cuanto al estado de alerta, la productividad, la concentración, la memoria, el estado de ánimo, la función metabólica y el rendimiento físico.

¿Alguna vez te has sentido «frito» durante o después de un día ajetreado de hiperconectividad y multitareas? Esta sensación con una descripción tan apropiada sucede cuando las bombas sodio-potasio que les permiten a tus neuronas poner en funcionamiento sus impulsos eléctricos se descargan por un uso excesivo. Mantener un equilibrio óptimo de iones es fundamental para el procesamiento eficiente de la energía en todas las células. En el cerebro, las operaciones de las bombas sodio-potasio son alrededor del 70 por ciento del gasto de energía. Una siesta de veinte minutos no es mucho pedir y es tiempo de sobra para ayudar a recuperar y a reiniciar esos circuitos eléctricos fritos. Tu recompensa cuando vuelves al trabajo es un tremendo e inmediato subidón en tu estado de alerta. Dicho esto, se ha descubierto que incluso una siesta de diez minutos aumenta la energía y el rendimiento cognitivo, que dura unas dos horas y media después de la siesta. ¡Otro estudio revela que el mero hecho de anticipar una siesta puede bajar la tensión arterial! Si te sientes fatal (tal vez por el desfase horario después de un vuelo), padeces una enfermedad leve o te cuesta tirar después de un esfuerzo físico extremo, una siesta de hora y media te permitirá completar un ciclo de sueño, tal como haces por la noche.

Cuando te sientas con ganas de echarte una siesta, busca un lugar tranquilo lejos de tu zona de trabajo y haz algún ritual que les diga a tu cuerpo y a tu cerebro que es hora de la siesta. Empieza por ponerte un buen antifaz que bloquee la luz y luego pon una aplicación móvil que reproduzca sonidos de las olas del mar o de la lluvia. Si no puedes quedarte dormido sin más, consuélate sabiendo que basta con desconectar de las tareas cognitivas importantes a fin de tomarte un respiro para obtener unos beneficios restaurativos considerables. Si no tienes un lugar óptimo para echarte una siesta en el trabajo, al menos organiza un momento para que no te molesten y asegúrate de que puedes apoyar la cabeza en la mesa, la mesita abatible del avión o cualquier otro objeto inmóvil (apoyarte en las manos y los brazos sirve).

Por desgracia, parece que hay mucha controversia con la siesta: muchas personas aseguran que no necesitan siestas o que ni siquiera pueden quedarse dormidas cuando lo intentan. Yo digo que tal vez estemos demasiado cansados para saber siquiera cuándo necesitamos una siesta, o al menos un descanso de la pantalla del ordenador. La falta de sueño entorpece varias funciones ejecutivas, como la consciencia plena, el control de los impulsos y la capacidad para no dejarse distraer. Una siesta de veinte minutos que podría lanzarte de lleno a una tarde productiva se convierte en veinte minutos perdidos en cebos publicitarios y en repasar las publicaciones de Instagram, seguidos de horas de concentración reducida o perdida mientras te arrastras hacia el final de la jornada laboral.

¿Y si añades de forma proactiva una siesta a tu agenda diaria, quizá en lugar de tu parada habitual en la cafetería? Los estudios sugieren que convertir la siesta en una costumbre puede hacer que seas más feliz. En su libro superventas sobre la paternidad, *Educar hoy*, los autores Po Bronson y Ashley Merryman explican que la falta de sueño inhibe nuestra capacidad para almacenar y rememorar recuerdos agradables: «Los estímulos negativos los procesa la amígdala; los recuerdos positivos o neutros los procesa el hipocampo. La falta de sueño golpea con más fuerza al hipocampo que a la amígdala. El resultado es que las personas que sufren falta de sueño no consiguen rememorar recuerdos agradables, pero con los desagradables no tienen problema». La idea es que tu sueño nocturno no siempre será ideal, así que echarse una siesta es una gran oportunidad para equilibrar cualquier deficiencia transitoria de un sueño óptimo. Esto consigue que te concentres mejor, que seas más disciplinado y tengas más energía, y que seas una persona feliz gracias al hipocampo.

Muévete más en general

Nuestros ancestros estaban en movimiento casi perpetuo todo el día para destacar en una existencia donde solo los más fuertes sobrevivían. Cuando movemos el cuerpo de diferentes formas, apoyamos las interacciones complejas y sincronizadas entre los órganos y los sistemas que componen el cuerpo y que permiten el mayor rendimiento cognitivo y físico. Cuando anclamos nuestros traseros en una silla durante horas en aras de la productividad, la vitalidad del organismo humano se pone en un grave aprieto. Esto incluye un rápido e importante bajón en las funciones cognitiva, metabólica y musculoesquelética.

Estar quieto también sabotea el objetivo de reducir grasa. Incluso estar sentado veinte minutos ha demostrado provocar una importante disminución de la tolerancia a la lactosa y un aumento de la resistencia a la insulina. Pasar todo el día sentado frente a una mesa supone una reducción del 50 por ciento de la actividad de la enzima que convierte los triglicéridos (la grasa almacenada) en ácidos grasos libres para quemar como energía. Como ya te expliqué al hablarte sobre la teoría de la compensación, perder el exceso de grasa no es cuestión de comer menos y de hacer más ejercicio, sino de la optimización hormonal. Lo importante no son las calorías que quemas durante la práctica del ejercicio, sino llevar un estilo de vida activo que les mande las señales adecuadas a tus genes. Hay que subir veinte tramos de escalera para quemar las calorías de una rebanada de pan, pero cuando creas hábitos de movimiento en vez de sedentarismo (subir por la escalera en vez de usar el ascensor), les mandas señales a tus genes para que quemen grasa y no azúcar.

Si aseguras que tu agenda está demasiado llena como para permitirte descansos a fin de moverte de forma regular, ten en cuenta que quedarse quieto demasiado tiempo provoca un bajón tremendo en el rendimiento cognitivo y que aumenta la distracción y la fatiga. Hay estudios que confirman que pasar unas cuantas horas seguidas sentado frente a la mesa durante una mañana ajetreada provoca un menor riego sanguíneo y menor aporte de oxígeno al cerebro, así como la disrupción de las señales de los neurotransmisores que llaman a los cambios de humor y a la depresión. Aunque más inquietante si cabe es el hecho de que un estilo de vida sedentario puede provocar daños a largo plazo en los lóbulos temporales del cerebro, que son responsables de la memoria. La investigación ha confirmado que hay un vínculo directo entre la inactividad y una menor función cerebral, así como un elevado riesgo de padecer demencia. Un estudio de 2017 realizado en la UCLA reveló que los ciudadanos de la tercera edad que no consiguen mantener un mínimo de movilidad (cuatro mil pasos al día) tienen hipocampos más delgados, una velocidad de procesamiento más lenta, menor memoria en funcionamiento para tomar decisiones rápidas y menor consolidación de recuerdos en comparación con sus homólogos más activos.

Puedes contrarrestar muy bien el agotamiento mental al tomarte descansos frecuentes para moverte y realizar otras actividades. Se ha descubierto que esto es muchísimo más efectivo que arrastrarse durante horas y después tomarse un descanso largo. Incluso un paseo de intensidad moderada ha demostrado provocar un aumento en la producción del afamado factor neurotrófico derivado del cerebro (BDNF, por sus siglas en inglés). Calificado como un «fertilizante milagroso para el cerebro» por el profesor de Psiquiatría de Harvard John Ratey, el BDNF te ayuda a crear nuevas neuronas y a mejorar la transmisión entre las ya existentes, aumenta la circulación de la sangre y el aporte de oxígeno por todo el cuerpo, reduce la depresión y la ansiedad, y mejora la neuroplasticidad. Esto describe la capacidad del cerebro para formar nuevas conexiones y rutas a lo largo de la vida, haciendo que te adaptes mejor al estrés cotidiano y a los cambios inevitables.

Permanecer sentado mucho tiempo también provoca una serie de problemas musculoesqueléticos y cardiovasculares. Los flexores de la cadera y los isquiotibiales se acortan y se tensan. Los músculos de los glúteos se desactivan, haciendo que el equilibrio y la marcha sean inestables durante la práctica del ejercicio. La falta de musculatura abdominal (que está siempre activa cuando se está de pie, se anda o se realizan muchos trabajos físicos) promueve una serie de desequilibrios posturales y sobrecarga la columna y los músculos de la espalda.

Katy Bowman, biomecánica y autora de *Mueve tu ADN* y de *Don't Just Sit There*, así como de otros muchos libros sobre la salud de moverse, explica: «Las células siempre responden a señales mecánicas a través de un proceso llamado mecanotransducción. Cuando las células individuales no se mueven o se mueven muy poco, se adaptan al posicionamiento repetitivo al cambiar su composición celular y volverse literalmente pegajosas y rígidas. Incluso las personas que están muy en forma pueden tener ciertos músculos y articulaciones con poco ángulo de movimiento y un endurecimiento real de las paredes de las arterias en ciertas zonas; por ejemplo, estar sentado en una silla durante todo el día con las rodillas dobladas». Desde luego, es posible tener una buena capacidad cardiovascular (la capacidad para resistir programas de ejercicios intensos), pero una mala salud cardiovascular, evidenciada por la incapacidad para proporcionales oxígeno de forma eficiente a todos los órganos y los tejidos.

Bowman promueve el concepto de «movimiento nutritivo» que nos impulsa a ampliar nuestra perspectiva más allá de los reducidos objetivos de bienestar físico alcanzados a través de las rutinas de ejercicios tradicionales ya sea en la pista de atletismo o en el gimnasio. Si bien estar muy en forma tiene muchos beneficios, nuestros genes *Homo sapiens* anhelan una vida de movimiento y de variación constantes. Dado que muchos estamos obligados a permanecer sentados delante de un ordenador para trabajar, el objetivo es minimizar los efectos negativos del traslado al trabajo, de estar sentado en una oficina y de nuestra tendencia a pasar el tiempo delante del televisor durante los ratos de ocio. Puedes conseguirlo al buscar una serie de métodos con los que aumentar la frecuencia y la variedad de tus patrones de movimiento. Los locos del deporte deberían mostrarse muy cuidadosos. Es frecuente que aquellos que están obsesionados con el ejercicio físico y que persiguen objetivos ambiciosos pequen de vagos fuera del ámbito del deporte en vez de alcanzar una cuota modesta de movimiento todos los días.

Sal a andar, c*ño

«Sal a andar, c*ño» (SAC) es mi manera de expresar lo que debería ser la clave de tus objetivos de movimiento diarios. Andar es la forma primordial de locomoción del ser humano, y se ha abandonado en la vida moderna, lo que es terrible. Nuestros ancestros primitivos caminaban kilómetros todos los días como parte integral de su supervivencia. El doctor Loren Cordain cita una investigación que revela que los cazadores-recolectores modernos caminan entre 6 y 15 kilómetros al día en busca de comida, agua y leña. Las madres cargan con sus hijos los primeros cuatro años, llegando algunas a hacer cerca de 5.000 kilómetros. Puede que hayas oído la popular recomendación de andar al día unos diez mil pasos (el equivalente a entre 6 y 8 kilómetros). El estadounidense medio solo camina la mitad, lo que equivale a unos ridículos 3 o 4 kilómetros diarios, lo que está por debajo de lo necesario para evitar la etiqueta de «sedentario». Los estadounidenses se están descolgando de países como Australia o

Suiza, cuyos ciudadanos caminan casi el doble todos los días. Desde luego que somos menos activos que la generación de nuestros padres y de nuestros abuelos: al fin y al cabo, los granjeros Amish caminan casi cuatro veces más que sus homólogos modernizados. Si bien los riesgos físicos para la salud del sedentarismo son más que conocidos, también hay costes intangibles cuando no andamos en la vida moderna. En efecto, es muy difícil imaginarse siguiendo los pasos de Henry David Thoreau, que declaró: «No puedo conservar mi salud y mi ánimo a menos que me pase un mínimo de cuatro horas, y a veces más, dando vueltas por el bosque, las colinas y los campos, totalmente libre de cualquier compromiso con el mundo». Sin embargo, todos podemos reflexionar sobre la elocuente idea de Rebecca Solnit en su libro *Wanderlust, una historia del caminar*: «Caminar como una actividad cultural, un placer, un viaje, una forma de desplazarse, se está perdiendo, y con ello se pierde una profunda y antigua relación entre el cuerpo, el mundo y la imaginación».

Andar es algo que me toca la fibra sensible porque he vivido una profunda revelación después de mudarme de Malibú a Miami Beach. Es posible que ya sepas que nadie anda en Los Ángeles. Esto es especialmente cierto en Malibú, donde la bulliciosa autopista de la Costa del Pacífico (totalmente inadecuada para los peatones) es la ruta obligatoria para ir a cualquier parte. Mi vida en Miami Beach, con mucha más densidad de población y llena de rascacielos, me ofrece la experiencia contraria. Carrie y yo vamos andando a todas partes, recorriendo unos 6 o 7 kilómetros diarios, sin contar con nuestros ejercicios programados. Rara vez conduzco a menos que salga de la ciudad o que me pida un Uber para volver a casa después de haber ido andando al supermercado. Me siento más conectado a mi comunidad de lo que nunca me sentí en las décadas que pasé en Malibú, donde todo gira alrededor del coche. Me he dado cuenta de que proceso las emociones y los desafíos laborales mejor cuando me muevo. También parece que tengo mejor forma cardiovascular, mejor postura, más flexibilidad y mejor estabilidad abdominal desde la que realizar el resto de mis ejercicios, y todo gracias a que camino todos los días.

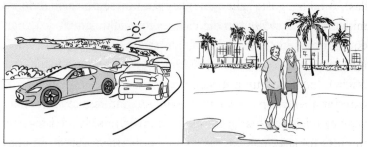

**Autopista de la Costa del Pacífico,
Malibú, California**
¿Peatones? ¡Imposible!

South Beach, Miami, Florida
¡El paraíso para andar!

Descansos en la jornada laboral

Tu cerebro es capaz de concentrarse con intensidad en una tarea cognitiva importante durante unos veinte minutos antes de que tu capacidad de procesamiento cognitivo empiece a decaer. En consecuencia, esfuérzate en alejarte de la pantalla y en moverte un poco cada veinte minutos. Recibirás un subidón de energía aunque solo te pongas de pie y mantengas el equilibrio a la pata coja o hagas unos «ángeles de pared» de Katy Bowman (como los ángeles en la nieve, pero realizando los movimientos de los brazos contra la pared), que ayudan a contrarrestar la posición encorvada sobre el teclado. Para combatir la fatiga ocular, prueba con la estrategia 20-20-20 recomendada por los oculistas: tómate un respiro de la pantalla cada veinte minutos para clavar la mirada en un objeto a veinte pasos durante veinte segundos.

Hazlo mientras realizas una serie de veinte sentadillas: ¡la estrategia Sisson 20-20-20!

Cada hora tómate un descanso más estructurado de cinco minutos de la silla y de la pantalla; lo ideal es que salgas a dar un paseo rápido o que realices un ejercicio breve e intenso (por ejemplo, subir varios tramos de escaleras o hacer veinte sentadillas). A mí me gusta salir a la calle y recorrer unas cuantas veces mi cinta de *slackline* (un ejercicio que consiste en mantener el equilibrio mientras se camina sobre una cinta ancha colgada no muy lejos del suelo) para «equilibrar» el tiempo que paso en la oficina. Siempre que puedo, intento hablar por teléfono en el exterior mientras paseo por el barrio o realizo estiramientos suaves o ejercicios de fuerza en casa. Por favor, también te pido que intentes tomarte un descanso a mediodía de media hora o más para desconectarte por completo de la tecnología y del trabajo, y así conseguir darles a tu mente y a tu cuerpo un más que merecido respiro para que se recuperen. Esto puede implicar que te eches una siesta, que realices ejercicio o que des un paseo por el parque para ver los pájaros. Si pasas mucho tiempo de ocio por la noche delante de una pantalla, tómate un descanso entre episodios para colar una sesión de cinco minutos con el rodillo de automasaje, una minirrutina o una secuencia de yoga (maneras estupendas de propiciar el funcionamiento parasimpático). O saca al perro a dar un paseo por el barrio.

Variación del lugar de trabajo

El escritorio de pie es cada vez más popular y es una manera excelente de activar varios grupos musculares que se van perdiendo al estar sentado, así como para aumentar tu metabolismo un 10 por ciento. Sin embargo, Katy Bowman avisa de que cambiar de estar sentado a estar de pie no es la solución, porque sigues manteniendo posturas durante demasiado tiempo. Esto también es válido para las sillas ergonómicas y para las mesas de trabajo a medida. Según Bowman: «Hacen que estés más cómodo, ¡así que permaneces sedentario mucho más tiempo antes de darte cuenta de los efectos dañinos!». En vez de esto, busca la mayor variabilidad posible en las posturas y los movimientos de tu cuerpo a lo largo de la jornada laboral. Bowman recomienda pasar tiempo sentado en el suelo, arrodillado, sentado en una pelota de pilates y de pie, además de estar sentado en una silla. Instala una barra de dominadas o al menos levanta los brazos de manera regular e intenta tocar el dintel de la puerta cada vez que pases por debajo. Si eres demasiado bajo como para llegar, dobla la cintura y estira los brazos al tiempo que tiras de la mesa, de la encimera o de otro objeto bien sujeto. «Un entorno de trabajo dinámico ayuda a tu cuerpo a adoptar diferentes posturas a lo largo del día, lo que carga tus células de forma distinta y ayuda a todo tu cuerpo, y a los trillones de cuerpos celulares que lo componen, moviéndolo más y moviéndolo mejor», explica Bowman.

Una unidad hidráulica de alta tecnología como el VariDesk es una manera estupenda de alternar entre estar de pie y sentado. También puedes usar un taburete normal o un montón de cajas para subir el teclado y el monitor de forma rápida. Yo uso la mesa de trabajo Focal Upright Locus, donde puedo estar de pie y trabajar en una mesa un poco inclinada (parece una mesa de delineante), pero también tengo la opción de echarme hacia atrás en el asiento, que se parece a un taburete de bar, y colocar los pies en una plataforma elevada. Cuando estás de pie, puedes colocar un taburete o una silla cerca para subir una pierna u otra, cambiando la carga y el uso de los diferentes músculos. También puedes cambiar de postura en una silla normal al sentarte en el borde con la espalda recta o al hacerlo al fondo del asiento con la espalda pegada al respaldo.

Sin perder de vista las restricciones de tu lugar de trabajo, intenta sentarte en el suelo o usar una pelota de equilibrio (media pelota colocada sobre una base plana). Pon el portátil o el teclado y la pantalla en una mesita auxiliar, un banco o un taburete, y dale a la tecla. Si no puedes hacerlo en el trabajo, al menos ten un «escritorio bajo» en casa. Si usas la maravillosa resistencia terrestre proporcionada por la «fuerza reactiva de la tierra» (tu peso corporal en contacto con el suelo), puedes comprimir y estirar de forma alterna los músculos y el tejido de todo el cuerpo. Sé consciente de cómo ponerte de cuclillas restringe el flujo sanguíneo por el tibial (la parte delantera de la pierna) hasta que sientes que empieza a doler y dejas de estirar, con lo que alcanzas un efecto «rebote» que ha demostrado aumentar la velocidad de la reparación de tejidos y mejorar su integridad.

Me gusta tanto este tema que he participado como coautor en varios artículos científicos con el experto en condicionamiento del rendimiento y la recuperación Matt Wallden sobre los beneficios para la salud de adoptar posturas de descanso arquetípicas de los humanos. Busca en YouTube «*Mark Sisson archetypal rest postures*» para aprender cómo sentarte con las piernas estiradas, sobre las rodillas, con las piernas dobladas hacia un lado y con las piernas cruzadas para realizar un estiramiento pasivo y obtener un efecto fortalecedor mientras se trabaja en un escritorio bajo. Usa estas ideas como base, pero date cuenta de que cualquier cosa vale en la búsqueda de la variedad. Cuando combinas un entorno de trabajo creativo con frecuentes descansos para moverte a lo largo del día, pronto te percatarás de una mejora en la concentración, así como en el funcionamiento metabólico y musculoesquelético. También advertirás que te distraes menos y que no te sientes hecho polvo al final del día.

Cuando empecé a usar un escritorio de pie, allá por 2010, experimenté una mejora inmediata en la tirantez de los flexores de la cadera que me molestaba desde hacía décadas pese a todos los estiramientos que realizaba. Si pasas muchas horas al día sentado delante de una pantalla, intenta conseguir la experiencia más dinámica y menos dañina que te sea posible.

Yoga, pilates, taichí

Si consigues adaptarte al ritmo de una clase con instructor como el yoga, el pilates o el taichí, fantástico. Si estás demasiado ocupado como para asistir a clases de una hora, elige algunas de tus asanas preferidas y únelas para crear rutinas cortas que hacer en casa. YouTube es un buen recurso para aprender los conceptos básicos y crear tus propias sesiones. Busca entre sus vídeos «saludo al sol de yoga» para aprender una serie de elegantes movimientos que hasta un principiante puede aprender con rapidez. Las secuencias dinámicas de yoga, junto con las respiraciones intencionales y los estiramientos musculares, brindan un beneficio meditativo cuerpo-mente. Dependiendo de tu enfoque, puedes crear una sesión parasimpática de relajación, o un fantástico entrenamiento cardiovascular y musculoesquelético. Los entusiastas del yoga bikram, que se practica a 40 °C, disfrutan de otros beneficios adicionales como la desintoxicación, el fortalecimiento del sistema inmunitario y la mejora del estado de ánimo generados por la respuesta de adaptación del cuerpo al estrés de ejercitarse cuando hace calor.

El taichí lo practican millones de personas todos los días en todo el mundo y sus beneficios para la salud han sido demostrados por la ciencia. El profesor Peter Wayne, autor de la *Guía Tai Chi de la Harvard Medical School*, llama al taichí «meditación sobre ruedas». Según afirma: «Se consiguen todos los beneficios cognitivos que se pueden conseguir con la meditación: claridad mental y concentración, pensamientos positivos y menos estrés, pero además se ejercita el cuerpo». Michael Irwin, profesor de

Psiquiatría y director del Mindful Awareness Research Center de la Universidad de California en Los Ángeles, ha publicado numerosos estudios sobre los beneficios que tiene el taichí en la salud. Un grupo de supervivientes al cáncer de mama con insomnio que practicaba esta disciplina experimentó una mejora en sus niveles de depresión, fatiga e inflamación, algo que es importante para reducir el riesgo de recurrencia del cáncer. El profesor Irwin explica que el taichí ayuda a moderar la actividad del sistema nervioso simpático, lo que ofrece el beneficio adicional de conseguir un mejor funcionamiento cardiovascular a un nivel similar a caminar o correr. Para los ancianos, el taichí ayuda a mejorar el equilibrio y la movilidad, dos factores importantes de la longevidad. Es aleccionador percatarse de que los Centros para el Control y la Prevención de Enfermedades de Estados Unidos (CDC, por sus siglas en inglés) consideran las caídas como la causa principal de lesiones y muerte entre los estadounidenses mayores de sesenta y cinco años. También se ha demostrado que el taichí alivia los síntomas de la artritis y mejora el funcionamiento del corazón y los riñones. Busca en YouTube «taichí para principiantes» y encontrarás algunas sesiones estupendas para empezar.

Rodillo de automasaje

El rodillo de automasaje, fabricado con gomaespuma, es un método excelente para ayudarte a conseguir tus objetivos, ya que es una forma estupenda de relajarse después de practicar ejercicio físico o simplemente después de un día estresante. Técnicamente se llama automasaje miofascial, y con él se consigue trabajar los grandes grupos musculares del cuerpo, lo que aumenta el suministro de oxígeno y la circulación sanguínea, y mejora el funcionamiento del sistema linfático. Hasta una breve sesión de cinco a diez minutos con rodillo de automasaje o una pelota de goma estimula la circulación en todos los grupos de músculos contraídos durante media hora después de haberla finalizado. La activación del funcionamiento linfático mejora de manera significativa el sistema inmunitario, porque el sistema linfático ayuda a acelerar la eliminación de toxinas y los productos de desecho de los músculos y de los tejidos de todo el cuerpo. El beneficio adicional del rodillo de automasaje es que estimula con rapidez la actividad parasimpática, con lo que se obtiene una maravillosa sesión de relajación. Esto se debe a que la incomodidad asociada a la aplicación de presión en puntos concretos hace que se liberen endorfinas analgésicas en el torrente sanguíneo. De ese modo se obtiene un alivio instantáneo en los músculos doloridos y una sensación de calma en el sistema nervioso central.

Para que una sesión sea eficaz, usa el rodillo en los grandes grupos musculares de la parte superior e inferior del cuerpo, comenzando desde la pelvis y rodando hacia arriba o hacia abajo, alejándote del centro. Cuando encuentres un punto especialmente tenso, conocido como punto gatillo, aplica presión adicional durante más tiempo. Detenerse sobre los puntos gatillo puede ayudar a aliviar el dolor; entendiendo dicho dolor como el resultante de una lesión o de un desequilibrio en otra zona distinta. Por ejemplo, masajearse el cuádriceps lateral (vasto lateral externo) puede mejorar el doloroso síndrome de la banda iliotibial, donde el dolor se refleja cerca de la articulación de la rodilla. Evita ejercer presión sobre las articulaciones y el tejido conectivo, y concéntrate en los músculos grandes. Incluso puedes masajearte el abdomen, rodando boca abajo, algo que masajeará tus órganos internos de forma eficaz y mejorará la circulación y el oxígeno que obtienen. Aunque puede resultar difícil de imaginar, deberías usar el rodillo aplicando presión en los distintos grupos musculares de todo el cuerpo sin sentir

dolor. Lo sé, ¡intenta decirles eso a los músculos de la pantorri-
lla! Con una práctica constante, experimentarás un progreso
enorme a la hora de soportar la presión intensa, y notarás una
mejoría en la movilidad y una reducción de las lesiones cuando
practiques cualquier actividad.

Ocio activo (bailar, jardinería, practicar sexo, proyectos
de reformas hogareñas, golf, otros deportes de bajo gasto
energético y sexo)

Es posible que hayas visto esas gráficas que muestran que trabajar en el jardín durante una hora quema 300 calorías, mientras
que un batido mediano o una barrita energética te aportan unas
600 calorías…, y hayas sentido la necesidad de salir corriendo a
un gimnasio para participar en alguna clase sudorosa y agotadora que queme 700 calorías. Sin embargo, y como ya has descubierto, cuando intentas mejorar tu salud, hay que hacer hincapié
en la optimización hormonal y no el recuento de calorías. En
este contexto, realizar distintos movimientos contribuye de maravilla al objetivo final de la optimización hormonal. Moverse al
aire libre brinda muchos beneficios adicionales como respirar
aire fresco y recibir la luz solar que tanto necesitamos. SAC y
cualquier ejercicio más que puedas hacer te ayudará a mejorar el
equilibrio y la percepción espacial, muy importantes para todo
tipo de actividades físicas, para las tareas domésticas diarias y
para protegerte de la alta incidencia de caídas.

Aunque realices actividades de ocio en interiores, es una
forma de lograr muchos beneficios y supone un contrapunto
crucial para todos esos días de hiperconectividad. Cosas que
parecen insignificantes como ordenar el garaje o tirarle la pelota
al perro en el parque ayudan a mejorar el equilibrio, la percepción espacial, la movilidad y la flexibilidad. He descubierto que

las tareas domésticas rutinarias pueden tener un efecto meditativo durante el cual el cerebro se relaja al adoptar patrones de conducta repetitivos cuerpo-mente sin la intensidad que requieren otras tareas que exigen toda nuestra atención. Cuando te das cuenta de que es esencial mantener una vida casi de constante movimiento para tu humanidad, y de que también es necesario moverse para lograr la flexibilidad metabólica, un rendimiento físico y mental máximo, la felicidad y la longevidad, es fácil comenzar a moverse.

ENTRENAMIENTOS CARDIOVASCULARES CÓMODOS

Al ser sedentarios y llevar una vida prácticamente de interior, hemos eliminado muchas oportunidades naturales de hacer ejercicio cardiovascular, por lo que es importante realizar de dos a cinco horas a la semana de entrenamiento con cualquier actividad de tu elección: andar, correr (si estás en forma), montar en bicicleta, nadar, practicar deportes acuáticos como el paddle surf (¡mi actividad preferida!) o usar cualquier máquina de actividad cardiovascular en el gimnasio. Lo más importante de cualquier actividad que elijas es que tu ritmo cardiaco alcance la zona aeróbica. Esto se consigue con un ritmo comodísimo con el que lograrás quemar grasa, mejorar tanto la salud general como el funcionamiento del sistema inmunitario, y te ayudará a sentirte renovado y con energía al final en vez de fatigado. Phil Maffetone, autor de *The Big Book of Endurance Training and Racing*, está considerado un pionero en el ámbito del ejercicio de resistencia adaptado a la quema de grasa y ha entrenado a muchos deportistas campeones del mundo. Su fórmula de «180 menos la edad» identifica el ritmo cardiaco (180 menos la edad en latidos por minuto) que se corresponde con tu función aeróbica máxima (MAF, por sus siglas en inglés). Por ejemplo, una

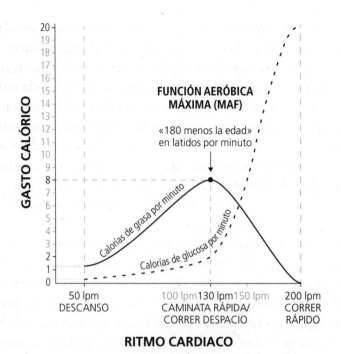

GASTO CALÓRICO

FUNCIÓN AERÓBICA MÁXIMA (MAF)

«180 menos la edad» en latidos por minuto

Calorías de grasa por minuto

Calorías de glucosa por minuto

| 50 lpm | 100 lpm 130 lpm 150 lpm | 200 lpm |
| DESCANSO | CAMINATA RÁPIDA/ CORRER DESPACIO | CORRER RÁPIDO |

RITMO CARDIACO

persona de cincuenta años obtendría 130, es decir, 180 menos 50, para su frecuencia cardiaca MAF en latidos por minuto. Ese es el ritmo cardiaco en el que está quemando la cantidad máxima de calorías de grasa por minuto, con una cantidad mínima de estimulación anaeróbica o quema de glucosa.

En este ejemplo, la cantidad máxima de calorías de grasa se quema a una frecuencia cardiaca de 130 latidos por minuto. Aumentar la frecuencia cardiaca y acelerar el ritmo obviamente daría como resultado que se quemen más calorías por minuto, pero un porcentaje en rápido aumento procedería de la glucosa y no de la grasa. Conociendo cuál es tu frecuencia cardiaca MAF, el esfuerzo es la mar de fácil, de ahí que la mayoría de los deportistas de todos los niveles superen normalmente su MAF en diez, veinte o incluso treinta latidos durante un entrenamiento normal. Eso se logra si asistes a clases con monitor en el gimnasio o si te unes a grupos que salgan a correr o a practicar el ciclismo por carretera. A esos ritmos cardiacos más altos, el esfuerzo que haces es mayor y podría describirse como un ejercicio de dificultad media a difícil. Este tipo de actividad te fortalece y sentirás la satisfacción del trabajo bien hecho, pero también genera más hormonas del estrés y productos de desecho celular, por lo que requiere un tiempo de recuperación más largo. Trabajar a esta frecuencia cardiaca elevada también pone en peligro el objetivo de alcanzar la flexibilidad metabólica, porque promueve la quema de glucosa, tanto durante el ejercicio como durante el resto del día. No se trata de quemar más calorías yendo más rápido; se trata de quemar sobre todo la grasa mientras haces ejercicio para poder mejorar el metabolismo de las grasas en reposo.

Por favor, ten muy claro que cualquier ejercicio individual que hagas que exceda la frecuencia cardiaca MAF no te resultará complicado y sobrepasar un poco (o mucho) tu MAF de vez en cuando puede ayudarte a ponerte muy en forma. El problema surge cuando sobrepasar el MAF se convierte en la norma, porque eso casi siempre conduce a fatiga, agotamiento, enfermedades y lesiones. Al disminuir la velocidad y realizar ejercicios dentro de tu MAF, o justo por debajo (recuerda que cualquier tipo de movimiento diario te ofrece valiosos beneficios cardiovasculares y para quemar grasa), aumentas la energía y el estado de alerta durante todo el día, mejoras el funcionamiento del sistema inmunitario, optimizas el funcionamiento hormonal (sobre todo la testosterona y el estrógeno, dos hormonas reproductivas, que son muy sensibles a los patrones estresantes) y promueves el equilibrio de neurotransmisores para obtener un estado de ánimo más estable, una mayor concentración y una actitud más feliz. Por el contrario, es posible que sepas por experiencia personal que las rutinas de ejercicio demasiado ambiciosas te provocan un subidón de endorfinas durante un par de horas, pero después experimentas un bajón por la tarde, con antojos de azúcar, agotamiento nocturno y la destrucción celular mencionada anteriormente junto con la toxicidad del amoniaco en los días posteriores.

Asegurarse de que cualquier ejercicio físico cardiovascular se realiza en la frecuencia cardiaca MAF le funciona a todo el mundo, ya sea un deportista novato o un atleta curtido con objetivos ambiciosos. Un novato que identifique el ejercicio con el sufrimiento se alegrará al descubrir que los entrenamientos con el ritmo adecuado pueden ser agradables y vigorizantes. Los más competitivos deberían tener en cuenta que los patrones de entrenamiento y el rendimiento de los atletas de élite en todos los deportes de resistencia durante los últimos sesenta años han demostrado que reducir la velocidad ayuda a ir más rápido en la pista de carreras. Esto se debe a que el entrenamiento aeróbico te permite mejorar continuamente la capacidad aeróbica sin sufrir las interrupciones de los entrenamientos estresantes que causan destrucción celular, suprimen la función inmunitaria, causan desequilibrios hormonales y requieren de prolongados periodos de recuperación.

LA PRUEBA MAF PARA MEDIR LA MEJORA AERÓBICA, PROTEGERTE CONTRA EL SOBREENTRENAMIENTO Y MANTENERTE CONCENTRADO Y MOTIVADO

Para la gente motivada que no ve muy claro lo de reducir la velocidad, obtener una prueba tangible del progreso físico puede ser una herramienta para mantenerse en el buen camino. La mejor manera de cuantificar la mejora aeróbica es realizar regularmente una prueba de funcionamiento aeróbico máximo. (Nota: realizarás esta prueba el día 2 de la Turbocarga de 12 días). Aunque la prueba no es extenuante, mejorar tu velocidad a un ritmo aeróbico cómodo obviamente mejora tu potencial competitivo en cualquier actividad que requiera un mínimo de resistencia, es decir ¡en prácticamente todas las actividades deportivas! Si en la prueba MAF obtienes un tiempo inferior, es un indicio claro de que sufres fatiga o síndrome de sobreentrenamiento y necesitas más descanso y recuperación.

La prueba MAF implica cronometrarse en una ruta fija a una frecuencia cardiaca fija y repetir exactamente el mismo protocolo cada seis semanas más o menos para comprobar la mejora o el retroceso. Elige una actividad que te guste y que se te dé bien, ya sea correr, montar en bicicleta cuesta arriba o usar cualquier máquina de ejercicio cardiovascular que mida el rendimiento en velocidad o distancia. Puedes usar una bicicleta estática, una máquina de remo, una elíptica o, mi favorita, una VersaClimber. Para obtener un resultado más preciso, escoge una distancia o un trayecto que tardes al menos diez minutos en completar. Esto podría implicar correr de cuatro a seis vueltas alrededor de una pista de atletismo, montar en bicicleta desde la base de una colina hasta un punto de referencia específico o usar una máquina de cardio para lograr un rendimiento medido específico. Diez minutos son suficientes para un principiante, mientras que los deportistas más experimentados pueden elegir una duración más larga. Trata de mantener una frecuencia cardiaca lo más cercana posible a «180 menos la edad» en latidos por minuto durante la totalidad de la prueba. Es probable que tu frecuencia cardiaca oscile un poco por encima y por debajo de ese número; esfuérzate todo lo posible para mantener un ritmo estable en todo momento. Sugerencia: esto significa que seguramente tengas que aminorar un poco la velocidad hacia el final para asegurarte de que la frecuencia cardiaca (no el ritmo que llevas) sea constante.

Someterte de forma regular a la prueba MAP te ofrecerá una visión veraz y hará que te aferres al compromiso de desarrollar constantemente tu capacidad aeróbica sin las interrupciones causadas por los entrenamientos de alto estrés que requieren un tiempo de recuperación prolongado. Desarrollar la capacidad aeróbica exige paciencia y moderación extremas: debes resistir la tentación de acelerar el ritmo en busca de un atajo para conseguir los logros. Contar con pruebas cuantificables de que te estás volviendo más rápido y más eficiente aeróbicamente te ayudará a ver la luz al final del túnel.

Con el paso del tiempo necesitarás un sensor de frecuencia cardiaca inalámbrico con un transmisor de tórax que te garantice una lectura más precisa. Esta tecnología es superior a los medidores de pulso de los relojes y pulseras inteligentes y también a los medidores de pulso integrados en las cintas de correr y otras máquinas de cardio.

Polar es la marca líder de medidores de frecuencia cardiaca inalámbricos, y los modelos básicos como el Polar FT1 se pueden comprar en internet por un precio asequible. Hazte con uno cuanto antes y familiarízate con él para estar listo cuando llegues a la Turbocarga. No dudes en realizar una prueba de MAP lo antes posible, ya que eso te proporcionará más datos comparativos además de las pruebas de Turbocarga.

No te dejes disuadir por la energía competitiva mal dirigida que exhiben muchos durante el ejercicio, que se fuerzan hasta tal punto que llegan al borde de la extenuación. Te pongo el ejemplo de Eliud Kipchoge, un corredor de maratón de Kenia, campeón del mundo y olímpico que consiguió romper el muro de las dos horas en una maratón en 2019. Kipchoge publicó su registro de entrenamiento en internet para que todos lo analizaran, y los datos resultaron asombrosos. Los más expertos se sorprendieron al descubrir que Kipchoge corre dentro de su capacidad en prácticamente todos los entrenamientos. Gran parte de estos los realiza en torno al 80 por ciento del esfuerzo máximo (muy similar al cálculo de MAF) con una variación mínima de una semana a otra. Incluso cuando supera los límites absolutos de la resistencia humana, Kipchoge evita ese patrón de fatiga, sobreentrenamiento, enfermedades y lesiones tan habituales en otros corredores de fondo.

Un joven amigo mío, un consumado corredor universitario estadounidense con una marca excelente en su haber, pero todavía muy por debajo de los registros de los corredores de élite internacionales, se sorprendió al descubrir ¡que sus grandes entrenamientos eran más duros que los del mejor corredor de fondo de todos los tiempos! La próxima vez que hagas una caminata y te sientas frustrado porque apenas estás haciendo ejercicio, pero la alarma de tu medidor de frecuencia cardiaca te diga que estás manteniendo tu máximo aeróbico, piensa que, en términos relativos, estás obligando a tu cuerpo a trabajar más que un atleta de élite. Recuerda, los esfuerzos habituales no solo son innecesarios, sino que también son contraproducentes para tus objetivos de quemar grasa y para tu salud hormonal. ¡Reduce la velocidad, quema grasa, diviértete y vive una vida increíble!

Haz rutinas de ejercicio breves e intensas

Portamos el imperativo genético de desafiar regularmente a nuestro cuerpo con intensas demostraciones de fuerza muscular y carreras a toda velocidad. Este tipo de esfuerzos, de duración breve y explosivos por naturaleza, provocan una respuesta adaptativa integral en los órganos y en los sistemas de todo el cuerpo. Adquirimos más fuerza física y más resistencia a todas las formas de estrés; aceleramos el metabolismo de las grasas durante todo el día; construimos o preservamos la masa muscular magra; aumentamos la densidad ósea; optimizamos el funcionamiento hormonal y de los neurotransmisores; creamos más neuronas cerebrales; estimulamos la biogénesis mitocondrial; mejoramos la capacidad funcional de los órganos para funcionar por encima de su línea de referencia (también conocida como reserva orgánica, un atributo clave de la longevidad); fortalecemos el sistema cardiovascular, mejoramos el funcionamiento del sistema inmunitario; y, en resumen, escapamos del declive acelerado hacia una vejez débil, que es la norma hoy día. Por desgracia, las comodidades y los lujos de la vida moderna nos han hecho descuidar este componente clave de la salud, la vitalidad, la prevención de enfermedades y la longevidad más que nunca. Debido a que los humanos modernos ya no nos enfrentamos a las presiones de la selección ambiental que impulsaron la evolución humana (el hambre y el peligro de los depredadores), la evolución ha cesado de manera oficial y los humanos modernos nos hemos vuelto unos blandengues, literalmente. Aunque a ninguno nos apetece luchar contra una poderosa bestia lanuda para conseguir la cena de la noche, debemos encontrar formas de suplir los desafíos que hicieron que nuestros ancestros fueran delgados, fuertes, rápidos y resistentes para evitar la atrofia que asociamos erróneamente con el envejecimiento cronológico actual. Si bien el envejecimiento siempre tendrá alguna influencia en la disminución del rendimiento máximo a lo largo de los años, respetar la ley natural de «úsalo o fuera» puede ayudarte a neutralizar en gran medida el impacto de las velas de la tarta del cumpleaños y garantizar que te mantengas fuerte y poderoso durante toda la vida. Aunque a muchos entusiastas del fitness les va bien con el ejercicio cardiovascular (¡siempre que bajen el ritmo hasta la zona de frecuencia cardiaca MAF!), no es tan habitual que se realicen los esfuerzos breves y explosivos que brindan el que tal vez sea el beneficio más eficaz a la hora de mejorar la salud y mantenerla. La buena noticia es que puedes transformar tu físico y tu fisiología con tan solo un par de entrenamientos de fuerza a la semana, que duren entre diez y treinta minutos; una breve carrera a máxima velocidad a la semana (con solo uno o dos minutos de esfuerzo máximo en total); y una serie semanal de minirrutinas, que se están convirtiendo rápidamente en la tendencia emergente más emocionante del fitness.

Ya va siendo hora de acabar con cualquier duda que puedas tener sobre los esfuerzos físicos y de reconocer que ese tipo de actividad es esencial para todos, no solo para los musculitos del gimnasio que van con camisetas sin mangas. Los estudios demuestran que las personas mayores tienen la capacidad de obtener mejoras graduales más rápidas en fuerza y poder que cualquier otro grupo de edad, y que pueden alcanzar niveles de fuerza y de hormonas sexuales en sangre similares a los de las personas en baja forma física décadas más jóvenes. Numerosos estudios de grandes grupos de población revelan una correlación directa entre la longevidad y una serie de atributos como la fuerza de agarre, la capacidad de hacer sentadillas o la de hacer flexiones. Podría decirse que cuanto más envejecemos, más ganamos con el ejercicio intenso, porque evita los estragos más importantes del envejecimiento: la sarcopenia (pérdida de masa muscular) y la disminución del equilibrio y del control de la movilidad, que provocan caídas.

Integrar el ejercicio intenso en tu estilo de vida puede ser simple y, lo más importante, llevadero. Puedes adecuar el ejercicio a tu condición física actual. Para el entrenamiento de fuerza puedes usar tu propio peso corporal, y también bandas elásticas muy sencillas. Puedes aumentar la intensidad con ejercicios de bajo impacto, aunque los mayores beneficios se obtienen con los de mayor impacto, usando pesas. Elige un punto de partida que te parezca cómodo y prueba cosas nuevas a medida que te vayas sintiendo cómodo.

Lo más importante es que tus rutinas deben estar correctamente estructuradas. Obtendrás el mayor beneficio de las que duren menos de treinta minutos y requieran esfuerzos breves y explosivos con suficiente descanso entre ellos. Así es como se desencadena un aumento temporal deseable de las hormonas del modo «lucha o huida» para obtener beneficios integrales de adaptación y antienvejecimiento. Esto contrasta con la práctica tan popular del HIIT (entrenamiento de alta intensidad en intervalos), que es tan habitual en la mayoría de los gimnasios, grupos de corredores de fondo, programas de vídeo guiados por un instructor (usando la bicicleta estática o cualquier otro tipo de ejercicio en casa) o prácticas deportivas en equipo. Este tipo de rutina de ejercicio implica una cantidad excesiva de esfuerzo que dura demasiado con un tiempo de descanso insuficiente entre ellos. Tal y como aprendiste de lo que expuse sobre la liquidación de tus activos (véase la página 144), la fatiga acumulada de los intervalos y la duración prolongada del entrenamiento puede acabar provocando destrucción celular, agotamiento crónico del glucógeno (y mayores antojos de azúcar) y extenuación. A continuación te presento algunas sugerencias para que realices ejercicios eficaces de fuerza y velocidad.

Opciones de entrenamiento de fuerza

Hay muchos métodos de entrenamiento de fuerza que pueden producir excelentes resultados, siempre que cumplas con algunas recomendaciones generales. Los mejores son los que te obligan a realizar movimientos con todo el cuerpo, que implican distintos grupos grandes de músculos, aquellos que se corresponden con la actividad física de la vida real. Algunos ejemplos son sentadillas, peso muerto, prensa de piernas, saltos de caja, flexiones, dominadas, prensas por encima de la cabeza, subir la cuerda, *swings* con pesas rusas, ejercicios con cuerdas y mucho más. Por el contrario, trabajar grupos de músculos aislados dentro de un rango limitado de movimientos usando una mancuerna o una máquina es desde luego mejor que estar sentado en casa, pero obtendrás más beneficios físicos, de antienvejecimiento y de prevención de lesiones si realizas movimientos complejos. Sea cual sea el tipo de ejercicio que elijas, esfuérzate por ejecutar los movimientos explosivos manteniendo siempre la postura perfecta. Si notas que tu técnica o que tu explosividad se ven comprometidas por la fatiga acumulada, ha llegado el momento de ponerle fin a la serie y de acabar con el ejercicio.

Escoge rutinas que te gusten y que te resulten convenientes y llevaderas. El equipamiento para hacer ejercicio en casa y los circuitos de máquinas de los gimnasios ofrecen una sensación de seguridad y resultan fáciles de usar para los principiantes. Levantar pesas en una barra requiere una técnica precisa y conlleva un riesgo relativamente alto de sufrir lesiones, lo que hace que muchas personas lo eviten. Sin embargo, aquellos que se toman en serio el levantamiento de pesas quedan cautivados por los numerosos beneficios físicos y psicológicos de vivir una vida fuerte, segura y resistente. Comienza con algunos *swings* básicos de pesas rusas a dos manos, y pronto te picará el gusanillo de levantar otros objetos más pesados. Si te apetece probar el popular CrossFit o cualquier otro programa de fitness de marca como Orangetheory Fitness o F45 Training, es posible que acabes trabando amistad con un grupo de personas además de ponerte en forma.

No obstante, ten en cuenta que un entrenamiento en grupo típico guiado por un instructor dura demasiado (para mi gusto) y conduce a las lesiones, al agotamiento y al desgaste. Sé que es incómodo imaginarse saliendo de una clase antes de que acabe, pero te animo a que asumas la responsabilidad de tus decisiones en cuanto a tu rutina de ejercicios se refiere y a que tengas el coraje de seguir tu intuición. Si notas que tu postura se resiente, que se te tensan los grupos musculares, que la concentración flaquea o que debes aumentar el esfuerzo antes de llegar al final de una clase, déjala y piensa que es muy probable que hayas alcanzado el punto óptimo para la eficacia del entrenamiento. En mi época de corredor de maratón y triatleta de élite, mis compañeros y yo siempre tratábamos de seguir el mantra «Mejor no llegar que pasarse en los entrenamientos».

Las bandas de resistencia y las cintas elásticas son una manera fácil, conveniente y asequible de hacer estupendas rutinas de ejercicios de fuerza en casa o cuando se viaja. Con ellas se pueden llevar a cabo todo tipo de ejercicios de resistencia con un riesgo menor de sufrir dolor muscular y lesiones que el que se corre levantando peso. No ocupan demasiado espacio y cada artículo te costará por separado menos que la mensualidad del gimnasio. Hay algunos productos que consisten en una correa que te colocas alrededor del torso y que lleva unida unos tubos elásticos de varios grosores con asas en los extremos. Otros te los colocas alrededor de los tobillos y es una manera fantástica de activar esos músculos de los glúteos que perdiste hace tanto, y te cambiará la vida en menos de un minuto. También los hay con bandas gruesas con las que se pueden realizar una serie de ejercicios de cuerpo completo y que simulan una barra de pesas. Con esos se pueden hacer sentadillas, peso muerto, *press* de banca plano, *press* de hombros y más, pero con menor riesgo de lesiones y dolor muscular. Con cualquiera de ellos podrás elegir el grosor de las bandas y cintas (es decir, el grado de resistencia) para que se adapten a tu nivel de experiencia.

También soy un gran admirador de las máquinas del gimnasio y de las pesas, y el gimnasio de mi barrio ha sido mi centro social favorito desde hace varias décadas. Un par de días a la semana hago rutinas de treinta minutos con movimientos compuestos como sentadillas o peso muerto combinados con múltiples series de dominadas. También voy al gimnasio otros días para socializar, pedalear en la bicicleta estática y hacer ejercicios de flexibilidad, movilidad y prevención de lesiones que no son especialmente extenuantes. Incluso aunque lleve un horario frenético por los viajes o por otras actividades que interrumpan mi rutina, me resulta muy fácil mantener la fuerza, la energía y mi composición corporal ideal, incluido un índice de grasa corporal de un solo dígito y la suficiente masa muscular magra, aun habiendo pasado de los sesenta. Estoy seguro de que esto se debe a una buena rutina de ejercicio físico, a que he regulado mi intensidad competitiva y a que no me dejo llevar por el ímpetu del momento, cosas que solía hacer cuando practicaba deporte siendo más joven.

Los movimientos esenciales básicos

El punto de partida más fácil para empezar a ejercitarse levantando peso es usar el tuyo propio, en lo que yo llamo los movimientos esenciales básicos (MEB): flexiones, dominadas, sentadillas y planchas.

Estos son los movimientos humanos por excelencia a los que hemos ido añadiendo variaciones durante un par de millones de años. En conjunto, trabajan todos los grupos principales de músculos que usamos directamente en las actividades de la vida cotidiana. No te preocupes si no eres capaz de hacer una flexión o una sentadilla completa en este momento; mi método tiene ejercicios más fáciles con los que ir progresando. Puede resultar muy sencillo para un principiante absoluto y los expertos en fitness pueden ir añadiendo dificultad. Puedes hacer dominadas ayudándote con una silla, sentadillas sujeto en algún poste o flexiones de rodillas, e ir aumentando gradualmente la dificultad a medida que vayas cogiendo fuerza para poder hacer una dominada o una sentadilla completas. Busca en YouTube «*Mark Sisson primal essential movements*» y podrás ver una demostración de cómo hacer correctamente cada movimiento básico y cómo ir variándolos a medida que avances.

Minirrutinas

Soy de la opinión de que las minirrutinas son uno de los avances en fitness más emocionantes del siglo. Sé que todavía estamos en sus principios, pero las minirrutinas son un antídoto fantástico contra los peligros de las conductas diarias sedentarias. Estos ejercicios consisten en series cortas de ejercicios de esfuerzo explosivo que puedes integrar con facilidad en tu rutina diaria en casa o en el trabajo. Son fáciles de incorporar a la vida diaria, no requieren un gran nivel físico y ofrecen un respiro de la inquietante tendencia general en el mundo del ejercicio a las rutinas largas, agotadoras y fatigantes.

Las reglas son flexibles: una minirrutina puede ser cualquier cosa que te ponga en movimiento. Por ejemplo, veinte sentadillas sin apartarte de la mesa, una serie de dominadas en la barra que has instalado en casa, un paseo por el pasillo con las bandas elásticas en los tobillos o una serie de *swings* con pesas rusas en el patio o en el jardín (si tienes) cuando salgas a tomar el fresco. También puedes realizar minirrutinas orientadas a la flexibilidad, la movilidad y el equilibrio. Por ejemplo, puedes hacer una serie de estiramientos dinámicos, patadas de kárate, balanceos de piernas y zancadas. Durante los primeros días agárrate a la mesa o a una farola e intenta mejorar hasta que puedas ejecutar movimientos complicados con una sola pierna sin agarre. Si tienes un día de trabajo ajetreado, salta desde la mesa, baja unos cuantos tramos de escalera, haz una serie de fondos de tríceps en algún banco del parque y sube las escalera de nuevo hasta la oficina. Obtendrás de inmediato un subidón que mejorará la función cognitiva gracias al incremento del flujo sanguíneo y del suministro de oxígeno al cerebro. También aumentarán los neurotransmisores que mejoran el estado de ánimo y la concentración, y que aceleran la quema de grasa durante horas después. De hecho, esos pequeños esfuerzos suponen una enorme diferencia acumulativa a lo largo del tiempo. El doctor Michael Roizen, coautor (junto con el conocido doctor Mehmet Oz) de *You: The Owner's Manual* y el encargado del Cleveland Clinic Wellness Institute, asegura que se ha demostrado que saltar veinte veces todas las mañanas y todas las noches ayuda a mantener la densidad ósea en la columna vertebral y en las extremidades inferiores.

En vez de sentir la presión del tiempo y la sensación de que «necesitas» incluir tres visitas al gimnasio por semana en tu apretada agenda, trata de comprometerte a hacer periodos de descanso prolongados de tranquilidad y a realizar algunas minirrutinas todos los días. Añade algunos incentivos, recompensas o guías bien meditadas que te ayuden a mantener la constancia. Crea señales visuales, como una pesa rusa en un punto estratégico que veas al salir al jardín o al patio, una barra de dominadas en la entrada o cintas elásticas y bandas de resistencia para los tobillos a la vista en lugar de guardarlas en un cajón. Anímate con algunos incentivos, como hacer una pausa para almorzar (¿o debería decir para romper el ayuno?) solo cuando hayas completado un esprint subiendo la escalera o algunos ejercicios con las cintas elásticas y las bandas de resistencia. Pega un pósit en el trabajo como recordatorio de que no puedes dar por terminado el día hasta que completes cincuenta sentadillas. Como contrapunto, te comento que también me gusta usar minirrutinas como recompensa por haber alcanzado hitos en mis tareas cognitivas importantes. ¡Acaba de redactar esa presentación y sal a hacer unos *swings* con las pesas rusas! Si vas a ver tu serie favorita de Netflix, establece la regla de realizar una minirrutina entre cada episodio.

La sugerencia de usar señales visuales y la colocación de accesorios puede parecer algo simplista, pero estos detalles pueden tener un impacto psicológico muy beneficioso. Lindsay Taylor, psicóloga y mi compañera en *Los diez mandamientos del cavernícola*, y coautora de *The Keto Reset Diet Cookbook* y *The Keto Reset Instant Pot Cookbook*, explica:

Todos nuestros comportamientos están provocados por algo, ya seamos conscientes de ello o no. Podemos mejorar nuestras capacidades a la hora de establecer objetivos y tomar decisiones optimizando nuestro entorno y siendo conscientes de los detonantes de dicho comportamiento. Mantener a la vista los objetos con los que hacemos ejercicio genera una sugerencia en el cerebro de que el ejercicio es importante, conveniente y accesible en cualquier momento. Seguimos necesitando disciplina para comenzar, pero una vez que empecemos, lo más probable es que lleguemos hasta el final. Hasta un pequeño obstáculo, como tener que sacarlo del cajón o prepararlo, puede disminuir la probabilidad de hacer ejercicio. De manera similar, ¡dejar un plato de galletas en la mesa aumenta las probabilidades de que nos comamos una!

Las minirrutinas nos ofrecen numerosos e impresionantes beneficios: en primer lugar, cuando vas añadiendo el gasto energético que has hecho durante un periodo de tiempo prolongado, obtienes un increíble beneficio acumulativo. Si haces una única serie de doce dominadas cuatro días a la semana, ¡habrás levantado tu peso corporal por encima de una barra dos mil quinientas veces en un año! En segundo lugar, tus esfuerzos van aumentando el umbral mínimo a partir del cual podrás despegar con rutinas más avanzadas o con competiciones deportivas sin comprometer tu preparación física. Si incluyes movimientos de flexibilidad y movilidad en las minirrutinas, obtendrás el beneficio adicional de reducir el riesgo de lesiones cuando realices ejercicios más desafiantes. Busca en YouTube «*Brad Kearns morning routing*», para una rutina matinal de Brad Kearns en la que verás una serie de movimientos de flexibilidad y movilidad de piernas, y de fortalecimiento abdominal que creó para respaldar sus entrenamientos de velocidad y salto de altura.

En tercer lugar, las minirrutinas pueden ponerte en forma o muy en forma sin provocar la producción de hormonas del estrés y el agotamiento celular que ocurren cuando se realizan rutinas largas y agotadoras en el gimnasio. En cuarto lugar, las minirrutinas te ayudan a lograr el objetivo de salud de aumentar el movimiento diario general y hacer descansos frecuentes de las tareas cognitivas importantes. Las series de sentadillas o dominadas son un gran complemento a un paseo al mediodía durante el descanso del trabajo o un paseo con el perro por el barrio. Desarrolla el hábito de despejarte durante unos minutos de vez en cuando, hasta un máximo de seis, durante los días ajetreados. Aunque estés muy ocupado, reconoce que las mejoras en la función cognitiva impulsadas por las minirrutinas hacen que merezca la pena el tiempo que inviertes en ellas.

Si ya estás en forma y tienes una buena rutina de entrenamiento de fuerza, no deberías tener problemas para hacer una serie de *swings* con una pesa rusa, o una serie de levantamientos sin necesidad de calentar a fondo. Si tienes un nivel básico en ejercicios de fuerza y/o pasas mucho tiempo sentado durante el día, camina uno o dos minutos y haz algunos movimientos de calentamiento con las cintas elásticas más finas, por ejemplo, o unas cuantas sentadillas. La «verdad absoluta» de que para hacer fitness necesitas un calentamiento complicado y prolongado antes de empezar con el ejercicio tiene sentido solo en el contexto de una vida diaria tan sedentaria como la de hoy día. Tal como le gusta decir al profesor Art de Vany: «El león no tiene que hacer estiramientos antes de perseguir a su presa, y tú tampoco».

En los últimos años, he notado una mejora fenomenal en mis crujidos matinales de toda la vida, en la rigidez diaria general y en la necesidad de un calentamiento prolongado antes de mis partidos de Ultimate Frisbee. Esa es una sorpresa agradable para alguien de mi edad, porque parece que he detenido el declive constante en la flexibilidad y movilidad, que llevaba décadas sucediendo. Atribuyo mi mejora a varias razones: haber cambiado a la mesa de trabajo Focal Upright; pasar más tiempo en mis posiciones de descanso arquetípicas mientras leo, veo la televisión o hablo por teléfono; introducir minirrutinas de ejercicios en mi jornada laboral con gran devoción (incluyendo estiramientos dinámicos y movimientos de equilibrio con mi querida *slackline*); llevar varios años tomando 30 gramos de suplementos de péptido de colágeno al día, y haber erradicado hace ya veinte años todos los aceites vegetales refinados de mi dieta. No puedo decir que vaya saltando por la casa como una gimnasta o que sea capaz de mantener con elegancia asanas de yoga difíciles; mi cuentakilómetros ya tiene demasiados kilómetros para lograr eso. Sin embargo, me siento más ágil, enérgico, flexible y atlético gracias a estas prácticas, que realizo de forma independiente a mi devoción por el entrenamiento deportivo.

Es hora de que te replantees la noción de lo que significa vivir un estilo de vida saludable y en forma. No consiste tanto en alcanzar metas arbitrarias de kilómetros o de mantener un récord de asistencia al gimnasio como en la frecuencia y variación del movimiento que realizas durante todo el día. A continuación te presento las ideas de Katy Bowman al respecto:

Adaptar tu cuerpo para moverte más es muy fácil. Adaptar tu vida para introducir más movimientos supone un desafío mayor, porque vivimos en una cultura en la que predomina el sedentarismo. Pero así como puedes desarrollar los músculos para ponerte de cuclillas, caminar o colgarte, puedes desarrollar la musculatura encargada de «hacer tiempo para el movimiento». Las recompensas son tan inmediatas y abundantes que el esfuerzo merecerá la pena. Si puedes animar a tu familia y a tus amigos para que te acompañen, más fácil será que te muevas a lo largo del día. Nuestro cuerpo está hecho para movernos con frecuencia, de muchas formas diferentes y con otras personas.

Tenemos frecuencia de movimiento, variación de movimiento y «precisión de movimiento», un término que escuché por primera vez de labios del excorredor olímpico estadounidense de 1.500 metros Michael Stember cuando enseñaba a los aficionados a correr con la técnica adecuada. Cuando hagas cualquier cosa, desde caminar por la calle hasta magníficas hazañas deportivas, ten siempre en cuenta que debes hacerlo con una buena postura y manteniendo el centro de gravedad equilibrado. Asegúrate de mantener la columna vertebral recta y estirada cuando estés de pie, sentado, acostado o realizando cualquier tipo de movimiento físico. Mantén siempre la zona abdominal activa de manera que tengas una base estable para las extremidades, un poco mientras estás de pie y de forma más intensa mientras levantas pesas o ejecutas movimientos amplios. Si sufres dolor de espalda persistente, debilidad o desequilibrio muscular, o tienes poca flexibilidad, obtén más información sobre la precisión del movimiento en libros como *8 pasos para una espalda sin dolor: recuerde cuando no dolía*, de Esther Gokhale; *Becoming a Supple Leopard*, del fisioterapeuta y entrenador Kelly Starrett; o *Mueve tu ADN* y *Adiós a la silla*, de Katy Bowman.

Esprintar

Esprintar es el entrenamiento básico por excelencia, que honra la necesidad de nuestros ancestros de invocar explosiones ocasionales de energía que a menudo tenían consecuencias de vida o muerte. Se puede esprintar durante una carrera de alto impacto en terreno plano, en una cuesta o subiendo escaleras en una rutina de menor impacto, o realizando actividades de bajo o ningún impacto, como en la bicicleta estática, una máquina de cardio, practicando el remo o la natación. Una breve rutina que incluya un esprint ofrece importantes beneficios hormonales, neuroendocrinos, metabólicos y antienvejecimiento. Convertirte en un experto en carreras de velocidad mejora tu rendimiento y reduce tu tasa de esfuerzo percibido en todas las demás prácticas de carrera que no impliquen velocidad. También te ayudará a eliminar el exceso de grasa corporal de manera más eficaz que cualquier otra rutina, porque la señalización genética que provoca un esfuerzo explosivo casi completo se prolonga durante horas. Aunque no quemes una barbaridad de calorías durante la rutina porque es breve, el progreso en la composición corporal se logra gracias a la optimización hormonal. Hablaré de las carreras de velocidad como estrategia avanzada para la reducción de grasa en el capítulo 7.

Es fundamental realizar de forma adecuada las carreras de velocidad para evitar los riesgos de desgaste asociados con las rutinas de entrenamiento de alta intensidad en intervalos (HIIT). El alto grado de dificultad de las carreras de velocidad requiere que te sientas descansado, motivado y lleno de energía al cien por cien para realizar un esfuerzo máximo cada vez que te propongas esprintar. Una práctica a la semana es suficiente para la mayoría de las personas. Si sientes que tu sistema inmunitario está tocado (dolor de garganta, congestión nasal), dolor muscular o rigidez (aunque sea ligera), escasa motivación o fatiga leve en reposo, retrasa la rutina hasta que te sientas ansioso por oír el pistoletazo de salida.

Llevar a cabo una rutina de preparación también es una buena manera de cuantificar tu disposición para el esfuerzo máximo que implica esprintar. Es necesario un periodo de calentamiento que consta de una carrera a ritmo lento, estiramientos dinámicos, ejercicios de técnica y pequeñas carreras de preparación a fin de reducir el riesgo de lesiones y de lograr el máximo rendimiento. El estiramiento dinámico significa que la resistencia durante el estiramiento procede de la extensión de tu rango de movimiento. Algunos ejemplos incluyen caminatas de zancadas, trazar círculos con los brazos y correr levantando las rodillas. Los ejercicios de técnica se centran en cada uno de los movimientos correctos necesarios para esprintar de forma adecuada a fin de mejorar la técnica. Se pueden hacer saltos para exagerar el impulso de rodilla, movimientos del talón y de la punta del pie para lograr la correcta flexión dorsal en la fase de recuperación de la zancada, y muchos más. Busca en YouTube «*Brad Kearns running technique drills, beginner*» si eres principiante y quieres practicar la técnica de carrera básica, o «*Brad Kearns running technique drills, advanced*» si ya tienes experiencia, pero quieres algunas ideas nuevas en tus ejercicios.

Las carreras cortas de preparación son breves aceleraciones hasta alcanzar la velocidad máxima seguidas de una desaceleración gradual para acabar corriendo despacio, o el equivalente en una bicicleta estática o máquina de cardio. Concéntrate en la técnica y en involucrar todos los grupos musculares relevantes sin problemas. Debes sentirte alerta, ágil y lleno de energía durante el calentamiento para que tu rutina de velocidad sea segura y eficaz. Si tienes mala coordinación o te pesan las piernas, deja lo difícil para otro día. Hazme caso, con que completes algunos ejercicios de técnica y hagas unas cuantas carreras cortas de preparación, habrás completado una fantástica rutina de alta intensidad.

Tu serie principal constará de cuatro a diez esprints de entre diez y veinte segundos cada uno. Reduce las repeticiones para carreras de alto impacto o si eres un velocista novato. Aumenta las repeticiones y la duración para esprints de bajo impacto o si tus objetivos competitivos se centran en las carreras de fondo.

Después de cada esprint, es importante tomar lo que el fisioterapeuta Craig Marker describe como intervalos de descanso «lujosos». La respiración debe volver casi a la normalidad y debes sentirte renovado por completo y concentrado, listo para realizar otro «esfuerzo de calidad constante» y mantener ese ritmo durante la duración de la rutina. Por lo general, esto se traduce en descansos de entre sesenta y noventa segundos entre cada esprint, lo que implica una proporción de cinco a uno entre el ejercicio y el descanso.

Esprintar entre diez y veinte segundos parece ser el punto ideal para lograr una fantástica adaptación al fitness sin sufrir la destrucción celular que se produce a un ritmo exponencial cuando intentas esprintar durante más de veinte segundos. Es más, cualquier esfuerzo de más de veinte segundos no es un verdadero esprint, porque los humanos somos incapaces de mantener el rendimiento máximo durante más de siete segundos. De hecho, cuando ves a Usain Bolt adelantarse al pelotón en los últimos metros de la final olímpica de los 100 metros, ¡lo que realmente está sucediendo es que está desacelerando menos que sus competidores! Ya seas un principiante o un atleta profesional de alto nivel, estos parámetros constituyen una estupenda plantilla para realizar un verdadero entrenamiento de velocidad que desarrolla una potencia explosiva sin sufrir las consecuencias de la fatiga acumulada y la destrucción celular de los entrenamientos largos y agotadores. A medida que mejore tu estado físico, notarás que tu velocidad aumenta y no necesitarás correr distancias más largas, completar más repeticiones ni hacer intervalos de descanso más cortos.

Realizar un «esfuerzo de calidad constante» significa cumplir con un estándar de rendimiento uniforme (por ejemplo, hacer un esprint de 80 metros en quince segundos) con un porcentaje uniforme de esfuerzo percibido (por ejemplo, digamos que es un 93 por ciento) en cada esprint. Si tardas diecisiete o dieciocho segundos en completar tu sexto esprint de 80 metros o si tienes que aumentar el nivel subjetivo de esfuerzo percibido al 97 por ciento para completarlo en quince o dieciséis segundos, ha llegado el momento de dejar el ejercicio. También debes ponerle fin de inmediato si experimentas tensión o dolor muscular, algún fallo en la técnica inducido por la fatiga, cualquier tipo de mareo, náuseas o dificultad para recuperar el aliento durante el periodo de recuperación, o fatiga del sistema nervioso central, que percibirás porque pierdes la concentración o la motivación. Los entusiastas del fitness que crecieron con la idea del «sin dolor no hay resultados» requerirán de disciplina y moderación del ego para ejecutar correctamente las sesiones de velocidad. Inspírate en los velocistas de élite que reducen los entrenamientos por rutina o que incluso abandonan las grandes competiciones en el último minuto si notan un pinchazo en los isquiotibiales.

El elemento final de un buen entrenamiento de velocidad es un enfriamiento adecuado, durante el cual puedes correr despacio o realizar un esfuerzo mínimo de entre siete y diez minutos hasta que dejes de sudar y sientas que la frecuencia cardiaca, la respiración y las funciones metabólicas se han calmado. Al final del enfriamiento, debes poder respirar y hablar normalmente, sentirte satisfecho y un poco eufórico debido al nivel óptimo de estrés del ejercicio, y experimentar una agradable fatiga en vez de acabar hecho polvo. Lo ideal es que te alejes de la pista con un paso alegre y el deseo de volver pronto.

Esprintar en terreno plano ofrece los mayores beneficios, incluido el fortalecimiento del tejido conectivo, el aumento de la densidad ósea y la activación de la máxima señalización genética para la reducción de grasa. Sin embargo y debido a que es un ejercicio de alto impacto, también corres un mayor riesgo de lesiones. Si eres novato, tienes sobrepeso o te preocupa el riesgo de lesiones, puedes generar impulso con esprints de bajo impacto o sin impacto (realizados en máquinas de cardio, en bicicleta estática, haciendo ejercicio de remo o nadando, por ejemplo). Después de ese tipo de ejercicios, puedes progresar y correr cuesta arriba o escaleras arriba. Una vez que lleves a cabo unas cuantas sesiones sin dolor y sin lesiones, puedes incorporar algunas carreras cortas preparatorias en terreno plano, quizá añadiendo algunos esprints de escaleras o cuesta arriba. Cuando ya estés adaptado a las carreras cortas preparatorias, puedes entrar de lleno en el mundo de los esprints de alto impacto y seguir avanzando hasta realizar una rutina completa.

Haz hincapié en la recuperación

Los entusiastas del fitness son dignos de elogio por ir en contra de la norma cultural de los adictos al sofá, pero dentro de esa comunidad existe un grupo de personas muy motivadas y orientadas a objetivos concretos que hacen ejercicio de resistencia, en grupo o CrossFit, y que tienden a excederse. Se ha demostrado que los patrones de ejercicio demasiado estresantes suprimen la función inmunitaria y las hormonas importantes con funciones adaptativas como la testosterona o la hormona del crecimiento humano, y aumentan el riesgo de enfermedad cardiovascular atribuible a la cicatrización e inflamación repetidas del músculo cardiaco durante los entrenamientos extenuantes y al descanso insuficiente entre esos esfuerzos. Tu rutina de ejercicio físico acelerará el proceso de envejecimiento en vez de brindar los beneficios esperados, dependiendo de lo bien que mantengas el ritmo durante el ejercicio y manejes el delicado equilibrio entre el estrés y el descanso. El tema central de mi libro *Primal Endurance* es que al perfeccionar tu desarrollo aeróbico sin el estrés y sin el tiempo de recuperación prolongado de las rutinas de ejercicio más difíciles, podrás ir más rápido en la pista de carreras.

Esa mentalidad de «sin dolor no hay resultado» se está desvaneciendo de forma lenta, pero inexorable, aunque es posible que todavía quede algún resto latente en el fondo de tu mente o en tus redes sociales. Ten algo claro: tu programa de ejercicios no tiene por qué ser agotador para resultar eficaz, y no debes autodestruirte con largas rutinas de ejercicio para lograr mejoras en tu estado físico o fortalecerte para la competición. En mi época de atleta de élite y durante las décadas que he pasado como entrenador de otros deportistas profesionales, he visto en más de una ocasión que los deportistas más intuitivos, los que están dispuestos a adaptarse a un cambio de planes sobre la marcha y los que son capaces de regular la intensidad competitiva a la hora de entrenar son los que se llevan el oro a casa. Lo hacen bien en las competiciones importantes precisamente porque no han desgastado sus reservas de energía ni su fuerza de voluntad en los entrenamientos.

Sugiero que catalogues tus rutinas de ejercicios en tres categorías: equilibradas, de avance y de recuperación. Un ejercicio equilibrado es aquel que mantiene tu forma física a un ritmo cómodo y con un esfuerzo moderado. Una rutina que te ayude a avanzar es aquella que resulta lo bastante difícil y desafiante como para estimular una mejora de tu condición física. Se hacen solo de vez en cuando, y debes sentirte descansado al cien por cien y con energía para realizar el máximo esfuerzo. Los ejercicios de recuperación son de menor duración y requieren menos esfuerzo que una rutina equilibrada para que sean realmente reparadores.

Por sorprendente que parezca, las sesiones de recuperación fáciles y superfáciles contribuyen muchísimo a tu estado físico, porque te hacen más resistente para las rutinas de ejercicio difíciles. También reducen el riesgo de lesiones al fortalecer las articulaciones y el tejido conectivo, ayudan a que la técnica correcta se quede grabada en tu sistema nervioso central y mejoran tu estado de ánimo, el disfrute del ejercicio y la sensación general de bienestar. A menudo miramos con mejores ojos las rutinas de ejercicios más difíciles, pero no es posible correr 30 kilómetros, pedalear 150 o batir una marca personal de CrossFit sin prepararnos antes con rutinas más sencillas.

Joel Jamieson (8WeeksOut.com), entrenador de algunos campeones del mundo de artes marciales mixtas (MMA, por sus siglas en inglés), ha recibido muchos elogios por otorgarle a la recuperación la importancia que merece en su programa de entrenamiento. ¡Promueve un «entrenamiento de rebote» especialmente diseñado que ayuda a la recuperación más eficazmente que el descanso total! Es una propuesta radical que Jamieson ha refrendado con pruebas de variabilidad de la frecuencia cardiaca (VFC). Los elementos de un entrenamiento de rebote incluyen ejercicios de estiramiento dinámico, movilidad y flexibilidad, rodillos de automasaje y ejercicios de respiración profunda que mejoran la circulación sanguínea y el suministro de oxígeno sin estresar el cuerpo. También puede incluir algunos esfuerzos explosivos muy breves (sin impacto) seguidos de largos intervalos de descanso; por ejemplo, esprintar durante diez segundos (por debajo del esfuerzo máximo) en una bicicleta estática, seguido de un pedaleo suave durante un minuto durante el cual hay que esforzarse en reducir la frecuencia cardiaca lo más rápido posible. El esprint provocará una breve reacción de «lucha o huida», mientras que el periodo de recuperación genera una respuesta compensatoria de «rebote» que estimula la función parasimpática. Perfecciona esta habilidad de reducir la frecuencia cardiaca durante este tipo de rutinas en el gimnasio y podrás usarla cuando te enfrentes a otras formas de estrés (un atasco, un conflicto en el lugar de trabajo o cualquier problema que surja durante un día ajetreado).

El movimiento de baja intensidad es la mejor manera de recuperarse de una rutina dura de ejercicios, así que SAC debe ser siempre una prioridad. Dedica un poco de tiempo extra a hacer ejercicios de flexibilidad y movilidad junto con tus sesiones habituales y las minirrutinas. Céntrate en la recuperación no pasándote nunca para empezar. No realices rutinas de alta intensidad si sientes dolor, rigidez, sensación de lentitud en reposo, o muestras síntomas de estar bajo de defensas. Controla siempre los esfuerzos más intensos y céntrate en conservar la explosividad así como en ejecutar de forma correcta los ejercicios en todo momento. Vigila la fatiga a medida que avances y observa si notas tensión muscular, si te cuesta mantener la forma o si experimentas emociones negativas. Ejercita siempre moderación y disciplina extremas durante las sesiones de ejercicios aeróbicos para mantenerte en o por debajo de tu frecuencia cardiaca «180 menos tu edad». Aunque las incursiones a las frecuencias cardiacas que queman glucosa sean breves, te dificultarán igualmente el volver a la zona de quema de grasa cuando vayas más despacio, y eso echará por tierra los beneficios metabólicos del ejercicio. Intenta hacer algunas rutinas de estilo rebote y comprueba si puedes terminar el ejercicio sintiéndote mejor que cuando lo empezaste.

LLEVA UNA VIDA QUEMAGRASA – EJERCICIOS PARA EL DIARIO

1. **Entorno de sueño:** Describe tu entorno de sueño actual y las formas en las que puedes mejorarlo para crear un verdadero santuario a la hora de dormir. Comenta ideas específicas para reducir la luz (por ejemplo, una lámpara de sal, bombillas de luz cálida, persianas que impidan que entre la luz), eliminar el desorden y optimizar la temperatura ambiental y corporal.

2. **Rutina nocturna:** Describe tu rutina nocturna actual y cómo puedes minimizar la luz artificial y la estimulación

digital después del anochecer. Haz una lista con ideas específicas para reemplazar las pantallas con actividades tranquilas y relajantes (socializar, pasear al perro, leer, un masaje con rodillo de gomaespuma u otras).

3. **Descanso, recuperación y tiempo de inactividad:** Describe tu relación actual con la tecnología, incluidas esas áreas en las que muestras debilidad y que aumentan el estrés, reducen la productividad y dificultan la recuperación. Haz una lista con algunas ideas específicas para ser más disciplinado y estructurado a fin de reducir la distracción y la hiperconectividad. Por ejemplo, revisar el correo electrónico por grupos para concentrarte mejor en las tareas de rendimiento máximo; establecer un horario estricto para usar la tecnología; o la creación de rutinas para el ejercicio y la inmersión en la naturaleza para asegurarte de tener éxito.

4. **Movimiento diario general:** Describe tus hábitos de movimiento actuales y desarrolla ideas específicas para aumentar cualquier forma de movimiento diario general. Comienza con ideas para andar más y ve añadiendo otros esfuerzos de movimiento que sean atractivos y factibles. Por ejemplo, practicar yoga o pilates; hacer descansos frecuentes cuando haya periodos largos de sedentarismo; o diseñar algunas minirrutinas para realizar durante el transcurso de la jornada laboral y durante las tardes tranquilas.

5. **Entrenamientos cardiovasculares cómodos:** Describe tu rutina actual de ejercicios cardiovasculares y haz una lista con algunas ideas para mejorar tu compromiso con el ejercicio cardiovascular cómodo. Anota en qué circunstancias consigues mantener una frecuencia cardiaca de «180 menos tu edad» y cómo puedes mejorar su cumplimiento si fuera necesario.

6. **Rutinas breves e intensas:** Describe tus patrones de ejercicios de alta intensidad actuales y busca ideas para mejorar tu compromiso con las sesiones de fuerza y de esprint realizadas correctamente. Describe cualquier modificación necesaria para tu rutina de ejercicio actual u otro tipo de rutinas, además de la frecuencia, que puedes añadir a tu día a día. Aborda el concepto de «minirrutinas» con ideas sobre cómo puedes integrarlas en tu estilo de vida.

7. **Recuperación:** Escribe todo aquello que te preocupe: áreas de desequilibrio entre el estrés y el descanso. Anota ideas específicas para integrar más descanso, recuperación y tiempo de inactividad en tu estilo de vida.

6

Pon en marcha las dos comidas al día

En gran parte puedes mantener tus hábitos dietéticos y disfrutar de tus comidas preferidas (suponiendo que elimines los alimentos perjudiciales y priorices los saludables, claro) al tiempo que intentas cumplir tu objetivo principal de reducir la cantidad de comidas al día; primero esta semana, después este mes y por último durante el resto de la vida. El momento de tomar las dos comidas (como máximo) al día se puede ajustar para encajar en tu agenda diaria y tus preferencias personales. Por ejemplo, podrías hacer ayuno por la mañana de forma rutinaria, tomar un almuerzo nutritivo y disfrutar de una cena en familia. Las personas con una ajetreada jornada laboral tal vez prefieran un desayuno copioso y una cena temprana la mayoría de los días laborales. Una vez que hayas establecido un buen ritmo de comer dos veces al día como máximo sin picotear entre medias, puedes añadir algún día de ayuno prolongado. Este podría consistir en una única comida además de un leve picoteo o una bebida rica en grasas por la mañana. A continuación encontrarás algunos patrones sugeridos en *Dos comidas al día* que podrán encajar mejor contigo y con tu estilo de vida.

Progresión gradual

Si sufres daño metabólico a causa del efecto yoyó de las dietas, te cuesta reducir la grasa corporal o tus analíticas han revelado factores de riesgo de padecer enfermedades, o si comes más de dos veces al día o picoteas con frecuencia y comes a menudo fuera de ese periodo de doce horas al día, tal vez lo mejor sea que sigas una progresión gradual hasta llegar a realizar solo dos comidas al día sin picotear entre medias. En vez de dejar que te abrumen demasiados objetivos a la vez, intenta alcanzarlos en el siguiente orden.

1. **Cíñete al periodo digestivo de doce horas.** Hacer esto bien te facilitará mucho librarte del picoteo con el tiempo. Cuando sea hora de relajarse y de disfrutar de una serie o de socializar después de la cena, lávate primero los dientes para que no te tiente comer algo después.
2. **Despídete de los tres grandes grupos de alimentos perjudiciales.** Tal y como aprendiste en el capítulo 2, esto no implica necesariamente una reducción extrema de los hidratos de carbono, y desde luego no implica una restricción calórica. Disfruta de carbohidratos coloridos y nutritivos a fin de reducir o eliminar el peligro de sufrir la gripe del bajón de hidratos de carbono.
3. **Ponle freno al picoteo.** Al principio, haz lo necesario para sacar los tres grandes grupos de alimentos perjudiciales de tu vida y evitar recaer en atracones de carbohidratos. Si tienes un bajón de energía entre comidas, picotea, pero asegúrate de hacerlo con alimentos ricos en nutrientes (por ejemplo, nueces de macadamia, cremas de frutos secos, chocolate negro, huevos duros o un poco de carne que te haya sobrado). Con el tiempo, intenta reducir el picoteo al máximo hasta llegar a eliminarlo por completo.

Debes ser consciente de que el deseo de picotear a veces lo provocan otras causas que no son el hambre, como el aburrimiento o la necesidad de un descanso cognitivo. ¡Cambia el picoteo por una minirrutina! Por supuesto, un picoteo puede reemplazar a una comida cuando hayas avanzado más en la travesía de la flexibilidad metabólica.

4. **Respeta tus señales de hambre y saciedad naturales.** Come siempre en un entorno tranquilo y silencioso. Elimina las distracciones como la televisión, las pantallas de ordenador e incluso la lectura. Mastica bien cada bocado y saborea la experiencia al completo. Date cuenta de cuándo te sientes satisfecho (suele ser mucho antes de que te sientas «lleno») y deja el resto de la comida en el plato.

5. **Pon a prueba el momento justo para comer.** Retrasar la primera comida del día hasta que tienes hambre de verdad elimina la presión porque sabes que puedes comer en cualquier momento. En cambio, intentar alcanzar un periodo de ingesta de 16/8 antes de que estés preparado puede llevarte a que te obsesiones con el reloj y a que desarrolles una relación malsana con la comida. Todos los avances que hagas deberían resultarte naturales, cómodos y fáciles de mantener. Si eres capaz de retrasar sin problemas tu primera comida hasta el mediodía, asumir la mentalidad de *Dos comidas al día* te resultará mucho más fácil.

DESAYUNA CUANDO TENGAS HAMBRE DE FORMA NATURAL

La estrategia más sencilla, sostenible y cuantificable para mejorar la flexibilidad metabólica es retrasar tu primera comida del día hasta que tengas verdadera sensación de hambre. Si bien esto no es lo mejor para ciertas personas que tienen tiempo y acceso limitado a la comida al mediodía y necesitan alimentarse en casa antes de salir, parece la estrategia más popular y conveniente a largo plazo. Después de no comer durante ocho horas por la noche, te despiertas en un estado excepcional de quemagrasa. Tienes una ligera falta de glucógeno, lo que promueve la producción de cetonas en el hígado. Esto sucede hasta cierto punto si no estás adaptado a la dieta cetogénica o en mayor medida si ya sigues las guías dietéticas cetogénicas. Con la quema de grasas activada por la mañana, estás preparado para afrontar varias horas de productividad sin la interferencia potencial de tener que preparar y digerir una comida. La mañana es un momento perfecto para conseguir más flexibilidad metabólica al aprovechar el periodo nocturno de ayuno. Desde luego que no necesitas una enorme cantidad de calorías hasta que hayas pasado unas cuantas horas quemando la energía almacenada y abriendo el apetito.

Si te despiertas y engulles la supuesta comida más importante del día, que en Estados Unidos está cargada de carbohidratos (zumo, tostada, gachas, cereales y otros alimentos ricos en hidratos de carbono), eliminarás de inmediato todo el impulso hacia la quema de grasas resultante del ayuno nocturno y volverás al modo de dependencia de los carbohidratos. A media mañana, después de que hayas quemado las calorías del desayuno y hayas producido la insulina necesaria para lidiar con la carga de hidratos de carbono, puede que te entren ganas de picotear o te des cuenta de que tu mente empieza a divagar con el almuerzo. Te has subido a la montaña rusa de la glucosa y la insulina, y seguirás en ella el resto del día…, y puede que el resto de la vida, a menos que escapes de estos patrones de la SAD. Si desayunas alimentos ricos en nutrientes con un buen aporte de grasas y de proteínas, sin carbohidratos refinados, no tendrás el bajón de insulina, pero tampoco dejarás de quemar grasa corporal y de crear cetonas para quemar las calorías de la comida. Una vez dicho esto, disfrutar de un nutritivo desayuno por la mañana no tiene que ser algo malo, y tal vez sea una estrategia eficaz para ti en función de tu agenda diaria.

Si llevas bien los cinco pasos de la «progresión gradual» (véase la página 260), deberían pasar al menos un par de horas después de levantarte antes de que sientas la necesidad de comer. Con esfuerzo, prácticamente todo el mundo puede llegar a esa dimensión en la que el desayuno se hace alrededor de mediodía. Evidentemente, esto te deja encarrilado para un éxito rotundo con la estrategia de *Dos comidas al día*. Si quieres activar tus ritmos circadianos digestivos por la mañana para que te ayuden a arrancar a máxima potencia, disfruta de una taza de café o de té o de otra bebida baja en calorías. Yo estoy convencido de que la nata y el azúcar que me tomo en el café matutino no influyen para nada en mi objetivo de periodo de alimentación limitado porque quemo las 60 calorías, como mucho, que le añaden al café en nada de tiempo.

Cuando pones en marcha la estrategia de comer cuando tengas hambre de verdad, sé activo por la mañana, pero deja los ejercicios de alta intensidad para más adelante, cuando tu flexibilidad metabólica sea excepcional. Pasear o realizar una sesión de ejercicios cardiovasculares suaves no te cansa lo suficiente para provocar un aumento del apetito y mejorará tu estado quemagrasa en ayunas. Si llevas décadas desayunando por la mañana, puede que tengas un pico circadiano de grelina por la mañana. Intenta desentenderte de él, a sabiendas de que pasará en menos de veinte minutos. En cambio, intenta llenarte de energía con un paseo, una minirrutina de ejercicios o una tarea cognitiva que requiera concentración. A medida que se acerque el mediodía, te darás cuenta de que, en algún momento, de verdad quieres comer algo para recargar las pilas. Disfruta de la experiencia de comer para saciar el hambre de verdad, no porque es una hora concreta o necesitas un descanso del trabajo.

Si intentas perder exceso de grasa corporal, esfuérzate de vez en cuando para ir un poco más allá de las señales de hambre, durante una media hora o una hora más, antes de disfrutar de la comida. Cuidado con esta estrategia avanzada: puede salirte el tiro por la culata con facilidad al hacerte comer de más durante ese limitado periodo temporal. Establece un cómodo patrón de ingesta de 16/8 y después ve más allá de vez en cuando en busca de mejoras de la composición corporal. Recuerda concentrarte en bajar la insulina a través del ayuno y la eliminación de los carbohidratos refinados. No intentes combinar el ayuno prolongado con la ingesta de menos calorías, porque esto podría ralentizar tu metabolismo y hacer que te sientas sin fuerzas.

PATRÓN MAÑANA-NOCHE

Una estrategia mañana-noche es adecuada para personas con trabajos muy exigentes en lo físico, para personas con problemas a la hora de hacer hueco para la comida a mediodía o que les cuesta encontrar alimentos saludables a esa hora, para atletas que buscan optimizar los momentos de la ingesta de alimentos y de los entrenamientos, y para personas que trabajan en oficinas con un ambiente estresante en las que es difícil desconectar. Si no puedes tomarte media hora para desconectar mental y físicamente de tu lugar de trabajo y sentarte en un entorno tranquilo y relajante, ni siquiera es aconsejable una comida nutritiva. Recuerda: la respuesta de «lucha o huida» del sistema nervioso simpático contradice de forma directa la función del sistema parasimpático de «descansa y digiere». Cuando adoptas el patrón mañana-noche, puedes ajustar tus ritmos circadianos digestivos y recargar pilas para un día ajetreado antes de salir de casa y después centrarte en tus responsabilidades sin interrupciones. Cuando vuelves a casa y te relajas después de un día cargado de exigencias físicas o mentales, puedes disfrutar de una cena de celebración y seguir sin problemas el esquema de *Dos comidas al día.*

Si bien el patrón mañana-noche puede entrar en conflicto con el punto anterior de que la quema de grasas se puede ver alterada si se come a primera hora de la mañana, si te comprometes con el patrón, todo irá bien. Al pasar todo un día productivo (tal vez incluyendo una rutina de ejercicios ambiciosa) sin comer al mediodía, estás turbocargando la quema de grasa y vaciando las reservas de glucógeno para producir cetonas de alto octanaje, que serán un combustible superior para el cerebro; y estos son los mismos beneficios que recoges cuando ayunas por la mañana hasta que tengas hambre. Aunque completar un ayuno de dieciséis horas es sin duda una hazaña de flexibilidad metabólica, se puede decir que es igual de reseñable hacer ayuno de diez horas durante el día, en unos momentos en los que se queman muchas más calorías.

Otro punto a favor del patrón mañana-noche es que eres más sensible a la insulina por la mañana que en cualquier otro momento del día. Esto quiere decir que tus células son más receptivas a las señales de esta hormona, así que hace falta menos para conseguir el mismo efecto. Si comes dos veces lo mismo, una por la mañana y otra por la noche, seguramente sufrirás más fluctuaciones de glucosa en sangre, producirás más insulina y tendrás más probabilidades de almacenar las calorías ingeridas como grasa en vez de quemarlas con la comida de la noche. En cambio, ¡lo que comas por la mañana se quemará en cuanto te pongas en movimiento!

A muchos deportistas les ha servido el patrón mañana-noche para conseguir calorías antes de los entrenamientos por la mañana y promover la recuperación con la cena. Mi colega Brian McAndrew, con el que llevo colaborando mucho tiempo y quien me hace quedar bien en los pódcast y en los vídeos de YouTube, sigue a rajatabla la dieta cetogénica y un estilo de alimentación carnívora (es el coautor de *Keto Cooking for Cool Dudes* y *Carnivore Cooking for Cool Dudes* junto con Brad). Brian también levanta pesas y pasa dos horas en el gimnasio entrenando varios días a la semana. El entrenamiento de Brian suele ser alrededor del mediodía, después de que haya tenido tiempo de sobra para digerir el desayuno. Sus desayunos ricos en proteínas (lee sus libros para obtener algunas ideas muy creativas perfectas para deportistas) proporcionan una fuente constante de aminoácidos que eliminan la necesidad de consumir suplementos proteicos antes o después de los programas de ejercicios. A primera hora de la noche, disfruta de otra copiosa comida, asegurándose así de que recarga pilas tras sus entrenamientos y de que tiene tiempo de sobra para digerir la comida sin que interfiera con su hora de acostarse.

El doctor Art de Vany también sigue un patrón mañananoche con un programa de ejercicios a mediodía. Le gusta ayunar antes de hacer ejercicio para enviar una «señal de renovación» a sus células, y después ayunar al menos cuatro horas después de un entrenamiento intenso para maximizar los beneficios de la autofagia y de la biogénesis mitocondrial. El profesor De Vany explica que un largo intervalo entre comidas promueve la proteostasis (homeostasis proteica), la estabilización de las operaciones críticas de la creación de proteínas y la (deseable) degradación de proteínas en las células por todo el cuerpo. En cambio, comer demasiado y demasiado a menudo puede provocar un desequilibrio en la producción y la degradación proteicas, que es la esencia del envejecimiento acelerado, del deterioro cognitivo y del aumento del riesgo de padecer cáncer. (De ahí una de mis brillantes sugerencias de subtítulo que no pasó el corte: ¡Deja de comer tanta comida, joder!). Gastar la energía celular a través del ayuno o de ejercicios intensos es como que un inspector de calidad visite la cadena de producción para asegurarse de que todo funciona de forma eficiente y como debe.

Vamos a entrar más en detalle: cuando matas de hambre a tus células y las dejas sin energía al ayunar o al realizar un ejercicio intenso o prolongado, o sobre todo cuando combinas ambas cosas (algo que yo hago casi a diario), consigues un efecto de reparación y renovación increíble que simboliza el antienvejecimiento en su máximo esplendor. Además, el profesor De Vany ve los patrones de ayuno, ejercicio y nutrición controlada como una cura contra la depresión: «¡No comas y haz ejercicio!». Explica que el no comer, a través del ya mencionado proceso de desintoxicación celular llamado autofagia (véase la página 136), engulle algunas de las sinapsis disfuncionales de tu cerebro. Según él: «Por cada molécula dañada, hay un pensamiento dañado. Un cerebro deprimido o un cerebro que sufre estrés postraumático…, son neuronas dañadas dentro del cerebro, y solo tienes que librarte de las moléculas disfuncionales que están provocando el mal funcionamiento de dichas neuronas… Primero sana el cerebro. Lo sanas con factores neurotróficos. Sal a la calle. Nuevos pensamientos, nuevos patrones de comportamiento… Estar en el exterior es muy eficaz. Hay estímulos con los que no puedes empatizar, pero los percibes. Tu cerebro subconsciente es lo que te va a sanar antes».

ESTRATEGIA INTUITIVA

En el enfoque intuitivo, tus decisiones alimentarias las toman principalmente tus señales de hambre y de saciedad, así como tu estado de ánimo, tu entorno y los cambios diarios en tu sueño, tu trabajo, tu ejercicio y tus hábitos de socialización. Una estrategia intuitiva te libera del estrés, a veces oculto, de tener que ceñirte a un plan de comidas y te permite dejarte llevar. Como ya te habrás imaginado, es más eficaz cuando tu excepcional flexibilidad metabólica te permite vivir al máximo lleves o no un régimen regular de comidas. En su mayor punto de sofisticación, solo se come cuando tienes hambre y eres capaz de consumir los alimentos más nutritivos y deseables en un entorno relajante.

Cuando sigues una estrategia intuitiva, te descubrirás saltándote o retrasando comidas sin darte cuenta. Te liberarás del apego cultural a ciertos alimentos para desayunar, para almorzar y para cenar. Puede que disfrutes de un chuletón por la mañana y de los huevos por la noche. Tal vez te apetezca tomarte un trozo de chocolate negro a las once menos cuarto de la mañana en vez de sentarte a tomarte algo. Después disfrutarás de una copiosa cena a primera hora de la noche. Puede que de vez en cuando te saltes la cena y te acuestes temprano porque estás cansado y lo prefieres a calentarte algo insulso en el microondas y después comerte un cuenco de palomitas de maíz mientras ves Netflix, porque ya tienes otros hábitos por la noche. Si comes de forma intuitiva, cuando decidas darte un capricho, podrás hacerlo sin complejos y con absoluto aprecio por todos los aspectos de la experiencia. Ahora compáralo con la mentalidad de placer culpable que nos han inculcado y que sentimos cada vez que nos damos un capricho. Como ya viste en el capítulo 4, la vergüenza y la culpa pueden poner en peligro gran parte de tu disfrute y ayudarte a mantener de por vida un patrón de comportamiento rebelde.

Básicamente, la estrategia intuitiva te permite liberarte de todas y cada una de las restricciones ligadas a la comida. Ascender al punto en el que puedes adoptar esta estrategia confirma que controlar la ingesta de calorías no significa que controlas tu vida (un concepto que las personas que sufren anorexia no consiguen entender, para su gran perjuicio); dejar de consumir alimentos animales no te da una superioridad moral; y la tableta de chocolate que tienes por abdominales no eres tú, solo es algo que te sienta bien. Cuando deja de haber humo, te quedas con la pura consciencia de tus verdaderas necesidades calóricas y con el puro disfrute de los alimentos y del entorno en el que te los comes.

Ciertamente es menos cuestionable estar ligado desde el punto de vista emocional a un patrón de ingesta de 16/8 que ser adicto a los hidratos de carbono. Lo mismo se puede decir de identificarse al máximo con una conciencia vegetariana respetuosa con el planeta o ser un musculitos más que un glotón. Sin embargo, tal como tu agradable vecino budista te recordará: el apego lleva de forma inevitable al sufrimiento. En un mundo donde prima la gratificación instantánea, la hiperconectividad y el consumismo, todos estamos programados para fomentar apegos malsanos a un sinfín de porquerías, y la comida es uno de los elementos más nocivos de la lista. Si puedes dar aunque sea unos pasitos para liberarte del apego emocional a comer, puede que tu flexibilidad metabólica sirva como catalizador para obtener mayor flexibilidad y mayor tranquilidad mental en otras áreas de tu vida.

Siguiendo esta línea, puede que la estrategia intuitiva sea la manera más eficaz de eliminar el exceso de grasa corporal y no recuperarla nunca; incluso mejor que un patrón estricto de 16/8 o una restricción de los carbohidratos siguiendo la dieta cetogénica. A lo largo de los años he aconsejado a gente muy disciplinada, pero frustrada por la falta de pérdida de grasa. Son personas que suelen asegurar que lo hacen todo bien. Cuando se analiza en profundidad, se descubren malsanos patrones de apego emocional (al reloj, a alimentos favoritos «aprobados» como saludables o incluso a una quema de calorías excesiva y contraproducente) o salen a la luz creencias y patrones de comportamiento limitantes que actúan en la sombra. Un ejemplo muy común es la creencia subconsciente de que no te mereces un físico sexy o que verse bien desnudo es un objetivo estúpido y superficial al lado de ideales tan exaltados como evitar la vanidad a toda costa. Por cierto, ¡he descubierto que verse bien desnudo es uno de los motivadores más eficaces!

Estar totalmente libre de cualquier rigidez y cuantificación reduce el peligro de recaer, algo muy común, y de tener un comportamiento rebelde, que es habitual al enfrentarse a programas restrictivos y estrictos. Aunque ya tengas una adaptación a la grasa muy alta y una disciplina, una concentración, una consciencia y un conocimiento excelentes de lo que es comer saludable, es fácil recaer en patrones de apego que lastran tu progreso. Por ejemplo, comer de forma habitual a mediodía porque marca el final del ayuno en el periodo de ingesta de 16/8 o atiborrarte de aperitivos «aprobados» ricos en grasas para lidiar con la sensación de privación tras abstenerte de comer los aperitivos y dulces que antes eran tus preferidos. Cuando eres capaz de superar estos peligros y otros creados por la estricta regulación, por la excesiva cuantificación y por el apego en general a los alimentos, por las comidas y los resultados de la báscula, eliminar el exceso de grasa y no recuperarlo sucede sin que te des cuenta y sin que tengas que hacer un esfuerzo consciente.

Por desgracia, la libertad de la estrategia intuitiva tiene una peligrosa doble cara, porque te liberas de algunas de las guías y de las restricciones que te han mantenido a raya. Cuando no te obsesionan tus objetivos de 16/8, tal vez no comas hasta las dos del mediodía un día, pero cabe la posibilidad de que no sientas la necesidad de esperar hasta las doce otros. ¡Tal vez esto te ayude a comprender que la estrategia intuitiva no es una estrategia desquiciada! En este contexto, el uso despreocupado del antiguo dicho de que «todo con moderación» me molesta mucho. En la actualidad, teniendo en cuenta la epidemia de las enfermedades relacionadas con la alimentación (por no mencionar la pandemia del coronavirus, que ataca sobre todo a personas que padecen obesidad, diabetes y tensión alta, y que tienen los sistemas cardiovascular e inmunitario debilitados), creo que es necesario un compromiso extremo con la alimentación saludable. Tal como decía Oscar Wilde: «Todo con moderación, la moderación incluida».

Si bien quiero que disfrutes de la vida y que también disfrutes de la tortilla que tu prima Babby te preparó a las diez de la mañana cuando te visitó, aunque estuvieras siguiendo un plan 16/8, un desvío ocasional de tu plantilla ganadora es una cosa y otra es saltarte las normas a la torera para evitar las mejores prácticas. Si necesita esa red de seguridad que supone ceñirte a un periodo de ingesta de 16/8, al límite de 50 gramos de carbohidratos al día de la dieta cetogénica o a la regla de que no se permiten helados en casa, te entiendo. Los parámetros estrictos son necesarios cuando intentas liberarte de la dependencia de los hidratos de carbono, reducir el exceso de grasa corporal o conseguir objetivos deportivos concretos.

En mi caso, pongo en marcha una serie de guías, de incentivos y de recompensas para no desviarme de la alimentación que he decidido, para ayudarme a resistir las distracciones de los vídeos de YouTube (tengo predilección por los vídeos con cosas como el hidrofoil eléctrico, el paddle surf o ver a Laird Hamilton y a Kai Lenny surfear olas gigantes) y para controlar la tendencia a flaquear al final de mis rutinas de ejercicios. Sin embargo, también sé cómo relajarme, desestresarme, desconectar y dejarme llevar por los momentos en los que la intuición me dirige hacia una dirección distinta a la de alcanzar la máxima eficiencia todos los días. Como ya dije al principio de este libro, he pasado por eso y lo hice con mi programa extremo de entrenamiento para la maratón, que me destrozó el cuerpo en vez de conducirme a la gloria olímpica.

Creo que el secreto para optimizar tu ingesta de calorías y tu patrón de comidas está en tus sensibilísimas y afinadas señales genéticas de hambre y saciedad. No puedes equivocarte cuando te relajas; guardas la báscula y la calculadora de calorías; te alejas de los desencadenantes emocionales, culturales y ambientales para comer (¡y comer de más!); y permites que las señales de hambre y de saciedad que perdiste hace tanto recuperen su papel estelar. Así puedes apreciar la comida como el alimento para una vida saludable, en forma y energética en vez de como otro ejemplo de exceso moderno. Se consigue un maravilloso equilibrio cuando tienes «el hambre justa» para casi cada comida y te sientas a comer «lo justo» para sentirte satisfecho en vez de lleno (no te apetece llenarte de comida además de arrepentirte de haberte pasado y arruinar así la experiencia).

Puedes intentar alcanzar el mismo equilibrio en tu vida sexual, en tus rutinas de ejercicios, cuando ves Netflix e incluso en tu calidad de vida. Los sociólogos y los expertos en estadística llevan mucho tiempo asegurando que una vez que se alcanza un nivel de ingresos razonable (que cubre tus necesidades básicas y te permite disfrutar de ciertas comodidades y de ciertas oportunidades de ocio), más dinero no compra la felicidad. Al reflexionar sobre el aumento constante que han sufrido tanto mi propia calidad de vida como la complejidad de mi carrera profesional a lo largo de los años, me he dado cuenta de que lo que pienso y siento sobre los problemas (y los éxitos) de mi vida como emprendedor no ha variado en lo más mínimo. Solo ha cambiado el número de ceros vinculado a la cifra.

Comprométete con el esfuerzo que supone desarrollar la flexibilidad metabólica, porque es el prerrequisito necesario para liberarte de las comidas asociadas al reloj, de la dependencia de los carbohidratos y de la psicología errónea que va de la mano de las dos anteriores. Es imposible liberarte de la obsesión y del apego por la comida cuando literalmente dependes de comer a ciertas horas para obtener energía. Cuando ya tengas inercia, ¡verás lo que se siente al relajarse un poco y dejarse llevar!

PON EN MARCHA LAS DOS COMIDAS AL DÍA – EJERCICIOS PARA EL DIARIO

1. **Estrategia y progresión:** Describe tu estilo de alimentación actual, incluyendo el periodo de tiempo habitual para la función digestiva y la ingesta de calorías. Planea una progresión realista desde el momento presente hasta el patrón objetivo de dos comidas al día (como máximo) y sin picotear. Describe tu estrategia preferida, ya sea desayunar cuando tengas hambre de verdad, mañana-noche o intuitiva. Incluye detalles de tu trabajo diario y de tu programa de ejercicios, y cómo crees que tu estrategia funcionará de forma eficaz.

Estrategias avanzadas para reducir grasa

Tal vez hayas descubierto que la restricción de calorías junto con un gasto calórico ambicioso no funcionan para reducir grasa como nos han hecho creer. La teoría de la compensación sabotea los mejores planes, incluso entre las personas con la máxima disciplina y fuerza de voluntad. Como ya mencioné en el capítulo 1, la teoría del reseteo metabólico es legítima y se necesita un esfuerzo coordinado para alterar tu predisposición genética. Si has realizado un esfuerzo titánico para lograr los objetivos tratados en los capítulos anteriores y te has estancado o aspiras a mejores resultados, puedes probar con algunas estrategias avanzadas. En este capítulo hablaré sobre distintas rutinas graduales de ejercicios en ayunas, periodos prolongados de ayuno, esprints y la emocionante estrategia de vanguardia de exponerse al frío para desencadenar la reducción de grasa. Durante la Turbocarga de 12 días, experimentarás con algunas de las técnicas que voy a exponerte ahora. Este capítulo está diseñado para proporcionar más detalles y orientación a fin de que implementes estas estrategias a largo plazo.

Estas técnicas no son fáciles, pero funcionan. Es importante adoptar una mentalidad fortalecedora y que te comprometas por completo con lo que estás haciendo, que aceptes el desafío, que valores el proceso independientemente del resultado y que respetes el hecho de que un gran éxito requiere un gran compromiso. En mi opinión, por ejemplo, luchar contra el hambre de vez en cuando genera profundos beneficios psicológicos. Mi pasado de deportista que quemaba e ingería muchísimas calorías y que dependía de la ingesta de hidratos de carbono para avanzar me hace desear llegar al límite de mi hambre de vez en cuando para demostrarme que ya no estoy a merced de la comida para sobrevivir y prosperar. Ya no me siento obligado por el dogma de la imbecilidad convencional que me lavó el cerebro para adorar a un dios falso; es decir, el modelo de gasto energético de las calorías que entran por las calorías que salen. Abrazar el hambre de vez en cuando también me ayuda a apreciar más la belleza del momento de comer y de la rica comida. Cada vez que damos algo por sentado (ya sea una relación, la puntualidad de un vuelo comercial, la fiabilidad de una conexión a internet o una comida), nuestra valoración puede disminuir con facilidad. Dado que tenemos acceso constante a todo tipo de comida preparada y aperitivos para picotear, es fácil desconectarse de la satisfacción del esfuerzo para conseguir alimentos que nos ofrezcan una comida nutritiva. Cuando experimentas hambre de verdad ocasionalmente y permites que esos procesos hormonales se desarrollen un poco antes de hacerle caso, te conviertes en un comedor más consciente, agradecido e intuitivo.

A continuación te presento algunas formas de decirles a tus genes que eliminen el exceso de grasa corporal con relativa rapidez. Una vez que alcances tu objetivo de composición corporal, no te costará trabajo mantener tu nuevo físico de forma indefinida. Aunque te alejes de estas estrategias avanzadas, reduzcas el volumen de ejercicio físico o te relajes un poco con la dieta, tus impulsos homeostáticos y tus procesos compensatorios te ayudarán a mantener el porcentaje de grasa corporal dentro de un rango estricto. ¡Los mismos mecanismos compensatorios que dificultan la eliminación de la grasa en primer lugar! Dicho esto, si tu futuro implica una dieta que aumente la producción de insulina de forma progresiva, irás acumulando grasa corporal en respuesta. Para mantener tu composición corporal bajo control, debes concentrarte en reducir el valor teórico de la insulina en el área bajo la curva (AUC, por sus siglas en inglés). Esto significa producir una cantidad mínima óptima de insulina, la suficiente para que haga su trabajo; la mejor manera de lograrlo es ayunando por rutina y evitando los hidratos de carbono y los aceites vegetales refinados. No te preocupes por la consistencia de tu gasto calórico cuando haces ejercicio ni por reducir la cantidad de alimentos ricos en nutrientes de tu dieta. Disfruta de la vida, e incluye cenas de celebración y descansos relajantes de la devoción al ejercicio físico. Si tienes miedo de acabar ablandándote, imagina que bajas en dos puntos con tu propia mano el control de la insulina para acelerar la quema de grasa.

Rutina de ejercicio en ayunas

Cuando haces ejercicio en ayunas y luego esperas entre una y cuatro horas antes de comer, obligas a tu cuerpo a acelerar la quema de grasa para satisfacer tus necesidades energéticas. Como ya te he explicado, privar a tus células de energía mediante la combinación de ayuno y quema de calorías a través del ejercicio impulsa la biogénesis mitocondrial: la producción de nuevas mitocondrias productoras de energía en tus células. Tal como se representa en la ilustración de la central de energía solar versus central termoeléctrica de carbón en el capítulo 3 (véase la página 140), la grasa requiere que se quemen las mitocondrias para obtener energía, pero la glucosa se puede quemar directamente en la célula sin mitocondrias. Cuanto mejor funcionen tus mitocondrias, mejor quemarás los combustibles limpios (grasas y cetonas) durante todo el día.

Las rutinas de ejercicio en ayunas constituyen una estrategia avanzada, porque si no has construido la maquinaria metabólica para quemar grasa (la central de energía solar), corres el riesgo de desencadenar la gluconeogénesis de «lucha o huida» para satisfacer tus necesidades de energía alta en glucosa durante el ejercicio y en las horas posteriores a este. Un deportista dependiente de los hidratos de carbono que se ejercita en ayunas o que intenta ayunar después de un entrenamiento lo único que consigue es aumentar el impacto del estrés del ejercicio y extender el tiempo de recuperación. Hasta que esa persona no transforme su dieta (y su estilo de vida de estrés y quema de azúcar), no obtendrá los beneficios de las rutinas de ejercicio en ayunas. Suponiendo que puedas mantener con comodidad un periodo de ingesta de 16/8 con una mañana de trabajo algo activa y quizá un poco de ejercicio ligero, puedes dar el siguiente paso y añadir una rutina matinal después del ayuno nocturno y después seguir ayunando, normalmente al menos una hora y a la larga hasta cuatro; un desafío, pero no demasiado abrumador. Llegado a ese punto, y al igual que puedes hacerlo mientras estés avanzando para lograr el patrón de ingesta de 16/8, puedes disfrutar de una comida satisfactoria cuando experimentes hambre de verdad.

La estrategia de ejercitarse en ayunas tiene cuatro variables: la duración del ayuno antes del ejercicio, la duración de este después de ejercicio, el grado de dificultad del ejercicio y la duración total del ayuno. Experimenta y comprueba qué es lo mejor para ti. A continuación te ofrezco una sugerencia de progresión que te ayuda a empezar y a avanzar hasta el mayor grado de dificultad, donde encontrarás los máximos beneficios de reducción de grasa.

1. **Ayuno nocturno, rutina de ejercicio moderada:** Deberías ser capaz de completar con comodidad una rutina equilibrada o de recuperación en un estado de ayuno nocturno

de doce horas (véase la página 281). Tu gasto energético ha sido mínimo durante la noche, por lo que todavía tienes suficiente glucógeno en el hígado y en los músculos como para realizar una sesión aeróbica de hasta sesenta minutos o una sesión breve e intensa de veinte minutos o menos. Si tienes hambre para desayunar justo después, hazlo y disfruta de la comida.

2. **Ayuno nocturno, rutina de ejercicio moderada, ayuno hasta sentir hambre de forma natural:** Rutina de ejercicio aeróbico de no más de sesenta minutos o rutina de alta intensidad glucolítica (quema de glucosa) de no más de veinte minutos. Puede ser una rutina de esprint o una intensa sesión de ejercicios de fuerza en el gimnasio. Comprueba cuánto tiempo puedes mantenerte sin comer de forma cómoda hasta que te entre hambre después del ejercicio. Ayunar incluso hasta una hora después de haber quemado energía antes de sentarse a comer supone un gran estímulo para la flexibilidad metabólica.

3. **Ayuno nocturno, rutina de ejercicio difícil:** Esta rutina tiene una duración o una intensidad suficiente para agotar de forma significativa el glucógeno. Puede ser una rutina de alta intensidad de hasta cuarenta minutos o una sesión aeróbica de hasta dos horas. Si tienes que comer justo después de ejercitarte, adelante. Una tortilla u otra comida baja en carbohidratos sería ideal, pero si te apetece comer hidratos de carbono, come hasta sentirte satisfecho del todo y con energía durante unas cuantas horas productivas. Poco a poco haz el esfuerzo de reducir la ingesta de carbohidratos de esa comida después del ejercicio para avanzar al siguiente nivel.

4. **Ayuno nocturno, rutina de ejercicio difícil, ayuno hasta sentir hambre de forma natural:** ¡Bienvenido a la asombrosa y nueva dimensión del deportista adaptado a la

quema de grasa! El ayuno nocturno y la rutina de ejercicio difícil seguramente hayan agotado de forma significativa el glucógeno. Esto se traduce en que el periodo de ayuno posterior al ejercicio se sostiene por la quema de grasa acelerada y la producción de cetonas. Comprueba si eres capaz de aguantar al menos una hora antes de disfrutar de una comida satisfactoria. De ese modo maximizas los beneficios del pico de hormonas adaptativas como la testosterona y la hormona del crecimiento humano posterior al ejercicio, algo que la insulina puede atenuar si comes de inmediato.

5. **Ayuno nocturno, rutina de ejercicio difícil, ayuno prolongado posterior al ejercicio:** ¡Esto es bastante avanzado, así que hazlo solo cuando estés listo! Este nivel ofrece un potencial asombroso para la reducción de grasa. He conocido a muchos deportistas que pueden perder varios kilos de grasa en una sola semana realizando rutinas ambiciosas durante periodos de ayuno prolongado. Aunque he repetido con frecuencia que lo ideal es sentirse cómodo y avanzar con cuidado para no liquidar tus activos, en este nivel puedes mostrarte más agresivo.

Cuando por fin llegue la inevitable sensación de hambre una, dos o cuatro horas después de haber hecho ejercicio, comprueba si eres capaz de aguantar un poco más. Busca algo que te mantenga ocupado, como un proyecto de trabajo que te guste, una llamada telefónica o un paseo al aire libre. Yo he descubierto que hacer un breve descanso durante el trabajo para subir escaleras o hacer una minirrutina puede impulsarme de inmediato a un estado metabólico diferente. Me siento despejado y en alerta más o menos durante media hora después, seguramente debido a un aumento en la quema de grasa y en la producción de cetonas. Y, aunque no hay que tomarse a broma los picos de grelina, doy fe de que desaparece de manera segura después de un cuarto de hora, sobre todo si empiezas a moverte en cuanto te asalta el hambre.

OBTENER GANANCIAS GRADUALES CUANDO YA ESTÁS EN FORMA

Cuando implementes estrategias avanzadas para lograr entrar en el vestido de dama de honor a tiempo para la boda, ten en cuenta que es posible que no puedas mantener ese físico tan impresionante de forma indefinida. Los atletas del Tour de Francia que intentan deshacerse de los últimos kilos de grasa justo los días antes de que dé comienzo la competición de tres semanas pedalearán hasta seis horas seguidas y luego pasarán unas horas muertos de hambre. Esa es la única forma de desencadenar una mayor reducción de grasa cuando ya te encuentras en el rango de un solo dígito. Sin embargo, estos deportistas de élite saben que solo pueden mantener niveles tan bajos de grasa corporal durante las tres semanas que dura la competición, y que después recuperarán naturalmente la ingesta calórica normal y un porcentaje de grasa corporal un poco más alto.

No obstante, aunque traspases de manera temporal los límites de tu flexibilidad metabólica y luego resetees para recuperar la normalidad, eso te ayudará a optimizar tu composición corporal durante años. Pongamos como ejemplo hipotético a un hombre que está en forma, pero que se encuentra atascado en un 14 por ciento de grasa corporal pese a sus abnegadas rutinas de ejercicio y a su cuidadosa alimentación. Implementar los conceptos básicos del programa de *Dos comidas al día* (eliminar los tres grupos de alimentos perjudiciales, comer menos y ayunar más) debería permitirle bajar y mantener rápidamente el 12 por ciento de grasa corporal. Pasar del 14 por ciento al 12 es bastante sencillo, pero obtener ganancias graduales a partir de ahí requiere salir durante un tiempo de lo que nos resulta cómodo con una serie de rutinas de ejercicio en ayunas, ayunos de veinticuatro horas o un régimen agresivo de exposición al frío (véase la página 291). Si se implementan estas estrategias avanzadas, se podría lograr temporalmente un 9 por ciento de grasa corporal. Después de zambullirse durante una temporada en un territorio insostenible a largo plazo, lo más seguro es que el porcentaje aumente con el tiempo. Con todo, la respuesta adaptativa al esfuerzo puede ayudar a reducir el punto de referencia a largo plazo del 12 al 11 por ciento.

Esta posibilidad está respaldada por estudios sobre el ayuno, la sensibilidad a la insulina y la cetosis nutricional. Cuando se reduce la producción de insulina (aunque sea temporalmente), se mejora la sensibilidad a la insulina. El ciclo de retroalimentación positiva de necesitar menos insulina para hacer el trabajo te permite desarrollar la flexibilidad metabólica; es lo opuesto al proceso de escalada de enfermedades impulsado por la resistencia a la insulina. Cuando ayunas y reduces los hidratos de carbono lo suficiente como para desencadenar la producción de cetonas, obtienes una variedad de beneficios de señalización genética posteriores que pueden ayudarte a mejorar tu composición corporal. Las cetonas tienen importantes efectos de ahorro de proteínas, ya que activan genes que ayudan a construir y preservar el tejido muscular. También producen efectos antiinflamatorios que son más potentes que los medicamentos recetados por los médicos; mejoran la quema de grasa y ayudan a prevenir la acumulación de grasa visceral inflamatoria. Las cetonas desencadenan la biogénesis mitocondrial, un proceso que contribuye a que quemes grasa de manera más eficaz y a depender menos de los hidratos de carbono de la dieta como fuente de energía. Estos beneficios también te permiten aumentar el nivel de dificultad de tu rutina de ejercicios y recuperarte más rápido, para que puedas quemar más grasa y desarrollar más músculo. El éxito con la flexibilidad metabólica engendra más éxito, incluida la capacidad de adelgazar un poco y de ponerse en forma con el tiempo, en vez de sufrir el declive físico y la acumulación de grasa típicas del proceso de envejecimiento.

Ayuno prolongado

Plantéate el ayuno prolongado solo si tienes una salud en general y un sistema inmunitario estupendos. Si empezaste la travesía de *Dos comidas al día* sin estar en forma, con obesidad, con un historial de daño metabólico por el efecto yoyó de las dietas o con problemas de tiroides o suprarrenales, enfermedades autoinmunes o inflamatorias, concéntrate en la progresión gradual que te expliqué en el capítulo 6: establece un periodo de ingesta de doce horas, deshazte de los tres grupos de alimentos perjudiciales modernos, abandona la costumbre de picotear, respeta tus señales naturales de hambre y saciedad y solo después aventúrate con mesura y tranquilidad en la dimensión de comer solo cuando tengas hambre. Esfuérzate por llegar al patrón de ingesta de 16/8 y disfruta de tu nueva vida de flexibilidad metabólica. Puedes estar seguro de que verás una reducción gradual y sostenida del exceso de grasa corporal con el tiempo, pero no te recomiendo los esfuerzos agresivos para eliminar la grasa si tienes antecedentes de problemas metabólicos. Desde luego que ocasionalmente puedes experimentar con periodos de ayuno más largos y es probable que ocurran de vez en cuando de forma natural. Sin embargo, no es necesario que te esfuerces en sobrepasar el patrón 16/8 durante al menos el primer año después de la transición para dejar de depender de los carbohidratos.

Si ya ayunas de manera prolongada de tanto en tanto, eres un entusiasta del fitness y/o tienes poca grasa corporal, deberías ser capaz de introducir fácilmente el patrón 20/4 algunos días o incluso hacer ayunos de veinticuatro horas esporádicamente. Si ya tienes una flexibilidad metabólica y una composición corporal excelente, te beneficiarás menos del ayuno prolongado que alguien que aspire a lograr esas características. Ese es el caso de las mujeres que practican ejercicio de manera habitual, que pueden sobrecargarse fácilmente si hacen un ayuno prolongado además de realizar rutinas de ejercicio intensas. Recuerda que las mujeres con tableta de chocolate que salen en las portadas de las revistas y se hacen virales en las redes sociales nadan en contra del impulso genético humano femenino más poderoso, que es mantener la capacidad reproductiva y la fertilidad. La fertilidad femenina se basa en consumir abundantes calorías nutritivas y en mantener un nivel razonable de grasa corporal, muy por encima de la imagen típica de esas portadas de revistas. Tratar de perder más grasa corporal puede convertirse fácilmente en un ejercicio de «lucha o huida» con repercusiones negativas.

Dicho esto, si sientes que todavía no has alcanzado tu meta y aspiras a superar los frustrantes estancamientos de la pérdida de peso o a deshacerte de la grasa del abdomen (también conocida como grasa visceral), que va aumentando poco a poco con el paso de los años y es de lo más indeseable y perjudicial para la salud, el ayuno prolongado puede ayudarte a avanzar. Si ya tienes experiencia y te sientes cómodo con un patrón 16/8, prueba con un ayuno de veinte horas (por ejemplo, una cena a las ocho de la noche seguida de ayuno hasta las cuatro de la tarde del día siguiente). Elige un día de poco estrés y haz solo una rutina moderada de ejercicio matinal. Recuerda las reglas del ayuno: nunca debes forzarlo ni luchar contra la disminución de la energía, la dispersión mental o la sensación prolongada de hambre. Comprueba cuánto tiempo puedes aguantar sintiéndote bien, rindiendo bien y sin pensar mucho en la comida. Tal como expuse al tratar el tema de la grelina, la hormona del apetito, que está influenciada por el ritmo circadiano, puedes experimentar sensación de hambre sobre las doce del mediodía si estás acostumbrado a comer a esa hora. Confía en que los ruidos del estómago desaparecerán en cuestión de minutos, sobre todo si rediriges tu atención y energía a un paseo rápido o a una minirrutina de ejercicios.

Es posible que hayas oído algunas instrucciones sobre cómo «romper el ayuno» con alimentos fáciles de digerir, como batidos o sopas. Yo no me preocuparía mucho por eso después de un ayuno de veinte horas. Elige una comida que te apetezca y celébralo, ¡te lo mereces! Sin embargo, resiste la tentación de comer demasiado después de un ayuno prolongado. Siéntate en un entorno tranquilo y sin estrés, mastica a un ritmo lento de forma deliberada y disfruta de la experiencia con conciencia plena.

AYUNOS DE VEINTICUATRO HORAS Y MÁS

Cuando hayas completado con éxito un par de ayunos de veinte horas, puedes aspirar al respetado ayuno de veinticuatro. Desafía a tu mente y a tu cuerpo a no comer durante todo un día y comprueba cómo te sientes. Intenta ayunar desde una cena temprana hasta otra cena temprana. Varios de mis amigos, conocidos divulgadores del ámbito de la salud ancestral, lo hacen regularmente, y algunos de ellos ayunan durante mucho más tiempo. El fundador de Dry Farm Wines, Todd White, ayuna veintitrés horas todos los días. Todas las noches disfruta de una cena de celebración (por lo común con compañeros de trabajo y con mucho vino fluyendo en nombre de la I+D del producto) y no vuelve a comer hasta la noche siguiente. Todd asegura que la logística de su día es mucho más fácil: en vez de dedicar tiempo a preparar la comida y comer, usa esos momentos para la meditación, para trabajar concentrado y para realizar las rutinas de ejercicio de alta intensidad.

La estrategia UCAD, una comida al día, (OMAD, por sus siglas en inglés) se está volviendo cada vez más popular entre las personas con flexibilidad metabólica que buscan maximizar los beneficios del ayuno, acelerar el metabolismo de las grasas y quemar cetonas de alto octanaje en el cerebro. Es una práctica común en toda Europa consumir café por la mañana y disfrutar de una buena comida después del trabajo. A la doctora Cate Shanahan, una devota de hacer una sola comida al día, le gusta combinar un café matutino rico en grasas (con nata o aceite MCT) con lo que ella llama una supercena temprana.

El doctor Peter Attia lleva a cabo un ayuno de cinco días de forma trimestral mientras hace un seguimiento exhaustivo de sus niveles sanguíneos, metabólicos y atléticos. Brian Johnson, el Rey del Hígado, y su mujer, Barbara, también llevan a cabo un ayuno de cinco días cada tres meses, y solo consumen agua. Atento a esto: el periodo de ayuno de cinco días de los Johnson no empieza con un banquete al estilo de la Última Cena, sino con una rutina de ejercicios agotadora para quemar glucógeno que Brian describe como una «caza fallida». La idea es simular las condiciones que probablemente soportaron nuestros antepasados de forma regular. Brian y Barbara aseguran que después de unos días de volver a comer y retomar el ejercicio físico habitual tras el ayuno de cinco días, experimentan un aumento significativo en sus metas físicas y en los niveles de energía diarios. El fisioterapeuta John Jaquish, inventor del dispositivo para entrenamiento de fuerza X3 Bar y autor de *Weight Training is a Waste of Time*, sigue un protocolo de ayuno continuo de cuarenta y ocho horas, y después ingiere una comida abundante de carne cada dos días. Con 108 kilos de peso y una grasa corporal de un solo dígito, los requisitos nutricionales de John son importantes, pero su metabolismo de circuito cerrado le permite prosperar, rendir y recuperarse de rutinas de ejercicio físico increíbles mientras practica un ayuno riguroso.

La investigación del biogerontólogo Valter Longo, director del Longevity Institute de la Universidad del Sur de California y autor de *La dieta de la longevidad*, revela que los órganos disminuyen de tamaño temporalmente durante un ayuno prolongado.

Esto es una consecuencia del desprendimiento de material celular inflamado y dañado como resultado del estrés de la vida cotidiana. Su investigación también confirma que la autofagia (reparación celular) y la apoptosis (muerte programada deseable de células dañadas, disfuncionales y precancerosas), dos procesos internos importantes de desintoxicación, se aceleran notablemente durante los ayunos prolongados, durante los cuales el estresante hormético de privar a los órganos de su suministro habitual de energía calórica hace que las células madre entren en acción e inicien procesos integrales de renovación y reparación.

La investigación de Valter Longo ofrece una variedad de beneficios adicionales del ayuno prolongado. Un ayuno de veinticuatro horas no agotará por completo el glucógeno muscular y hepático, por lo que ayunar durante dos días o más provocará picos adicionales en la quema de grasa y en la producción de cetonas. Más concretamente, los ayunos que agotan el glucógeno estimularán la quema de grasa visceral rebelde. Entre los beneficios constatados también se encuentran una tasa inferior de marcadores inflamatorios (como la proteína C reactiva, también conocida como hs-CRP); tensión arterial baja; niveles más bajos de glucosa, insulina y triglicéridos; una reducción del factor de crecimiento IGF-1 (que ofrece beneficios antienvejecimiento y prevención de enfermedades), y un aumento en la producción de la valiosa proteína BDNF, o factor neurotrófico derivado del cerebro, que podríamos decir que es fertilizante para el cerebro.

MANTÉN EL AYUNO EN PERSPECTIVA

Algunos entusiastas de la salud extrema y biohackers sugieren que el setenta y dos es el número mágico: el número mínimo de horas de ayuno necesarias para desencadenar beneficios importantes antiinflamatorios y de autofagia. Sin embargo, me gustaría alejarme de cualquier dogma de «más es mejor». En vez de intentar batir récords, concéntrate en el largo plazo. Trata de establecer un ritmo de ayuno de 16/8 o un patrón fractal e intuitivo que te ofrezca largos periodos de ayuno, comidas deliciosas y nada de picoteos. Imagina que haces balance dentro de siete meses (o de siete años) y que la conclusión es que te sientes cómodo con tu rutina.

Si intentas un ayuno prolongado, asegúrate de que tu energía y tu función cognitiva permanecen estables durante todo el tiempo. Deja las rutinas exhaustivas de ejercicio para otro momento; limítate a hacer ejercicios aeróbicos a un ritmo cómodo y minirrutinas. Cuando tus ayunos sobrepasan las veinticuatro horas, empiezas a producir niveles más altos de hormonas energizantes como cortisol, adrenalina y norepinefrina para mantener alta tu tasa metabólica en reposo en ausencia de la ingesta de calorías. Esas son las mismas hormonas que aumentan cuando haces ejercicio, y todos esos factores estresantes combinados pueden desencadenar fácilmente un cuadro de agotamiento después del ayuno, que podría traducirse en un episodio de ingesta excesiva o de fatiga durante los días posteriores. Por último, si tienes antecedentes o tendencia a sufrir trastornos alimentarios, los psicólogos desaconsejan intentar un ayuno prolongado debido a las posibles consecuencias psicológicas negativas.

Esprintar

Durante las interacciones con el público de mis charlas siempre recibo preguntas sobre cómo lidiar con los frustrantes estancamientos de la pérdida de peso. Mi respuesta favorita es: «Nada funciona mejor que los esprints». Si has realizado el gran esfuerzo de transformar tu dieta para desarrollar la flexibilidad metabólica, los esprints te pueden ayudar a librarte de esos últimos kilos de grasa rebelde. En comparación con quemar calorías haciendo horas y horas de cardio a la semana, puedes obtener un beneficio diez veces mayor con los esprints. Así empieza un estudio publicado en el *Journal of Obesity* titulado «Ejercicio de alta intensidad en intervalos y pérdida de grasa»: «El efecto del ejercicio aeróbico regular en la grasa corporal es insignificante; sin embargo, otras formas de ejercicio pueden tener un mayor impacto en la composición corporal». Las rutinas de ejercicio largas pueden ofrecer muchos beneficios físicos y psicológicos, pero no derretirán la grasa. El esprint lo hará, siempre que lo lleves a cabo de la forma correcta y hayas desarrollado la flexibilidad metabólica (véase la página 248 para obtener más información sobre cómo los esprints aceleran la quema de grasa).

La magia del esprint proviene de las respuestas adaptativas al estímulo del entrenamiento, así como del llamado efecto *afterburn*. Dicho efecto se refiere al hecho de que tu tasa metabólica se mantiene elevada hasta setenta y dos horas después de haber realizado una rutina de ejercicio de velocidad como esprintar, debido a un fenómeno conocido como «consumo excesivo de oxígeno después del ejercicio» (EPOC, por sus siglas en inglés). A medida que tu cuerpo se esfuerza para recuperar la homeostasis, utiliza oxígeno adicional para equilibrar las hormonas, renovar el glucógeno, reparar las células, sintetizar las proteínas musculares, reponer el trifosfato de adenosina y aumentar la oxidación de los ácidos grasos. La respuesta adaptativa al esprint describe poderosas señales genéticas y cascadas hormonales que ayudan a cambiar tu cuerpo para que pueda mejorar el rendimiento la próxima vez que te ejercites. Esto incluye mejorar el suministro de oxígeno a los músculos, reclutar fibras musculares más explosivas y eliminar la grasa corporal innecesaria.

Aunque las respuestas adaptativas se desencadenan después de un entrenamiento cardiovascular largo o incluso después de una clase de piano, estas actividades no conducen a la reducción de grasa tanto como lo hace el esprint. Puedes seguir sin problema manteniendo un exceso de grasa corporal mientras realizas actividades de menor impacto o de menor intensidad, pero sufrirás una penalización mucho más severa si empiezas a correr. Estás entrenando para acelerar al máximo al principio, mover los brazos con agresividad, golpear el suelo con la máxima fuerza de propulsión en cada zancada (la producción de fuerza de Usain Bolt es de más de 500 kilos por paso, ¡cinco veces su peso corporal!) y controlar los músculos estabilizadores a fin de mantener un centro de gravedad equilibrado durante todo el esfuerzo. Hasta la más mínima cantidad de energía desperdiciada (como un movimiento de brazos caprichoso o cargar con cierta cantidad de grasa abdominal que no te ayuda en absoluto a propulsarte hacia delante) tendrá un efecto adverso enorme en tu capacidad para generar la máxima velocidad. Lo mismo se puede aplicar para cualquier tipo de ejercicio físico o competición deportiva que implique saltar. Fíjate en el físico cincelado de un saltador olímpico o en el aspecto esquelético de un saltador de altura. Pero no te preocupes si tu físico no tiene el calibre olímpico cuando empieces. Hazlo lo mejor que puedas, consciente siempre de que la mejora continua será la recompensa por tu compromiso con algo que seguramente en un primer momento te resulte muy incómodo.

¡La potente señal genética de la pérdida de grasa provocada por el esprint es la razón por la que nunca ves a un velocista o a un saltador gordo! Por el contrario, en la línea de salida de las carreras de fondo más desafiantes, como una maratón, una ultramaratón de montaña o un triatlón Ironman, verás que la mayoría de los participantes tienen un ligero o un considerable exceso de grasa corporal. Probablemente se debe a los patrones de alimentación dependientes de los carbohidratos y a las respuestas compensatorias de la reducción de la actividad diaria y del aumento de la ingesta calórica provocadas por los entrenamientos largos y agotadores. Es más, esos patrones cardiovasculares crónicos y tan comunes seguidos por los corredores de fondo, por los deportistas de resistencia y por los adeptos al ejercicio en grupo pueden enviar señales genéticas de comer en exceso en un intento por sobrevivir al estrés corporal causado por las rutinas agotadoras que consumen por completo el glucógeno muscular. El resultado final del entrenamiento de resistencia extrema es poca o ninguna señal genética para eliminar la grasa. Muchos deportistas extremos se han sorprendido cuando pierden el exceso de grasa corporal al entrenar menos y hacer una serie de ajustes mínimos en la dieta.

Sigue las instrucciones del capítulo 5 para realizar correctamente los esprints, siempre enfatizando los esfuerzos de calidad constante y el descanso entre ellos. Lo mejor para ti es que no se produzca la fatiga y el agotamiento celular acumulativos derivados de las rutinas de ejercicios de alta intensidad en intervalos, porque eso te pondrá en modo de compensación (menos actividad, más apetito) en las horas posteriores. Debido a que las demandas de energía calórica del esprint son mínimas, puedes practicarlo en ayunas. De hecho, hacerlo en ayunas es seguramente la mejor idea, porque así eliminas el riesgo de sufrir malestar estomacal causado por comer justo antes de ejercitarte. Además, debido a las demandas metabólicas extremas del esprint, lo mejor es esperar para comer al menos una hora después del ejercicio, o tal vez más. Es probable que se te reduzca el apetito debido a la temperatura corporal elevada y a los niveles de la hormona del estrés después de practicar el esprint. Seguir la sugerencia de ayunar antes y prolongar un poco el ayuno después del ejercicio crea automáticamente una agradable experiencia de nivel 5 (véase la página 278): ayuno nocturno, rutina de ejercicio difícil y ayuno prolongado posterior al ejercicio.

Los beneficios adaptativos del esprint se maximizan cuando los realizas con peso. Si tienes una condición física insuficiente o te preocupan las lesiones, debes comenzar con carreras de bajo impacto o sin impacto en una bicicleta estática o en una máquina de cardio. Esfuérzate por hacer un progreso continuo para llegar a practicar el esprint en terreno plano. Aunque se recomienda correr una vez a la semana, puedes añadir una segunda sesión de esprint durante los esfuerzos agresivos de reducción de grasa a corto plazo. Si ya practicas el esprint, empieza añadiendo una sesión de bajo impacto o sin impacto en una bicicleta estática o en una máquina de cardio. Si te crees capaz de añadir una segunda práctica de alto impacto, intenta hacer solo los ejercicios de técnica y las carreras cortas de preparación descritas en el capítulo 5 (véase la página 248). Esos ejercicios son lo suficientemente extenuantes como para estimular la respuesta hormonal adaptativa, pero minimizarán el riesgo de lesiones y de agotamiento que pueden surgir si corres con demasiada frecuencia.

Recuerda, estamos hablando de señalización genética, y un poco ayuda mucho. A medida que progreses, no cedas a la tentación de realizar carreras más largas, más repeticiones o periodos de descanso más cortos. Limítate a disfrutar corriendo cada vez más rápido durante tu rutina habitual. Mantente firme con el plan y verás que la grasa desaparece con el tiempo. Si tus rutinas de esprint te provocan algo más serio que un leve malestar muscular o fatiga al día siguiente, reduce el esfuerzo para poder sentirte «bien» el día después. Un mensaje de precaución para aquellos que son lo bastante valientes y ya están motivados para aventurarse en la pista y correr: las rutinas demasiado estresantes (demasiado numerosas, demasiado largas o con descansos insuficientes entre esfuerzos) desencadenan un exceso de producción de la hormona del estrés y una respuesta de compensación. Las rutinas de esfuerzos explosivos bien ejecutadas estimulan un pico deseable de hormonas adaptativas (seguido de un rápido regreso a la homeostasis) y una reducción de grasa eficaz. Las minirrutinas breves y explosivas también pueden ser un gran catalizador para la reducción de grasa. Aunque los esprints requieren un calentamiento extenso y ejercicios preparatorios, hacer cualquier cosa explosiva durante diez segundos cuenta como una forma de correr en este contexto, por ejemplo una serie de sentadillas, bandas o cintas elásticas y *swings* con pesas rusas. Sigue el protocolo descrito en el capítulo 5 (véase la página 243).

EXPOSICIÓN AL FRÍO

La evidencia anecdótica y las investigaciones científicas más vanguardistas están revelando el increíble potencial de la exposición terapéutica al frío, también conocida como termogénesis por frío, para estimular la reducción de grasa de forma independiente y como complemento a los esfuerzos de la dieta y el ejercicio. La exposición al agua fría es especialmente terapéutica porque su mayor densidad molecular (en comparación con el aire) drena el calor corporal veinticinco veces más rápido que la exposición al aire frío. Darse una ducha fría o, mejor todavía, sumergirse en una bañera de agua casi helada durante unos minutos cada mañana desencadena una intensa respuesta hormonal. Se experimenta un aumento inmediato y brusco del estado de alerta y la motivación, así como un metabolismo acelerado de las grasas durante horas después. La exposición al frío hace que tu cuerpo queme calorías de grasa en un intento por mantenerse caliente. Ray Cronise, un científico que investigaba para la NASA y destacado biohacker, perdió 12 kilos en seis semanas con técnicas de activación por frío consistentes en duchas de contraste frío-calor, «paseos con escalofríos» (paseos al aire libre sin ropa) y dormir en condiciones frías. Cronise describe la técnica como «carga térmica» para aumentar la tasa metabólica.

Nota: Si tienes problemas de salud como disfunción tiroidea o suprarrenal, o algún síntoma de una enfermedad menor, deja la exposición al frío hasta que recuperes tu nivel básico de salud.

La exposición terapéutica al frío nos ayuda a contrarrestar otra desconexión genética más con nuestro pasado ancestral: nuestra existencia en ambientes cómodos y temperaturas estables veinticuatro horas al día durante los siete días de la semana. Como se menciona en el libro de T. S. Wiley *Lights Out: Sleep, Sugar, and Survival*, estamos atrapados durante todo el año en un «modo de verano» hormonal de consumo de azúcar y almacenamiento de grasa en preparación para un invierno frío y escaso en calorías. Lamentablemente, esa experiencia invernal nunca llega desde una perspectiva de señalización genética. Debemos reconocer que los humanos modernos nos hemos reblandecido literalmente debido a nuestra obsesión por la comodidad, la conveniencia, el lujo y la gratificación instantánea.

Por descontado, nadie quiere retroceder en la línea de tiempo evolutiva y experimentar las duras presiones de la selección natural a las que se enfrentaron nuestros ancestros. Sin embargo, cuando reculamos ante la simple mención de una ducha fría o de una rápida zambullida en un río helado al final de una caminata, está claro que hemos perdido parte de la ventaja que nos hace humanos. La falta de interés en los desafíos diarios que nos convirtieron (en palabras de Brian Johnson, el Rey del Hígado) en «los mamíferos depredadores más malvados que jamás han pisado la Tierra» ha acabado provocando un envejecimiento acelerado y un mayor riesgo de enfermedades.

Al igual que el ayuno, la exposición al frío nos proporciona una ventana a nuestro pasado ancestral, ya que los seres humanos primitivos solían estar sometidos a temperaturas frías. Los expertos creen que la exposición al frío fue un impulsor significativo de una variedad de adaptaciones evolutivas, entre las que se incluye la optimización del funcionamiento endocrino e inmunitario y el perfeccionamiento del atributo básico de supervivencia que es la quema de grasa eficiente. Nuestra adaptación a las bajas temperaturas probablemente sea la razón por la que poseemos un tipo especial de grasa conocida como tejido adiposo pardo (BAT, por sus siglas en inglés). A diferencia de la grasa «blanca» común, que almacenamos en nuestro cuerpo y quemamos para obtener energía, la grasa parda o marrón existe principalmente para mantenernos calientes. Las investigaciones demuestran que la exposición hormonal al frío activa la grasa parda, lo que provoca un aumento en la quema de grasa corporal normal.

Además de la activación de la grasa parda, una inmersión en frío nos ofrece una fantástica explosión de energía, estado de alerta y euforia. Empezamos a aprovechar antiguos procesos adaptativos y mecanismos de respuesta que están integrados en nuestros genes. Un destacado estudio finlandés reveló que la inmersión en agua a 4,4 °C durante tan solo veinte segundos aumenta el estado de ánimo, la concentración y la hormona de motivación norepirefrina entre un 200 y 300 por ciento durante hasta una hora. La exposición al frío también produce importantes efectos antiinflamatorios y estimulantes del sistema inmunitario, incluido un aumento en la producción del glutatión interno, que es superantioxidante. La exposición al frío también provoca la liberación de las tan preciadas proteínas del shock por frío, que facilitan una variedad de procesos de reparación en las sinapsis cerebrales y en el tejido muscular.

La vasoconstricción y la vasodilatación resultantes de la exposición al frío sirven para fortalecer el sistema cardiovascular. ¡Esto contradice esa broma tan común de que meterte en una bañera de agua fría o saltar a un lago helado te provocará un ataque al corazón! El frío y el recalentamiento también desencadenan una reacción de bombeo en todo el sistema linfático, lo que proporciona un potente efecto de desintoxicación y un impulso en el funcionamiento inmunitario de los glóbulos blancos y las células T. La idea errónea de que un enfriamiento ocasiona un resfriado quedó refutada por un estudio de los adeptos a la natación en invierno que revela que experimentaron un 40 por ciento menos de infecciones del tracto respiratorio que el grupo de control. La exposición al frío seguida de la exposición al sol también ayuda a aumentar la producción de vitamina D, algo particularmente beneficioso para minimizar el riesgo de contraer cualquier infección viral; sí, incluidas las infecciones pandémicas. Los entusiastas de la terapia de frío también disfrutan de numerosos beneficios psicológicos. Cuando desarrolles la disciplina necesaria para bajar la temperatura del agua de la ducha durante los dos últimos minutos (o para meterte en una bañera, en un lago helado o en algún recipiente con agua que te llegue al pecho y que no esté a más de 10 °C durante unos minutos), desarrollarás la concentración y la resistencia que podrás trasladar a todos los demás esfuerzos de la vida para lograr el máximo rendimiento.

Si sigues mirando el río desde la barrera en vez de desnudarte y zambullirte en sus aguas heladas, hay que subrayar la importancia de mantener una exposición al frío lo bastante corta como para desencadenar un beneficio adaptativo sin que te parezca una experiencia desagradable. Recuerda, veinte segundos de inmersión en agua a 4,4 °C proporciona un gran impulso hormonal, por lo que podemos deducir que uno o dos minutos a 12 °C tendrán el mismo efecto. La estimulación breve del modo «lucha o huida» te hará estar más alerta y más fuerte después de salir del agua, y tu cuerpo comenzará a trabajar para regresar a la homeostasis. Si te quedas en el agua fría hasta que te sientas realmente incómodo y empiezas a temblar, podrías sobrecargar los delicados mecanismos de la respuesta «lucha o huida» de la misma manera que lo harías al someterte a una rutina de ejercicios agotadora o una situación personal o laboral estresante. Un buen punto de referencia para seguir es salir siempre del agua antes de que tirites. Las investigaciones sugieren que los músculos comienzan a quemar más energía y a producir calor adicional antes de que empieces a tiritar, por lo que no es necesario que trates de batir ningún récord.

La mejor estrategia para lograr darse un baño helado es pensar de forma positiva y verlo claro; tener la intención de llevar a cabo la misión sin derrumbarse. Ya estés en la ducha, en una bañera con agua fría o en un río o lago helado, el uso de la respiración intencional te ayudará a resistir la respuesta de shock inicial que, por lo general, ocurre cuando te sumerges. Seguramente ya sepas lo que es zambullirte en agua fría, gritar de forma instintiva y salir de inmediato para envolverte con la toalla o meterte cuanto antes en la bañera o ducha con agua caliente más cercana. Puedes mitigar fácilmente esa reacción de pánico manteniendo una respiración profunda y abdominal durante el tiempo que estés en el agua. Comienza tomando una honda bocanada de aire que te infle el abdomen primero y después la cavidad torácica. Eso hará que el músculo del diafragma y los lóbulos inferiores de los pulmones, llenos oxígeno, actúen al cien por cien y la respiración será más eficaz.

Mantén un objetivo razonable de permanecer debajo del chorro de la ducha durante dos minutos o completar veinte ciclos de respiración antes de salir de una bañera fría o de un río o lago. Si sientes que estás a punto de tiritar, sal de inmediato e intenta hacerlo un poco mejor la próxima vez. En mi gimnasio, tengo acceso a una inmersión terapéutica en frío que se mantiene a 9 °C. Me encanta la terapia de contraste de frío a calor, en la que empiezo pasando diez minutos en la sauna para sentarme después en la piscina fría hasta el cuello (esto es importante porque la grasa parda se concentra en la parte superior de la espalda) de cinco a siete minutos, y termino con unos minutos de recalentamiento en el spa. Me lo he pasado muy bien comprobando que mi tolerancia aumentaba naturalmente con el tiempo. Al principio, solo podía aguantar en la piscina fría unos dos minutos; ahora llego hasta siete sin problema.

Guía para empezar con la exposición terapéutica al frío

1. **Duchas de contraste:** Empieza con esta práctica tan saludable, alternando entre el agua fría y la caliente durante treinta segundos durante tu ducha diaria. Es probable que al principio te resulte un poco incómodo, pero después de unos días te acostumbrarás y te encantará la recarga de energía refrescante que se obtiene de esta sencilla exposición al frío.

2. **Acabar la ducha en frío/duchas frías:** Cuando hayas practicado con las duchas de contraste, intenta terminar cada ducha con dos minutos de agua fría. Una vez que te acostumbres, podrás pasar a ducharte con agua fría (sin agua caliente en ningún momento) durante unos minutos.

3. **Baños de hielo o zambullidas:** Una vez que te conviertas en un experto en duchas frías, considera la idea de subir las apuestas y bañarte en agua helada, ya sea en la bañera, en un tanque exterior para ganado, en un río, en un lago o en el mar. El agua debe estar por debajo de los 15 ºC a fin de que sea adecuada para la terapia de frío.

4. **Congelador horizontal:** Quizá algún día te plantees que la experiencia sea asequible en casa a cualquier hora y cualquier día de la semana. ¡Un arcón congelador lleno de agua enfriada a la temperatura que desees! Busca en YouTube «*chest freezer cold water therapy Brad Kearns*» para aprender cómo poner en marcha tu arcón congelador lleno de agua.

5. **Crioterapia:** Otra opción es la práctica cada vez más popular de visitar un centro de crioterapia para una sesión corta dentro de una cámara de aire muy fría. Algunos puristas afirman que el agua ofrece más beneficios para la salud. También hay que tener en cuenta el alto coste de las sesiones o de las mensualidades, que puede ser un impedimento.

Nota: ¡Saludos desde Miami! Esta guía gradual da por supuesto que estás exponiéndote al frío y que luego seguirás con tu día habitual, disfrutando de agradables temperaturas interiores o exteriores. Si ese es el caso, recuperar poco a poco el calor natural (para lo cual puedes hacer un poco de ejercicio ligero o ponerte una capa extra de ropa si es necesario) te ayudará a maximizar los beneficios de la quema de grasa. Si te duchas y luego debes enfrentarte a las inclemencias del tiempo para instalar cadenas en las ruedas del coche o porque trabajas en un almacén sin calefacción, tal vez sea mejor que conviertas tu práctica con la exposición en estacional o que combines tus sesiones con el calentamiento inmediato mediante una ducha de agua caliente o una sauna (tal cual se hace en la popular terapia de contraste).

Déjate guiar por tus gustos personales y tu tolerancia natural. Con paso del tiempo, tal vez descubras una preferencial natural a usar temperaturas más frías o a seguir en el agua más tiempo. Los entusiastas avanzados pasarán de cinco a siete minutos en agua a 0 °C; diez minutos a 4 °C; y veinte minutos en el entorno de los 10-15 °C. No obstante, si te excedes hasta el punto de tiritar o sentirte mal durante un tiempo después, pondrás en marcha mecanismos de protección que reducirán tu energía, tu estado de ánimo y tu funcionamiento cognitivo en las horas posteriores a la exposición al frío como reacción a lo que se ha percibido como una amenaza de vida o muerte.

Librarse del exceso de grasa corporal

Con la emoción de añadir la exposición al frío a la lista de prácticas de biohacking de vanguardia, se nos ha olvidado incluir en la ecuación los conocimientos de la teoría de la compensación. La exposición al frío activa la grasa parda y aumenta la quema de grasa corporal (blanca), pero la ciencia y la evidencia anecdótica evidencian que la exposición al frío también puede estimular el apetito. Brad y yo hemos realizado experimentos para comprobar esta idea. Entre veinte minutos y una hora después de una sesión de frío, se produce un pico de grelina que induce el hambre. Me refiero a una subida independiente a la habitual influenciada por el ciclo circadiano, que parece producirse en conjunto con las sesiones de exposición al frío. Las investigaciones revelan que la exposición al frío provoca una caída en los niveles de glucosa en sangre (porque los músculos están quemando glucosa y grasa adicionales para calentarse), una razón que explicaría el consiguiente aumento del apetito. ¿Recuerdas algún día que concluyeras una dura jornada de esquí o después de cortar leña en invierno con una comilona o varias? A medida que tu cuerpo quema calorías para calentarse, los mecanismos del apetito le ordenan consumir más calorías para avivar el rugiente fuego de la chimenea.

Si de verdad quieres eliminar el exceso de grasa corporal de una vez por todas, mi sugerencia es que intentes ayunar durante unas horas después de una sesión de exposición al frío, anulando cualquier pico de grelina que se te presente. Una vez que pasa esa desagradable subida y que se te calma el estómago al darse cuenta de que no va a llegar ningún alimento a corto plazo, tu cuerpo empezará a quemar grasa y a producir cetonas de forma acelerada. Esto puede tener como consecuencia una agradable explosión de claridad mental, estabilizarte el estado de ánimo o inducirte niveles de energía y buena concentración durante unas horas. Ben Greenfield, uno de los pioneros en popularizar la exposición al frío estos últimos años, nos ofrece datos interesantes del sensor de glucosa en sangre que estuvo usando durante dos semanas mientras se exponía al frío. Afirma que el estabilizador diario más potente de sus niveles de glucosa en sangre fue su inmersión en frío de cuatro minutos por la mañana.

Para librarse del exceso de grasa, es mejor intentar recuperar el calor corporal de manera natural en vez de saltar directamente a una ducha caliente o someterse a la terapia de contraste de frío a calor que he descrito más arriba. La mezcla de frío y calor nos provoca una sensación de relajación más que una quema de grasa. Algunos entusiastas del frío extremo se visten con menos ropa después de sus sesiones en un intento por aprovechar los beneficios durante un periodo de tiempo más largo. También se esfuerzan por mantener el termostato de sus hogares más bajo para pasar un poco de frío, siguiendo la estela de los estremecedores paseos de Ray Cronise. Si decides probar con el estrés terapéutico leve por frío, asegúrate de mantener las manos y la cabeza calientes si no te pones mucha ropa o si te expones a temperaturas bajas durante demasiado tiempo. Eso le asegurará a tu cerebro que no está en peligro térmico y mantendrá la quema de calorías elevada. Realizar unas cuantas sesiones de exposición al frío, junto con el ayuno prolongado varias veces a la semana, puede ser lo más parecido a un arma secreta para librarse de la grasa, así que ¡adelante!

ESTRATEGIAS AVANZADAS PARA REDUCIR GRASA – EJERCICIOS PARA EL DIARIO

1. **Ejercicio físico en ayunas:** Describe tu experiencia actual y a qué nivel te encuentras con respecto a hacer ejercicio en ayunas. Tomando las ideas de este capítulo como sugerencias, haz una lista con una progresión de rutinas de ejercicio en ayunas cada vez más difíciles que te servirá de guía durante los próximos meses.
2. **Ayuno prolongado:** Describe tu experiencia actual y a qué nivel te encuentras con el ayuno prolongado. Haz una

lista con tus objetivos referentes al ayuno por los que esforzarte durante los próximos meses.

3. **Esprintar:** Describe tu experiencia actual y a qué nivel te encuentras con los esprints. Haz una lista con todas las formas posibles de incorporarlo en tu rutina de ejercicio físico actual, incluidos los detalles de la sesión inicial y de la progresión hasta rutinas más difíciles durante los próximos meses.

4. **Exposición al frío:** Describe tu experiencia actual y a qué nivel te encuentras con la exposición al frío. Haz una lista con una serie de retos progresivos de exposición al frío por los que esforzarte durante los próximos meses.

La Turbocarga de 12 días

Espero que la travesía a lo largo de este libro te esté resultando lo más interactiva y multidimensional posible. Esa ha sido la intención de las tareas para el diario al final de cada capítulo y el estímulo para que actuaras de inmediato deshaciéndote de la comida basura, optimizando tu entorno de sueño o controlando tu frecuencia cardiaca durante el ejercicio. Ahora llega el momento de sumergirse en el estilo de vida de *Dos comidas al día* de una manera intensa y a lo grande. ¡Es el momento de la Turbocarga de 12 días! Este programa independiente se basa en todo el conocimiento más las sugerencias prácticas que has ido descubriendo en este libro, con el objeto de crear una experiencia diseñada para inspirarte, centrada en la transformación de tu estilo de vida a largo plazo.

Todos los días durante doce días, llevarás a cabo una tarea en cada una de estas cinco áreas: comida, ayuno, ejercicio físico, mentalidad y estilo de vida. Reserva de una a dos horas por día para completar dichas tareas y escribir en el diario. Te recomiendo que empieces un lunes a fin de que los desafíos apropiados para el fin de semana caigan en los días 6 y 7. Si te retrasas o la logística te impide completar una tarea, anótala y comprométete a finalizarla lo antes posible. Si te parece apropiado y te resulta factible, hazla al día siguiente junto con el desafío programado para ese día o dos días después como muy tarde; esa es la mejor opción para no perder el impulso. Si te resulta imposible encajar la tarea perdida en los días que te queden de desafío, asegúrate de completarla lo antes posible una vez que llegues al final. Lo más conveniente es que todo fluya sin impedimento en tu vida cuando empieces con la Turbocarga. Elige una hora de inicio en la que te sientas concentrado, con energía y motivado para enfrentarte a una experiencia inmersiva breve, pero desafiante. Asegúrate de que los niveles de estrés de tu vida cotidiana sean bajos y de que no estás lidiando con cargas ni con obligaciones inusuales. Si tienes algún viaje planeado, recibes la visita de amigos o familiares que viven lejos o sufres alguna lesión molesta que te dificulta hacer ejercicio, espera hasta que las cosas se normalicen antes de comenzar con la Turbocarga. En casa debe reinar la comodidad a medida que avanzas con las rutinas diarias.

A continuación te muestro una lista de lo que necesitarás para disfrutar de una Turbocarga satisfactoria y agradable. Examínala a fondo, organiza lo que necesites, prográmate bien y compra todo lo necesario antes de empezar.

Comida y ayuno

- Cocina práctica, con utensilios y electrodomésticos básicos.
- Presupuesto adecuado para alimentos nutritivos y preparaciones de comidas de celebración.
- Tiendas de alimentos ecológicos y naturales, ya sean físicas o a través de internet, donde comprar productos de primera calidad.
- Aceites de cocina saludables como aceite de oliva virgen extra, aceite de aguacate y aceite de coco, y grasas saturadas como mantequilla, mantequilla clarificada (*ghee*) y manteca de cerdo.

Ejercicio físico

- Sensor de frecuencia cardiaca inalámbrico con transmisor de correa para el pecho y reloj (el FT1 de Polar es asequible y preciso).
- Lugar cercano para hacer esprints y pruebas MAF, como una pista de atletismo o un camino o sendero plano y suave.
- Gimnasio o recurso de internet para recibir clases de yoga, pilates o taichí.
- Ideas y planificación para una gran aventura en la naturaleza el día 7.
- Todo lo necesario para realizar un cambio en el lugar de trabajo el día 8 (mesa de pie, mesa baja, equipación para minirrutinas).

Mentalidad

- Cuadernos en blanco para el diario de *Dos comidas al día* y el de agradecimiento.
- Material para crear un tablero: revistas, cartulina, pegamento, material de dibujo/o imágenes digitales para crear una «película mental».

Estilo de vida

- Gafas o fuentes de luz que minimicen la luz azul (gafas de color naranja o amarillo que bloqueen los rayos ultravioletas, bombillas de luz cálida, lámpara de sal).
- Lugar de exposición al frío (bañera con agua helada o río, lago o mar con agua a menos de 15 °C).

Día 1

Comida: la purga de la cocina y la despensa

Espero que tomaras medidas inmediatas para deshacerte parcial o totalmente de los alimentos procesados perjudiciales cuando te hablé de la purga de la cocina y la despensa en el capítulo 1. Sin embargo, sea cual sea el estado en el que se encuentren tu frigorífico y tu despensa en este momento, ¡es hora de terminar el trabajo! Deshazte de todas las formas de aceites vegetales, cereales y sus derivados, y azúcares refinados (véanse las páginas 62 y 63). Si todavía hay presencia de alguno de esos elementos, ha llegado el momento de poner en práctica la tolerancia cero con los tres grandes grupos de alimentos perjudiciales durante los doce días de la Turbocarga.

Debes tener mucho cuidado cuando salgas a almorzar o cenar, porque es probable que el plato de salmón y brócoli del restaurante o la carne asada y el guacamole para llevar estén preparados con aceites vegetales refinados. Lee las etiquetas cuando compres infusiones de hierbas exóticas, kombuchas o cualquier producto del menú de Starbucks, porque es habitual que todo lleve azúcares añadidos. Sé consciente de la mejoría que experimentas al abandonar la montaña rusa del azúcar en sangre durante la Turbocarga y, con un poco de suerte, serás capaz de eliminar esos alimentos a largo plazo o al menos los consumirás con moderación.

Ayuno: ritmo circadiano digestivo de doce horas

Limita hoy cualquier tipo de funcionamiento digestivo a un máximo de doce horas. Este desafío será continuo durante toda la Turbocarga y después de finalizarla. Presta mucha atención al hecho de que tu reloj digestivo comienza con el procesamiento de cualquier sustancia xenobiótica, aunque no tenga calorías (café, té, infusiones o vitaminas, por ejemplo). Partiendo de esta base, la categoría del ayuno implicará ingerir calorías en un periodo de tiempo determinado, probar a hacer un par de ayunos prolongados e integrar las rutinas de ejercicios físicos en el periodo de ayuno.

Ejercicio físico: ejercicios aeróbicos a la frecuencia cardiaca MAF

Calcula tu frecuencia cardiaca MAF: «180 menos la edad» latidos por minuto. Por ejemplo, un deportista de cuarenta y dos años tendría una frecuencia cardiaca MAF de 138 latidos por minuto (180 menos 42 es igual a 138). Es importantísimo obtener una medición precisa de tu frecuencia cardiaca para todas tus rutinas cardiovasculares para que te asegures de obtener los beneficios metabólicos previstos: promover la quema de grasa en vez de la quema de azúcar. Como ya te dije en el capítulo 5 (página 235), para medir de forma precisa el ritmo cardiaco necesitarás un sensor de frecuencia cardiaca inalámbrico con un transmisor de tórax y un reloj.

Espero que hayas elegido uno y que lo utilices siempre que hagas una rutina de ejercicio cardiovascular. Sí, es así de importante. Es dificilísimo confiar en el esfuerzo percibido o en el control manual esporádico del pulso, porque es normal superar la frecuencia cardiaca MAF sin que percibas el menor esfuerzo. Hasta los deportistas con años de experiencia necesitan un recordatorio constante, en forma de alarma acústica, para evitar exceder sus máximos aeróbicos. Si decides no comprar un sensor inalámbrico, puedes hacer la rutina de ejercicio en alguna máquina de gimnasio equipada con un medidor de pulso o con una pulsera de actividad o reloj inteligente. Un entrenamiento MAF de verdad debe resultarte siempre cómodo; debes ser capaz de recitar el abecedario completo o de hablar con un compañero de ejercicio sin que te falte el aliento en ningún momento.

Mentalidad: diario de Turbocarga de 12 días y diario de agradecimiento

Crea nuevas secciones en tu diario de *Dos comidas al día* para llevar a cabo las tareas de la Turbocarga de 12 días o hazte con un nuevo diario si quieres mantenerlas separadas. De manera similar, crea un diario de agradecimiento por separado o asigna páginas diferentes del diario que usas para las entradas de agradecimiento.

Diario de Turbocarga: enumera algunos defectos, debilidades, malos hábitos, errores pasados y fallos que puedas perdonarte en este momento. Pueden ser fracasos en la dieta, en tus metas de ejercicio físico o aspectos de la rutina diaria que han acabado en la categoría de «para mejorar».

Diario de agradecimiento: Haz una lista enumerando varias circunstancias de tu estilo de vida y varios atributos de salud por los que estás agradecido. Si tu salud, tu energía o tu composición corporal no son tan buenas como deseas, reconoce la asombrosa capacidad del cuerpo humano para responder a las señales ambientales y transformarse.

Estilo de vida: haz una foto del «antes»

Hazte una foto del «antes» delante de un espejo de cuerpo entero con un mínimo de ropa. Enfréntate a la experiencia sin negatividad y mentalízate de que usarás la foto para mantenerte agradecido, motivado y con una actitud responsable mientras te esfuerzas por lograr los objetivos de transformación del cuerpo y de la vida.

Crea un santuario del sueño. Deshazte del papeleo, de los trastos y del televisor o de cualquier pantalla que tengas en el dormitorio. Ordena el armario, el cuarto de baño y la mesilla de noche en un esfuerzo por conseguir un efecto minimalista. Si dudas con algún objeto o si llevas mucho tiempo sin usarlo, ¡tíralo! Esfuérzate por lograr que la oscuridad sea completa por la noche. Tapa como puedas las ventanas temporalmente mientras encuentras unas cortinas que bloqueen por completo la luz u otras soluciones más permanentes. Quita o tapa con cinta adhesiva todos los puntos de luz pequeños y deshazte de las luces nocturnas. Consigue una linterna de luz cálida (mucho menos perjudicial para la melatonina que las emisiones de luz azul de una linterna normal) y colócala al lado de la cama para usarla si necesitas levantarte en la oscuridad. Evalúa el nivel de ruido de tu dormitorio y hazte con una combinación de filtro de aire HEPA y un ionizador; con un humidificador o deshumidificador (según tu entorno); o con un dispositivo de ruido blanco según tus necesidades. Conecta tus dispositivos móviles en el punto más alejado que puedas; lo ideal es que sea en el pasillo. Si no es posible, carga el teléfono lejos de la cama. Eso minimizará la exposición al campo electromagnético y te ayudará a resistir la tentación de mirar el móvil antes de acostarte o a primera hora de la mañana.

Diario

- Comida: Anota tus pensamientos sobre la purga definitiva de la cocina y la despensa, y haz una lista detallada de las cosas que has tirado. Si ya lo hiciste mientras leías el capítulo 1, escribe el efecto que ha tenido el cambio de dieta en tu energía, en tu estado de ánimo y en la concentración mental hasta la fecha.
- Ayuno: Anota la hora de inicio y de finalización de la función digestiva.

- Ejercicio físico: Anota tu frecuencia cardiaca MAF y lo que desees sobre tus rutinas de ejercicio.
- Mentalidad: Escribe lo que te corresponda en el diario de la Turbocarga y en el diario de agradecimiento.
- Estilo de vida: Comenta tu foto del «antes» y haz un resumen de lo que estás haciendo para crear un santuario del sueño.

Día 2

Comida: llena la despensa con comida saludable

Si ya has hecho la purga en la cocina y la despensa, y las has llenado después de leer los capítulos 1 y 2, este paso de la Turbocarga no te resultará tan abrumador. Si ya has creado cierta inercia con opciones nutritivas saludables en tu casa y con la ausencia de comida basura ultraprocesada, hoy puedes comprar algunos artículos especiales. Pero si hoy es el día de llenar la despensa hasta arriba para empezar de cero, ha llegado el momento de ir a comprar alimentos ancestrales deliciosos, de alta calidad y ricos en nutrientes. Busca la mejor tienda de alimentos naturales de tu zona y habla con el personal para obtener recomendaciones y consejos sobre las opciones más saludables en cada categoría de alimentos. Pregunta si hay una cooperativa o un mercado de agricultores en tu localidad donde puedas comprar productos frescos todas las semanas. Prueba con algunas tiendas de internet para artículos especiales o para dar con aquellos artículos que no encuentras en tus tiendas locales, usando como guía las numerosas sugerencias presentadas por categoría en el capítulo 2 y resumidas en el material del día 5 (página 319).

Ayuno: patrón de ingesta de 14/10

Esfuérzate por completar un periodo de ayuno nocturno de catorce horas antes de consumir las primeras calorías del día. Te sentirás espabilado, enérgico y concentrado sin comer durante las horas de la mañana. Eso es indicador de una flexibilidad metabólica adecuada: estás quemando grasa corporal y quizá produciendo algunas cetonas como fuentes seguras de energía antes de tu primera comida. Si no tienes mucha energía, sufres cambios de humor, dispersión mental o antojos de azúcar durante el periodo de ayuno, «rómpelo» con tu primera comida y anota la duración del ayuno. Si es necesario, reduce el resto de las tareas relacionadas con el ayuno para no exceder tus capacidades y desencadenar la respuesta de «lucha o huida» de tu cuerpo.

Ejercicio físico: evaluación aeróbica y de fuerza

Realiza una prueba de función aeróbica máxima cubriendo una distancia predeterminada o siguiendo una ruta que se complete en unos diez minutos. Mantén una frecuencia cardiaca lo más cercana posible a tu MAF de «180 menos la edad» en latidos por minuto. Repite la prueba cada cuatro semanas (o cada seis como mucho) haciendo el mismo recorrido e idéntica distancia.

Tu evaluación de la fuerza consistirá en una sola serie de cada uno de los movimientos esenciales básicos: flexiones, dominadas, sentadillas y planchas (véase la página 242). Haz tantas repeticiones como puedas hasta fallar. Descansa al menos cinco minutos entre ejercicios para garantizar un esfuerzo de alta calidad. Anota los resultados en el diario y repite la prueba cada cuatro semanas (o cada seis como máximo). Los resultados mejorarán con el tiempo, a medida que realices rutinas de ejercicio de fuerza de manera habitual. Si tienes objetivos concretos que alcanzar, no dudes en elegir evaluaciones alternativas, como un esprint cronometrado de 400 metros o una serie de *press* de banca o de peso muerto. Al igual que en la prueba MAF, la clave está en repetir exactamente las mismas evaluaciones de fuerza para llevar constancia precisa del progreso o el retroceso.

Mentalidad: identifica creencias y patrones de conducta autolimitantes

Completa este ejercicio para el diario con total sinceridad y objetividad. Haz una lista de pensamientos y creencias autolimitantes, y otra lista con los comportamientos autolimitantes. Por ejemplo, albergar una imagen corporal negativa entra en la primera categoría, mientras que comer demasiado rápido entra en la segunda. Además de los problemas evidentes con los que estás lidiando a diario, dedica un tiempo a la reflexión para descubrir si hay algo acechando en tu subconsciente que puedas añadir a la lista. Escribe una breve explicación de los detalles de cada elemento. Por ejemplo, puedes descubrir un vínculo entre comer demasiado rápido y haber crecido en una familia numerosa en la que competías por la comida en la mesa.

Estilo de vida: noches oscuras, silenciosas y tranquilas

Dedica las últimas dos horas antes de acostarte a relajarte: sin pantallas, sin emociones fuertes y con poca luz (usa gafas con cristales de color naranja o amarillo que bloqueen los rayos ultravioleta o fuentes de luz cálida). Elige actividades tranquilas como relacionarte con otras personas en un entorno sereno, dar un paseo por el barrio, usar el rodillo de automasaje, dibujar o practicar otras formas de arte, disfrutar de un baño caliente, dar o recibir un masaje o leer en la cama. Mañana elegirás algunas de tus actividades favoritas para crear un ritual relajante antes de dormir que repetirás todas las noches.

Diario

- Comida: Comenta cómo han ido las compras para reabastecer la cocina y haz una lista detallada de los alimentos que has comprado y de los lugares donde lo has hecho.
- Ayuno: Anota la hora de inicio y la hora de finalización de tu periodo de ingesta, e incluye una evaluación subjetiva de tu experiencia con el patrón 14/10.
- Ejercicio físico: Anota los resultados de tu prueba MAF y de las evaluaciones físicas.
- Mentalidad: Completa las tareas del diario sobre las creencias y comportamientos autolimitantes.
- Estilo de vida: Describe qué tal te ha ido con la velada tranquila, en particular lo que más te ha gustado, de modo que puedas integrarlo en la rutina nocturna de mañana.

Día 3

Comida: busca recetas saludables

Dedica de treinta a sesenta minutos a revisar las recetas de este libro u otros libros de cocina que te interesen, y haz una lista con las seis o siete que más te atraigan, las que potencialmente puedan convertirse en habituales en tu rutina y en la de tu familia. Elige una receta para preparar a modo de cena de celebración para familiares y amigos el día 6 e invita hoy a los comensales. Haz la lista de ingredientes que necesitas para preparar el menú y cómpralos la próxima vez que salgas.

Ayuno: patrón de ingesta de 14/10

Completa otro día con el patrón 14/10 de ayuno e ingesta porque los desafíos van a ir aumentando muy rápido durante la Turbocarga.

Ejercicio físico: introducción al esprint

Realiza la siguiente secuencia de actividades para disfrutar de una rutina de esprint segura y eficaz:

- calentamiento aeróbico,
- estiramiento dinámico (busca en YouTube «*Brad Kearns preworkout dynamic stretching routine*» para una rutina de calentamiento con estiramientos),
- calentamiento con ejercicios de rutina (busca en YouTube «*Brad Kearns running technique drills*» para una rutina de técnica de carrera con Brad Kearns) y
- seis carreras preparatorias breves que duren unos cinco segundos cada una.

Para la serie principal de esprints, realiza esfuerzos explosivos que estén dentro de tus capacidades y acaba la rutina de ejercicios sintiendo un cansancio agradable y satisfecho en vez de agotado y exhausto. Si estos esfuerzos llegan a buen puerto, llevarás a cabo una sesión de esprint de larga duración el día 8. Si hoy te ha parecido un poco difícil, limítate a repetir la rutina de hoy el día 8. Aumenta el grado de dificultad de tus sesiones de esprints solo cuando te sientas bien preparado y te encuentres descansado y motivado al cien por cien para rendir al máximo.

Mentalidad: destruye y replantea creencias y conductas autolimitantes

Analiza cada creencia y conducta autolimitante de la lista de ayer y pon en práctica la estrategia de Jack Canfield de describir cómo te limita y decidir cómo prefieres ser, actuar o sentirte (véase la página 192). Después, escribe una afirmación de cambio que deje claro tu deseo de transformarte. Sé preciso con el lenguaje para que puedas «comprar» nuevas creencias y conductas que parezcan realistas y factibles. Te doy un ejemplo: si albergas una imagen corporal negativa, eso puede disuadirte una y otra vez a la hora de cumplir con las restricciones dietéticas o con una rutina de ejercicio regular. Cuando encuentres la más mínima resistencia que requiera de disciplina y resolución, tu imagen corporal negativa saboteará tus mejores intenciones y volverás al punto de partida indeseado. Dado que una imagen corporal negativa no se desvanecerá simplemente con una afirmación alegre, tal vez puedas formar una nueva creencia: puedes progresar de manera constante si te esfuerzas. Aunque no te guste o incluso odies lo que ves en el espejo ahora mismo, puedes comprar esta nueva creencia, que afirma que es posible un progreso constante. Esto te dará libertad para implementar las medidas necesarias y mantener el rumbo, aun superando la adversidad.

Estilo de vida: crea un ritual relajante antes de acostarte

Hoy puedes unir algunas de tus actividades nocturnas preferidas que no necesiten pantallas y crear una plantilla con la que llevar a cabo un ritual relajante antes de acostarte que repetirás todas las noches. Quizá algunas cosas de las que hiciste anoche surtieron efecto y puedes aprovechar la experiencia de toda una vida para elegir actividades que calman y te relajan. Repite la misma secuencia todas las noches hasta que se vuelva automática. Cuando llegue el momento de empezar el ritual, realizar los movimientos sin tener que usar la capacidad intelectual a fin de recordar lo que sigue servirá para que tu mente y tu cuerpo se relajen como preparación para dormir. Seguro que te sorprenden los beneficios de pasar de forma deliberada de la naturaleza dinámica y estimulante de la agitada vida moderna a un esquema ritualista que te ofrece beneficios de conexión cuerpo/mente similares a los de una sesión de yoga, de taichí o de meditación.

Lo mejor es que el ritual comience con una alarma que te recuerde que es hora de empezar. A partir de ese momento, tal vez elijas sacar al perro a dar un paseo de diez minutos por el barrio, volver a casa y preparar una infusión, pasar cinco minutos con el rodillo de automasaje y después escribir en el diario de agradecimiento mientras disfrutas de la infusión. Cuando acabes, vete al dormitorio para apagar las luces.

Hay muchísimas opciones para crear una secuencia que resulte relajante y placentera. En invierno, mi ritual nocturno es un largo baño en el jacuzzi con mi mujer, Carrie, seguido de un chapuzón de cinco minutos en una piscina fría, tras el cual paso unos minutos de recalentamiento en el spa. Después de una ducha rápida, me acuesto en un colchón enfriado (ChiliTechnology.com), paso de quince a treinta minutos leyendo (a oscuras y con una lámpara de lectura frontal) y después se apagan las luces. En verano, Carrie y yo sacamos a nuestra perra, Shanti, para darle un último paseo por el barrio (que dura entre cinco y veinte minutos, dependiendo al parecer de la cantidad de olores interesantes del vecindario). De regreso en casa, me doy una ducha fría de cinco minutos y luego disfruto de la lectura. La ducha fría y el colchón enfriado me ayudan a reducir la temperatura corporal, uno de los factores claves desencadenantes de la liberación de melatonina y la somnolencia.

Sea cual sea el ritual que crees, asegúrate de que la duración sea lo bastante corta como para repetirla fácilmente todas las noches. Siéntete libre de añadir o restar ciertos elementos con el paso del tiempo, pero asegúrate de tener siempre una plantilla que puedas repetir.

Diario

- Comida: Anota las recetas que has encontrado y haz una lista de los ingredientes que necesitas comprar.
- Ayuno: Anota la hora de inicio y la hora de finalización de tu ingesta calórica y evalúa de forma subjetiva el patrón de ayuno e ingesta 14/10.
- Ejercicio físico: Anota los detalles de tu rutina de esprint (repeticiones, duración, intervalos de recuperación) y realiza una evaluación subjetiva de su eficacia.
- Mentalidad: Realiza las tareas del diario sobre las creencias y las conductas autolimitantes.
- Estilo de vida: Escribe una descripción detallada del ritual relajante que has creado para repetir todas las noches antes de acostarse y comenta la experiencia.

Día 4

Comida: recién preparada. No envasada, ni procesada ni congelada

Hoy prepararás todas las comidas desde cero y consume solo alimentos frescos. Obviamente, algunos alimentos envasados (como los huevos en su caja de cartón, la carne envuelta en papel protector y otros artículos frescos mínimamente procesados) son opciones adecuadas, igual que el uso ocasional de salsas, aliños y condimentos saludables (lee las etiquetas para evitar productos que contengan edulcorantes y aceites vegetales refinados).

Ayuno: 14/10 sin picoteo

Ha llegado el momento de subir las apuestas con elegancia en lo que se refiere a la flexibilidad metabólica. Sigue con el periodo de ayuno de catorce horas, como has hecho los dos días anteriores, pero dentro del periodo de ingesta de diez horas no consumas calorías entre comidas. Con suerte, ya desechaste la idea de los picoteos en cuanto leíste la introducción de este libro, pero hoy es el momento de ponerse serio al respecto y hacer un esfuerzo consciente para mantenerte firme, aunque lo que te apetezca sea algo insignificante, como un puñado de nueces.

Ejercicio físico: minirrutinas

Hoy te adentrarás en el maravilloso mundo de las minirrutinas (véase la página 243) realizando un mínimo de cinco rutinas distintas que durarán entre uno y cinco minutos cada una. Haz una minirrutina al despertar para que fluya la energía y luego úsalas a modo de descansos estratégicos de largos periodos de sedentarismo durante la jornada laboral. Une algunos ejercicios breves y explosivos o haz una rutina de movimientos de flexibilidad y movilidad. Tal como espero que descubras hoy, una inversión mínima de tiempo puede tener un gran impacto en tu energía, concentración mental, estado de ánimo general y sensación de bienestar.

Anota los detalles de cada minirrutina en el diario. Comprueba si eres capaz de crear una serie de rutinas de referencia que puedas repetir sin tener que realizar ningún esfuerzo cognitivo o creativo. Por ejemplo, saltar del escritorio para hacer veinte sentadillas, hacer veinte ángeles de pared o subir cinco tramos de escaleras puede convertirse en tu rutina fija para el lugar de trabajo.

Mentalidad: afirmaciones de cambio. Programación subconsciente

Relee la afirmación de cambio que escribiste ayer y pon en marcha la recomendación de Jack Canfield de repetir cada afirmación durante dos o tres minutos varias veces al día durante un mínimo de treinta días. Hoy realiza un mínimo de cinco sesiones de repetición y esfuérzate por hacer lo mismo todos los días durante los próximos treinta. Marca la página del diario donde has escrito la afirmación de cambio para que te resulte fácil encontrarla de nuevo.

Estilo de vida: crea una rutina matinal ganadora

Experimenta con algunas ideas diferentes y luego determina una secuencia de actividades que consideres que se pueden convertir en un hábito matinal diario durante las próximas semanas. Lo ideal es que la rutina conlleve la exposición a la luz solar directa y movimiento para que la sangre y el oxígeno fluyan por todo el cuerpo. Tal vez prefieras dar un paseo rápido al aire libre, completar una rutina de asanas de yoga fáciles en el césped y luego sentarte al aire libre durante unos minutos con una infusión y tu diario de agradecimiento. Los deportistas pueden diseñar una rutina personalizada de flexibilidad y movilidad, que incluya algunos ejercicios ligeros de fortalecimiento, y terminar con un par de minutos de exposición al frío (véase la página 291). No te acerques al teléfono y busca conductas matutinas que te hagan sentir bien. Añadir elementos que requieran llevar la cuenta (por ejemplo, diez saludos al sol, arquear la espalda mientras cuentas hasta veinte, escribir tres entradas en el diario de agradecimiento, darte una ducha fría durante dos minutos) mejora el aspecto de consciencia plena del ritual matutino. Durante las próximas semanas, crea una rutina definida que puedas llevar a cabo en piloto automático todos los días.

Es fundamental que te asegures de que la rutina sea lo bastante corta y sencilla como para mantenerla a largo plazo. Controla el entusiasmo por crear la rutina matinal «perfecta» y peca de quedarte corto cuando crees tu primera plantilla. Debes comprometerte y mostrar la disciplina necesaria para repetir la rutina todos los días hasta que se convierta en un hábito. Una vez que sea un hábito firme, puedes aumentar la duración o el grado de dificultad de la rutina a tu gusto, algo que aumenta las probabilidades de que tenga éxito. Si sales disparado por la puerta con una hora de energía en las reservas durante la Turbocarga de 12 días, la vida real acabará destrozando tus grandes ambiciones.

Brad Kearns nos habla de los beneficios duraderos de una rutina matinal en el episodio del 10 de diciembre de 2019 de su pódcast *Get Over Yourself.* En él nos detalla sus esfuerzos de cuatro años para crear y mantener una rutina diaria cada vez más complicada que implica flexibilidad, movilidad, fortalecimiento y prevención de lesiones. Nos cuenta que empezó con una sencilla rutina de movimientos diseñados para prevenir lesiones durante los esprints y el salto. Una vez que lo grabó para subirlo a su canal de YouTube (busca «*Brad Kearns morning routine*», para ver una rutina matinal de Brad Kearns), se sorprendió al comprobar que lo que creía una sesión de cinco minutos para ayudar a que la sangre fluyera en realidad duraba doce. Después de dos años de constancia diaria, se vio obligado a añadir un par de movimientos específicos para lograr sus objetivos de ejercicio físico, a los que agregó un par más unos meses después y otros cuantos más con el paso del tiempo. Hoy, su rutina matinal diaria dura treinta y cinco minutos, y los añadidos ocasionales hacen que a veces la extienda hasta los tres cuartos de hora. Lo que comenzó como una simple alternativa a coger el teléfono móvil nada más levantarse se ha convertido en una rutina de ejercicio ardua y eficaz. Completar la rutina cada día ha elevado espectacularmente la plataforma desde la que realiza sus rutinas serias de esprints y saltos de altura.

Diario

- Comida: Describe las comidas que has preparado y haz una valoración subjetiva de la experiencia.
- Ayuno: Anota la hora de inicio y la hora de finalización de tu ingesta calórica y evalúa de manera subjetiva la experiencia del patrón 14/10 sin picoteos.
- Ejercicio físico: Describe al detalle cada minirrutina. Piensa en algunos ejercicios más que te resulten divertidos y que puedas añadir en el futuro a la plantilla.
- Mentalidad: Escribe lo que piensas sobre el ejercicio de afirmación de cambio.
- Estilo de vida: Describe de forma detallada tu rutina matinal. Crea una rutina repetible para el futuro.

Día 5

Comida: superalimentos y productos de primera calidad

Dedica un tiempo a explorar las tiendas cercanas a tu hogar y busca también en internet alimentos como vísceras de animales alimentados con pasto, mariscos capturados en su hábitat natural, aceites de oliva y aguacate prensados en frío, chocolate artesano «de grano a tableta» y otros productos de primera calidad (véase el capítulo 2). Prepara algunas recetas con ingredientes que vayan un paso por delante de lo que ofertan los supermercados tradicionales. Comprueba si eres capaz de desarrollar auténtico interés por un producto determinado y aprende cómo se cultiva, se cosecha y se comercializa, como haría un conocedor de vinos al estudiar una variedad en particular.

Busca en internet tiendas que vendan carnes, chocolate, marisco o aceites de primera calidad.

Ayuno: patrón de ingesta de 16/8

El patrón de ingesta de 16/8 generalmente implica terminar de comer a las ocho de la noche y consumir tus primeras calorías a las doce del mediodía del día siguiente. Si prefieres seguir un patrón de ingesta de mañana y noche, tal como he descrito en el capítulo 6, sigue manteniendo el patrón de ingesta de 14/10 sin picotear entre las dos comidas al mediodía.

Ejercicio físico: entrenamiento aeróbico innovador

Aumenta la duración de tu típica sesión de cardio para mejorar tus niveles físicos. Cuando te sientas descansado por completo y con energía para una rutina desafiante, intenta que sea el doble de tiempo del habitual ¡o más! Asegúrate de mantener tu frecuencia cardiaca MAF (o inferior) en todo momento para estimular la máxima quema de grasa y la mínima quema de glucosa.

Mentalidad: planes de acción paso a paso

Después de revisar tus tareas de mentalidad de los tres días anteriores, enumera hasta tres creencias o patrones de conducta que tienes la intención de cambiar. Crea un plan de acción detallado paso a paso para cada uno. Describe cómo aumentarás la importancia y la prioridad de la meta, así como la repetición y la resistencia necesarias para tener éxito. Si planeas comprar alimentos más saludables, por ejemplo, haz una lista con las tiendas locales o de internet que utilizarás. Si buscas una transformación física, trata de ser lo más específico posible cuando te fijes un objetivo. En vez de una afirmación general como «Quiero estar estupenda en biquini este verano», indica la talla de vestido o la medida de cintura que deseas lograr o una meta concreta de la condición física que deseas alcanzar.

Estilo de vida: estrategias avanzadas – Exposición al frío.

Sesión 1

¡Ha llegado el momento de zambullirse en el agua fría! Date una ducha tibia y empieza con algunas respiraciones abdominales. Abre el agua fría al máximo y déjala correr unos dos minutos. Es muy importante que sigas respirando hondo para superar este desafío a fin de anular la reacción de pánico que ocurre cuando el agua fría te golpea. Fíjate una meta de dos minutos, pero si empiezas a tiritar o te sientes muy incómodo, ten claro que puedes dejarlo e intentar aguantar más tiempo la próxima vez. Si es invierno y vives en un clima frío, está bien terminar con agua caliente. Pero si no vas a enfrentarte a unas condiciones climáticas difíciles, haz el esfuerzo de calentarte de forma natural los siguientes treinta minutos poniéndote más ropa o haciendo un poco de ejercicio ligero.

Si tienes la confianza suficiente para afrontar un desafío más ambicioso, dirígete al mar, a un río o a un lago cercano y disfruta de un chapuzón. También puedes comprar hielo y llenar la bañera para hacer una breve inmersión. Respira profundamente durante la experiencia y sal antes de empezar a tiritar.

Diario

- Comida: Describe al detalle el origen y las tiendas donde has comprado tu comida.
- Ayuno: Anota la hora de inicio y la hora de finalización de tu ingesta y evalúa de forma subjetiva tu experiencia con el patrón 16/8.
- Ejercicio físico: Anota los detalles de tu rutina aeróbica innovadora, incluida la frecuencia cardiaca y la frecuencia de esfuerzo percibida. Intenta realizar una sesión innovadora una vez al mes y aumenta poco a poco la duración de tus rutinas.
- Mentalidad: Crea planes de acción paso a paso, como se indica en la página 320.
- Estilo de vida: Anota la duración y otros detalles de la inmersión en frío, y describe lo que te ha parecido la experiencia.

Día 6

Comida: comida de celebración

Compra ingredientes frescos y prepara una comida de celebración desde cero. Si deseas pedirles a los invitados o a los niños que contribuyan con alguna guarnición o con un postre saludable, adelante. ¡Intenta comentar durante la cena tu aventura de doce días con la Turbocarga! Ten en cuenta que el día 11 habrá otra comida de celebración. No hace falta que tires la casa por la ventana cada vez, pero intenta crear un momento festivo en una de las ocasiones y otro más reducido según te convenga.

Ayuno: 16/8 sin picoteo

Pasa otro día con el patrón 16/8 y esfuérzate por evitar las calorías entre comidas.

Ejercicio físico: clase de yoga, pilates o taichí

Intenta encontrar una clase de yoga, de pilates, de taichí o de barra (ballet) en grupo con instructor en un sitio que te vaya bien. Si no puedes unirte a una clase, busca algún vídeo en YouTube y hazlo en casa. Hay una amplia variedad de opciones fantásticas en esta plataforma, así que intenta buscar «hatha yoga para principiantes», «yoga restaurativo para principiantes», «taichí para principiantes», «pilates en casa para principiantes» o «barra en casa para principiantes». Concéntrate durante el ejercicio y no te distraigas. Concéntrate en los beneficios restauradores de estas prácticas y asegúrate de no sobrepasar tus capacidades físicas actuales.

Fíjate una meta a largo plazo para asistir a una clase en grupo de forma habitual, al menos dos veces al mes o una vez a la semana, que sería lo ideal. Elige qué te gusta más de las clases con instructor y crea tu propia minirrutina que puedes añadir a tu rutina matinal o practicarla como minirrutina durante el día. Busca en YouTube «saludo al sol para principiantes». Es una gran minirrutina constituida por distintas asanas en movimiento que integra la respiración y el estiramiento con la que se logran fantásticos beneficios para la mente y el cuerpo.

Mentalidad: programación subconsciente. Tarjeta con notas, tablero de inspiración, película mental

Crea una afirmación breve o un acrónimo que recuerdes con facilidad y que te resulte inspirador para cada uno de los planes de acción paso a paso de ayer. Escríbelos en un pósit o en una tarjeta y colócalos en un lugar donde puedas verlos con frecuencia durante el día. Ve un paso más allá y crea un tablero de inspiración relacionado con tus metas futuras. Esta práctica tan popular consiste en reunir fotografías, recortes de revistas, dibujos y afirmaciones en forma de collage y colocarlo en un sitio donde lo veas con frecuencia.

Si prefieres lo digital, puedes usar una aplicación sencilla o un software de producción de vídeo más avanzado (iMovie, Final Cut Pro, Photoshop Elements) para crear una «película mental», según recomienda el profesor Joe Dispenza, neurocientífico, experto en alto rendimiento y autor del superventas *Sobrenatural*. Recopila imágenes representativas de tu «vida perfecta», tal vez fotografías de casas, coches, vacaciones, reuniones sociales o logros de ejercicio físico, como escalar una montaña, y crea una presentación visual de tres minutos que puedas ver cuando quieras. Echarles un vistazo a las tarjetas o pósits, al tablero de inspiración o a la película mental regularmente te ofrecerá un recordatorio inspirador de tus metas, compromisos, valores y visión. Te ayudará a aumentar la motivación, a mejorar la responsabilidad y a contrarrestar la programación subconsciente autolimitante que te impide sentirte merecedor de realizar sus sueños.

Estilo de vida: duerme como un lirón

Aprovecha el sábado y disfruta de una siesta de campeonato. Crea un ambiente lo más oscuro y silencioso posible; tal vez debas usar un dispositivo de ruido blanco por la tarde. Acuéstate media hora por lo menos y una hora o más si te apetece. Intenta no usar ninguna alarma a menos que sea absolutamente necesario. Olvídate de todo y deja que tu cuerpo se despierte de forma natural. Aunque no puedas dormirte, relájate con un antifaz o una máscara sobre los ojos y practica la respiración intencional para relajar la mente y disfrutar de un valioso tiempo de inactividad.

Diario

- Comida: Describe los detalles sobre la preparación y lo que disfrutaste durante la comida de celebración.
- Ayuno: Anota la hora de inicio y la hora de finalización de la ingesta y evalúa de forma subjetiva la experiencia con el patrón 16/8.
- Ejercicio físico: Describe la clase de yoga, de taichí, de pilates o de barra a la que has asistido.
- Mentalidad: Describe detalladamente las imágenes que deseas incluir en tus tarjetas, notas, tablero de inspiración o película mental como impulso para comenzar y completar el proyecto.
- Estilo de vida: Describe qué te ha parecido la siesta.

Día 7

Comida: hara hachi bu

«*Hara hachi bu*» es una enseñanza de Confucio con dos mil quinientos años de antigüedad, según la cual nunca hay que comer hasta sentirse lleno por completo. La práctica sigue siendo un pilar cultural en Okinawa, ese oasis de la longevidad, y en algunas tradiciones religiosas y espirituales como el zen o el ayurveda. El movimiento que estudia las Zonas Azules, las áreas del mundo donde la población es más longeva, identifica esa práctica de comer hasta sentirse satisfecho, que no lleno, como uno de los atributos fundamentales y comunes a las poblaciones longevas de todo el mundo. Una vez que logres una flexibilidad metabólica satisfactoria, puedes usar la práctica del *hara hachi bu* para eliminar el exceso de grasa corporal. Aunque considero que mi flexibilidad metabólica es sobresaliente, reconozco que aún hay cierto margen de mejora en lo que se refiere a mi entorno de alimentación, ritmo y tendencia a comer de forma refleja por encima del nivel de satisfacción.

Esfuérzate hoy por sentarte a comer tus dos comidas en un ambiente tranquilo y silencioso. Mastica cada bocado veinte veces o más para activar las enzimas de la saliva y facilitar una digestión adecuada. Presta mucha atención al momento en el que te sientas satisfecho y empieza a practicar el hábito de apartar el plato cuando estés lleno al 80 por ciento en vez de apurarlo del todo por costumbre.

Ayuno: 16/8 con rutina de ejercicio aeróbico en ayunas

Realiza una rutina equilibrada de duración y dificultad moderadas. Mantente siempre por debajo o a la par de tu frecuencia cardiaca MAF mientras te ejercitas.

Ejercicio físico: aventura en la naturaleza

Logra varios objetivos de salud a la vez con una excursión durante la cual podrás disfrutar de la luz del sol, del aire fresco, del ejercicio cardiovascular y de la belleza de la naturaleza. Intenta incluir algunas rutinas explosivas breves, de alta intensidad y de fuerza o velocidad. Dos de mis actividades recreativas favoritas son el paddle surf y el Ultimate Frisbee. Mi partida semanal es un enfrentamiento de siete contra siete con un nivel muy alto de esfuerzo físico e intensidad competitiva. Es una auténtica maravilla salir al campo con deportistas consumados a los que doblo en edad e intentar aguantar. Mis prácticas de paddle surf son más tranquilas, ya que las hago en solitario en el mar. Para mí es la mejor experiencia relajante y también supone un estupendo ejercicio cardiovascular, una sesión de fortalecimiento del tren superior y un desafío de equilibrio y propiocepción de todo el cuerpo.

Es genial salir con familiares y amigos en plan aventura durante la cual aprender una nueva actividad como el paddle surf o la escalada. Sin embargo, tus aventuras no tienen que ser complejas, competitivas ni costosas. Una caminata larga con un pícnic a mitad de camino puede ser tan rejuvenecedora como un día en un spa de lujo. El objetivo principal es escapar de las tensiones y la previsibilidad de la rutina diaria, tomarte un descanso de la hiperconectividad y mover el cuerpo en un precioso entorno natural.

Mentalidad: logística ganadora y pistas visuales

Aunque te esfuerces por replantearte tus creencias autolimitantes y crees un bonito proceso paso a paso para alcanzar tus metas, como tu entorno diario no sea del todo funcional tal vez entorpezca en gran medida tus posibilidades de éxito. Dedica hoy un rato a reorganizar tu hogar y tu puesto de trabajo de manera que te ayude y te anime a lograr tus objetivos de salud y ejercicio físico. Asegúrate de que tus zonas de preparación de alimentos y comedor estén limpias, ordenadas, bien organizadas y completamente equipadas con los libros, menaje, electrodomésticos e ingredientes que necesitas para preparar comidas deliciosas. Crea espacios atractivos para hacer minirrutinas en casa y en el trabajo, y deja el material a la vista para que te sientas atraído a usarlo en cualquier momento. Coloca una lista de ejercicios en tu zona de ejercicios y otra con la compra de alimentos saludables en el frigorífico. Pega una tarjeta o un pósit en el ordenador con algunas frases motivadoras que te ayudarán a mantenerte concentrado en las tareas importantes, a evitar distracciones y a tomar descansos frecuentes. Escribe una nota en tu dispositivo móvil describiendo tus ejercicios preferidos y tus metas en cuanto a nivel de ejercicio físico se refiere para que te resulte fácil echarles un vistazo cuando llegues al gimnasio o la clase de pilates. ¡Mantente concentrado, motivado y constante mientras te mueves en un entorno diseñado para el éxito!

Estilo de vida: ayuno de pantalla y de noticias

Haz todo lo posible para guardar tus dispositivos móviles y disfrutar de un domingo lleno de actividades al aire libre, interacciones con otras personas, lectura, pasatiempos o tiempo de reflexión en solitario. La aventura en la naturaleza de hoy hará que tengas éxito en este punto sin problemas. Mira el móvil o el ordenador solo cuando sea absolutamente necesario. Además, tómate el día libre y mantente apartado de las noticias, tanto de la televisión como de internet. Un gran porcentaje de noticias y ciberanzuelos están diseñados para provocar miedo y ansiedad mediante el sensacionalismo deliberado. En vez de mantenerte al día sobre el estado de este mundo desquiciado en el que vivimos, tómate un respiro y disfruta de los sencillos placeres de estar presente y atento a tu entorno inmediato.

Diario

- Comida: Describe tu experiencia con el *hara hachi bu*.
- Ayuno: Anota la hora de inicio y de finalización de tu ingesta calórica y evalúa de forma subjetiva la experiencia con el patrón 16/8 más el ejercicio aeróbico.
- Ejercicio físico: Describe tu aventura en la naturaleza.
- Mentalidad: Describe al detalle qué esfuerzos has hecho para optimizar la logística de tu hogar y de tu entorno laboral, y crear pistas visuales.
- Estilo de vida: Escribe qué te ha parecido el ayuno de pantallas y noticias.

Día 8

Comida: mayor conciencia

Pon hoy en juego varios desafíos a medida que aumenta el grado de dificultad de la Turbocarga: no picotees; practica el *hara hachi bu* cuando comas; consume solo alimentos recién preparados, y dedica tiempo a buscar o a comprar ingredientes para nuevas recetas que te resulten atractivas.

Ayuno: 16/8 con rutina de esprint en ayunas

Ya estás listo para el desafío de afrontar un esprint tras ayunar dieciséis horas, ¡siempre que lo hagas correctamente! Asegúrate de que la sesión no te deje exhausto y sin energía, siguiendo los detallados parámetros del capítulo 5 (véase la página 248) y el desafío de ejercicio físico de hoy (más abajo). En las horas posteriores al esprint, intenta moverte con frecuencia. Eso acelerará la recuperación, estimulará la quema de grasa y disminuirá las probabilidades de que sucumbas a los antojos de carbohidratos.

Ejercicio físico: rutina de esprint completa

Con suerte eres capaz de correr a modo de ejercicio, pero elige actividades sin impacto o de bajo impacto si es necesario. Haz un calentamiento aeróbico, que incluya estiramientos dinámicos, seis carreras cortas preparatorias que duren de cinco a siete segundos cada una, y después haz una serie principal de entre cuatro y diez esprints con un esfuerzo del 95 por ciento (véanse las pautas en la página 147). Concéntrate en ser explosivo, en mantener siempre la forma perfecta y en no superar tus capacidades. Esprinta de diez a veinte segundos (más cerca de diez si corres, más cerca de veinte si lo haces sin impacto o con bajo impacto) y después disfruta de intervalos de espléndido descanso que sean al menos cinco veces más largos que la duración de tu esprint.

En cuanto acabes con la rutina o cuando llegues a casa, acuéstate con los pies elevados y respira hondo durante diez minutos. Jannine Krause, naturópata y presentadora del pódcast *The Health Fix*, asegura que algunas investigaciones han concluido que esta minisiesta después de una rutina de ejercicio de alta intensidad te ayudará a lograr una respuesta parasimpática de rebote a la estimulación simpática de la actividad física. Esto te ayudará a recuperar la homeostasis más rápidamente y acelerará tu tasa de recuperación después de estas rutinas estresantes, pero muy beneficiosas.

Mentalidad: conductas de transformación y formación de hábitos

Hoy pondrás en práctica tus afirmaciones de cambio, para lo cual elegirás tres acciones diseñadas para librarte de la programación subconsciente defectuosa y establecer nuevos hábitos fortalecedores. Empieza recitando la afirmación de cambio que prefieras, tal como se describe en la tarea de mentalidad del día 4 (véase la página 317). Justo después realiza una acción que respalde la afirmación de cambio. Repite este proceso tres veces a lo largo del día. Si, por ejemplo, estás esforzándote para no distraerte y no reaccionar a la tecnología a primera hora de la mañana, tal vez hayas escrito una afirmación de cambio diciendo que debes priorizar la buena forma física respecto de la adicción a la tecnología. Recita la afirmación y pon en marcha la rutina matinal que diseñaste el día 4. Si, por ejemplo, estás intentando superar el hábito de merendar por la tarde, recita tu afirmación de cambio y después haz una minirrutina como reemplazo de la merienda.

Estilo de vida: inmersión en la naturaleza

Sal de tu ambiente de trabajo durante el descanso para almorzar e intenta encontrar de qué manera puedes conectar con la naturaleza en tu entorno. Si te encuentras en un entorno urbano, como en un rascacielos en el centro de la ciudad, haz todo lo posible para fingir que estás en la naturaleza. La fuente con helechos que simula una gruta y que instalaron en el vestíbulo de entrada tiene precisamente esta función; un sustituto de los beneficios de la naturaleza. Inspírate en las prácticas japonesas de los baños en la naturaleza e imagina que tus hormonas del estrés y tu tensión arterial bajan, y que tu estado de ánimo se estabiliza; un reseteo parasimpático que te ofrecerá el equilibrio necesario para tu ajetreado día de trabajo. Como te expliqué en el capítulo 5, los mejores resultados se obtienen cuando logras fascinarte por completo, de manera que préstale a la naturaleza toda tu atención y olvida los dispositivos digitales.

Diario

- Comida: Escribe qué te ha parecido el desafío combinado (nada de picoteos; comer solo hasta el 80 por ciento de tu capacidad, limitarte a consumir alimentos frescos, buscar tiendas físicas y en internet).
- Ayuno: Anota la hora de inicio y la hora de finalización de tu ingesta calórica y evalúa de forma subjetiva el patrón 16/8 con la rutina de esprint en ayunas.
- Ejercicio físico: Analiza los detalles de tu rutina de esprint: repeticiones, duración, intervalo de recuperación, y haz una evaluación subjetiva de la experiencia.
- Mentalidad: Analiza la experiencia de las afirmaciones de cambio de hoy seguidas de las acciones.
- Estilo de vida: Describe qué te ha parecido la inmersión en la naturaleza.

Día 9

Comida: escrutinio intenso

Ahora que tu despensa está limpia, con independencia de que te deshicieras de los alimentos perjudiciales el día 1 o después de leer el capítulo 1, y que llevas unos días conviviendo con los nuevos alimentos en tu hogar, ha llegado la hora de examinar de cerca la cocina en busca de restos de alimentos no convenientes. Es probable que tengas algo en la despensa o en el frigorífico que contenga azúcares refinados, cereales o aceites perjudiciales. Lee las etiquetas y comprueba si hay algo más que puedes tirar. Describe en el diario los hábitos que has seguido cuando has salido a almorzar o a cenar fuera durante estos nueve días y piensa si algún plato podría contener ingredientes que prometiste eliminar. Este ejercicio está diseñado para ayudarte a hilar fino, de manera que en el futuro tu consumo de aceites vegetales refinados sea casi nulo, y los azúcares y cereales sean caprichos ocasionales.

Ayuno: patrón de ingesta de 18/6

¿Lo has leído bien? ¡Un ayuno de dieciocho horas seguido de seis horas durante las cuales comer! A estas alturas esto no debería suponerte ningún problema, pero combinaremos este esfuerzo escalonado con un ejercicio moderado para asegurarnos de que puedes con él.

Ejercicio físico: rutina de recuperación

Empieza con un poco de respiración intencional y unos cuantos estiramientos dinámicos (busca en YouTube «*Brad Kearn dynamic streching routine to start your day*», una rutina de estiramiento dinámico con la que comenzar el día). Si tienes un rodillo de automasaje, dedica cinco minutos a masajear los grandes grupos de músculos de todo el cuerpo. Cuando encuentres un «punto gatillo», aplica presión directa durante diez segundos y después sigue con el masaje a lo largo de todo el grupo de músculos. Asegúrate de respirar profundamente para aliviar la incomodidad cuando encuentres un punto gatillo.

Después prueba a hacer una serie de breves ejercicios de intensidad con largos intervalos de recuperación. Por ejemplo, súbete a una bicicleta estática, a una máquina elíptica, a una

máquina de remo o a cualquier otro aparato sin impacto, o mé-
tete en la piscina para nadar, y haz un esprint al 85 por ciento
de tu esfuerzo durante cinco segundos. Pasa los siguientes sesenta segundos respirando profundamente y concentrándote
en reducir la frecuencia cardiaca. Trata de sumirte en un estado de trance en el que ordenes a tu respiración y a tu frecuencia cardiaca que disminuyan con rapidez. Repite esta secuencia
de esprint y recuperación hasta seis veces. Esta estrategia per-
feccionará tu capacidad para estimular la actividad parasimpática a fin de que puedas relajarte en el momento justo cuando
experimentes cualquier forma de estimulación de la respuesta de «lucha o huida»: una discusión, una situación estresante
en el trabajo, un atasco, etc. Acaba la rutina con ejercicios de
flexibilidad y movilidad no extenuantes y con estiramientos
dinámicos.

Mentalidad: ejercicio de control mental

Elige una de las prácticas descritas en el capítulo 4 o en el capítulo 7 para el proyecto de hoy. El objetivo de este ejercicio es
experimentar cómo la mente puede influir en la función celular.
Prueba con un ejercicio de respiración intencional (busca en
YouTube «*guided Wim Hof breathing*», para ver un ejercicio de
respiración guiada de Win Hof); date una ducha fría o sumérgete en agua fría (busca en YouTube «*Brad Kearns chest freezer
cold water therapy*» para ver cómo Brad se sumerge en un arcón
congelador); o haz un ejercicio de cebado (busca en YouTube
«*Tony Robbins guided morning routine*», para una rutina matinal guiada por Tony Robbins). Otra posibilidad es que te desa-
fíes a enfrentar una situación cotidiana estresante con la determinación de controlar tu actitud y tus emociones. Si tu trayecto
diario en hora punta te estresa, pásate al carril lento, mentalízate
de que llegarás más tarde y disfruta de un audiolibro o un pód-

cast. De esta manera, transformas una experiencia que consideras (¡al igual que la mayoría de nosotros!) muy estresante y la conviertes en un momento de placer. Si tienes una relación tensa con un amigo, con un familiar o con un compañero de trabajo, llámalo por teléfono o ve a verlo en persona y comprométete a ser positivo, educado, respetuoso y firme en tus resoluciones. Mantente firme en la intención de sanar y de seguir progresando, en vez de volver a caer en los mismos patrones de conducta disfuncionales de siempre. Si es necesario, «finge hasta que lo consigas», un consejo legitimado por el exitoso autor de relaciones John Gray.

Estilo de vida: uso disciplinado de la tecnología

Hoy practicarás heroicamente la disciplina y la moderación con el uso de las pantallas. Completa la rutina de movimiento matinal y disfruta de un momento personal o social sin mirar tus dispositivos digitales. Si tienes por costumbre oír música o algún pódcast mientras haces ejercicio, cámbialo hoy por el sonido de tu respiración y sé más consciente de la técnica y del movimiento muscular. Cuando termine la jornada laboral, hazlo bruscamente, apagando o cerrando el portátil de forma exagerada. Asegúrate de haber terminado de mirar todas las pantallas al menos noventa minutos antes de acostarte y dedica la última parte del día a relacionarte con los demás y a relajarte con algún ritual nocturno.

Diario

- Comida: Reflexiona sobre tu segunda purga en la cocina y sobre tus hábitos recientes cuando comes fuera de casa.
- Ayuno: Anota la hora de inicio y la hora de finalización

de tu ingesta calórica y evalúa de forma subjetiva el patrón 18/6.

- Ejercicio físico: Analiza al detalle la rutina de recuperación de hoy y evalúa la experiencia de forma subjetiva.
- Mentalidad: Evalúa los desafíos de control mental a los que te has enfrentado hoy, así como las enseñanzas que te han aportado.
- Estilo de vida: Escribe qué te parece el uso disciplinado de la tecnología que has hecho hoy.

Día 10

Comida: nueva receta, comida de celebración

Prueba una receta nueva que te atraiga de entre las que aparecen en este libro o en otro que tú elijas. Organiza otra comida festiva o sírveles el plato a las personas con las que convives. Durante la preparación, prueba a ralentizar el proceso para apreciar los aspectos meditativos de esas labores tan mundanas como cortar verdura o remover el sofrito. Comprueba de qué manera enriquece la experiencia gastronómica el hecho de prepararlo todo desde el principio y de involucrarse en todos los procesos en vez de pedir comida a domicilio.

Ayuno: ¡día libre!

Te mereces un día de descanso de los crecientes desafíos del ayuno. Sin embargo, mantén tu función digestiva dentro del periodo máximo de doce horas. ¡Prepárate para el esfuerzo de veinticuatro horas del día 12!

Ejercicio físico: cambios en el lugar de trabajo

Sigue la estrategia 20-20-20 recomendada para tus ojos (haz un descanso de la pantalla cada veinte minutos para mirar un objeto a veinte pasos de distancia durante veinte segundos) y haz algunos ejercicios breves de equilibrio, como ángeles en la pared. Tómate un descanso de cinco minutos cada hora, levántate y sal un momento al aire libre o realiza una minirrutina breve. A mediodía tómate un largo descanso para respirar aire fresco, disfrutar del espacio abierto y recargar las pilas mentales. Aumenta la tarea de hoy haciendo algunos cambios en la mesa de trabajo, tanto en la oficina como en casa. Improvisa otra mesa o crea una mesa baja colocando el portátil en la mesa del sofá, por ejemplo, y sentándote en un taburete, en una media pelota de equilibrio o en el suelo. Experimenta durante los próximos días mientras consideras tus preferencias para disfrutar de un entorno de trabajo dinámico. Recuerda, la variación es la clave. Una mesa de trabajo hidráulica que te permita un cambio fácil de estar de pie a estar sentado es fantástica, y una pelota de equilibrio hace que la experiencia de trabajar en una mesa baja sea atractiva y divertida.

Mentalidad: comidas conscientes

Disfruta hoy de tus dos comidas con total atención, consciencia y gratitud (incluyendo la preparación, por supuesto) de principio a fin para exprimir al máximo la experiencia. Durante la comida, involucra todos sus sentidos y valora tanto los alimentos como el esfuerzo que has hecho para crear algo especial. Intenta que quienes te acompañan se aparten de la típica dinámica de las comidas apresuradas y distraídas, y que disfruten de una celebración gastronómica sofisticada.

Estilo de vida: listas de tareas pendientes prioritarias

Dedica de cinco a diez minutos a primera hora de la mañana y de cinco a diez minutos tan pronto como empieces a trabajar para crear listas de tareas pendientes prioritarias, tanto para tu vida personal como para el trabajo. Plasma en el papel todo lo que te ronda por la cabeza y después clasifica las tareas por orden de importancia. Es posible que quieras dividir las tareas pendientes en tareas a corto plazo (dentro de una semana) y tareas a largo plazo. A medida que el día avance, consulta las listas con frecuencia y procede a hacer las tareas en orden. Comprueba lo fácil que es distraerse con cosas que no están en las listas o dedicar un exceso de tiempo y esfuerzo a tareas que no son prioritarias. Toma algunas notas a lo largo de la jornada para que quede constancia tanto de las dificultades como de los éxitos.

La lista de hoy puedes escribirla a mano en el diario, pero plantéate la posibilidad de transferirla a un dispositivo digital para consultarla más cómodamente a largo plazo. De esa manera, puedes añadir, eliminar y reorganizar fácilmente el orden de prioridad. Sopesa la idea de usar una aplicación que sincronice automáticamente los datos entre dispositivos, como la aplicación Notas de Apple o la popular Evernote, que ofrece versiones gratuitas y prémium para todas las plataformas. Si eres un incondicional de las agendas y planificadores de papel tradicionales también es otra opción. Asegúrate de dedicar un poco más de tiempo hoy para planificarlo todo bien.

Diario

- Comida: Describe la nueva receta que has probado y reflexiona sobre la comida de celebración que has disfrutado.

- Ayuno: Reflexiona sobre qué te ha parecido el descanso del ayuno.

- Ejercicio físico: Escribe sobre las pausas para moverte y sobre las modificaciones que has hecho en el lugar de trabajo.

- Mentalidad: Enumera algunos detalles sobre tus experiencias gastronómicas conscientes.

- Estilo de vida: Crea listas de tareas pendientes según las indicaciones y evalúa la experiencia de forma subjetiva.

Día 11

Comida: alimentos que se deben evitar – Repaso

Dedica hoy un rato a revisar la sección de purga de la cocina y la despensa del capítulo 1, que enumera los artículos que debes evitar en varias categorías de alimentos. La revisión frecuente te ayudará a memorizar los mejores alimentos para lograr el éxito, de modo que cuando elijas en el supermercado o en las tiendas de internet lo hagas de forma automática y sin esfuerzo.

Ayuno: ritmo circadiano digestivo de doce horas

Otro día fácil mientras te preparas para un ayuno de veinticuatro horas mañana. Pero recuerda mantener el periodo de función digestiva de doce horas.

Ejercicio físico: día de caminata larga

Sal y explora tu entorno a pie como no lo has hecho nunca. Añade algunos incentivos al plan, como caminar al menos un kilómetro y medio (o mucho más si eres capaz) hasta un restaurante agradable o incluso hasta una pastelería o heladería artesanales. Involucra a toda la familia y sopesa la posibilidad de hacer más salidas a pie todos juntos.

Mentalidad: ejercicio de agradecimiento

¡Celebra el logro de haber llegado hasta aquí en la desafiante Turbocarga de 12 días! Dedica de cinco a diez minutos a escribir en el diario pensamientos de agradecimiento sobre la experiencia con la Turbocarga de 12 días. Lo ideal es realizar este ejercicio en un entorno natural tranquilo, silencioso y relajante. ¡Rememora algunos de los mejores momentos de los desafíos que has superado hasta ahora y asegúrate de sonreír todo el tiempo!

Estilo de vida: estrategias avanzadas – Exposición al frío.
Sesión 2

Ha llegado el momento de subir las apuestas desde tu primera experiencia con el agua fría pasando más tiempo en la ducha, sumergiéndote por completo en una bañera con hielo, o quizá en el mar, en un río o en un lago que esté por debajo de los 15 °C. Recuerda realizar respiraciones abdominales profundas durante la exposición para anular la posible reacción de shock al frío.

Comprueba los beneficios indirectos de la exposición al frío: mejor concentración, disciplina y tolerancia al estrés en todas las áreas de la vida. Tony Robbins, que practica a diario la exposición al frío (ha construido piscinas personalizadas en sus siete residencias de lujo en todo el mundo), lo describe tal que así: «Mi mente le dice a mi cuerpo qué hacer; que no titubee y actúe».

Diario

- Comida: Reflexiona sobre el repaso a los alimentos que debes evitar: cumplimiento, inquietudes, alimentos específicos.
- Ayuno: Escribe sobre cómo te has sentido tomándote el día de descanso.
- Ejercicio físico: Escribe sobre la caminata.
- Mentalidad: Haz anotaciones de agradecimiento en el diario, tal como se te indicó antes.
- Estilo de vida: Anota los detalles de tu exposición al frío: lugar, duración y temperatura, y haz una evaluación subjetiva de la experiencia.

Día 12

Comida: alimentos ancestrales y superalimentos. Revisión

Dedica hoy un rato a revisar la información del capítulo 2 sobre la elección de los mejores alimentos en cada una de las categorías principales: carne, pescado, huevos, verduras, frutas, frutos secos y semillas, productos lácteos ecológicos enteros, chocolate negro, bebidas, alcohol y superalimentos, que son las vísceras de los animales y los alimentos fermentados y germinados. Comenta en el diario cómo lo estás cumpliendo, qué prefieres y qué establecimientos son tus preferidos para comprar cada producto.

Ayuno: ayuno de veinticuatro horas

Planea ayunar entre una cena temprana y otra cena temprana al día siguiente, y asegúrate de no tener ningún tipo de estrés hoy. Realiza movimientos suaves, como SAC, que te facilitarán la experiencia al aumentar la quema de grasa, ya que cualquier cosa que provoque la respuesta de «lucha o huida» promoverá los antojos de hidratos de carbono. Recuerda: cualquier esfuerzo para mejorar la flexibilidad metabólica representa un progreso, por lo que, si llegas a las veinte horas y empiezas a sentirte incómodo, tómate sin remordimientos algo como una bebida rica en grasa (kéfir, leche cruda, un batido de proteínas) o un par de onzas de chocolate negro y prueba si puedes seguir un poco más. Cuando de verdad necesites comer, lo sabrás. Dicho esto, si sufres un pico de grelina, trata de resistir de quince a veinte minutos de incomodidad para avanzar con el ayuno.

A medida que adquieras experiencia con los ayunos prolongados, ganarás la confianza de poder llevarlos a cabo en cualquier momento. Yo he hecho un montón de ayunos deliberados de veinticuatro horas con fines terapéuticos, pero también me ha sucedido muchas veces que he pasado entre veinte y veinticuatro horas sin comer sin darme cuenta, ya sea porque estoy de viaje, ocupado o porque ese día en concreto no tengo mucho apetito o he gastado poca energía en el trabajo o en casa.

Ejercicio físico: rutina de recuperación y paseo nocturno después de cenar

Pon en práctica algunas de las técnicas que probaste en la rutina de recuperación del día 9 y crea una sesión breve o una más larga si te apetece. Esto también aumentará la quema de grasa y te ayudará a mantener la energía durante el ayuno de veinticuatro horas. Después de desayunar o de cenar temprano, da un paseo por el barrio. Recuerda, una caminata de quince minutos a paso lento es suficiente para reducir a la mitad la respuesta de la insulina a la comida.

Mentalidad y estilo de vida: diario detallado

Dedica de treinta a sesenta minutos a escribir sobre todos los aspectos de tu experiencia con la Turbocarga de 12 días. Divide los comentarios en cinco áreas, cada una de ellas relacionada con una de las tareas diarias: comida, ayuno, ejercicio físico, mentalidad y estilo de vida. Dedica las primeras páginas a la recopilación de datos, para que puedas acceder con facilidad a la información en el futuro: tu frecuencia cardiaca MAF (función aeróbica máxima) y los MEB (movimientos esenciales básicos), tu rutina matinal y tu ritual vespertino, y cualquier otra cosa que pueda interesarte consultar en el futuro.

Diario

- Comida: Reflexiona sobre los alimentos ancestrales y los superalimentos: cumplimiento, dudas, alimentos específicos.
- Ayuno: Evalúa el ayuno de veinticuatro horas: el grado de dificultad, efectos sobre la energía y la concentración mental, y qué te ha parecido la experiencia.
- Ejercicio físico: Describe tu rutina de recuperación y el paseo posterior a la cena.
- Mentalidad y estilo de vida: Lleva a cabo las tareas del diario según lo sugerido.

El futuro

¡Felicidades por haber completado la Turbocarga! Puede que estés listo para un descanso, pero espero que te sientas lleno de energía y motivado por estos doce últimos días. Aunque no es realista vivir en el modo Turbocarga indefinidamente, la experiencia está creada para ayudarte a fijar una rutina diaria ganadora que te parezca cómoda y llevadera. En ese sentido, recapitulemos los objetivos importantes en cada categoría; es decir, las metas que lo sostendrán a largo plazo. Si eres capaz de seguir más o menos las siguientes recomendaciones durante el resto de tu vida, las probabilidades de que sea una vida larga, saludable y feliz mejorarán drásticamente, como también lo harán las de evitar la epidemia de enfermedades relacionadas con la dieta y el estilo de vida que se ha convertido en la norma hoy día.

Comida y ayuno

Deshazte de los tres grandes grupos de alimentos perjudiciales: Tolerancia cero con los aceites vegetales refinados. Si un producto embotellado, envasado o congelado los contiene, no lo compres. Si vas a comer fuera, haz las indagaciones necesarias para mantenerte alejado de ellos. En caso de duda, supón que algo está hecho con aceites perjudiciales. Si las bebidas edulcoradas, las golosinas azucaradas y los cereales refinados aparecen de nuevo en tu dieta, asegúrate de mantenerlos como caprichos ocasionales.

Establece un ritmo circadiano digestivo de doce horas: En realidad, no hay un motivo de peso para abandonar este hábito. Aunque estés de vacaciones y trasnoches, puedes aprovechar estas ocasiones para practicar el ayuno prolongado al día siguiente.

No picotees: Disfruta de comidas saciantes, satisfactorias y ricas en nutrientes para olvidarte del picoteo. Considera esos momentos de picoteo o de merienda como un capricho ocasional o una forma de reemplazar una de tus dos comidas.

Come de forma intermitente: Mantén un buen ritmo en el que el ayuno sea la norma, come cuando tengas hambre, termina cuando estés satisfecho (que no lleno) y que la comida siempre sea una celebración. Puedes elegir un patrón 16/8, uno de mañana-tarde u otro más fractal e intuitivo. A medida que mejore tu flexibilidad metabólica, es probable que las dos comidas diarias se conviertan en el máximo en vez de en la media.

Ejercicio físico

SAC: Convierte las caminatas en una pieza clave de tu experiencia humana. Organiza estrategias y situaciones que te obliguen a andar más, como elegir las plazas más alejadas de los aparcamientos, usar las escaleras en vez de los ascensores y cumplir el voto solemne de darle a tu perro el ejercicio que necesita, pase lo que pase. Programa una alarma mental que salte después de una hora sedentaria. ¡La única forma de apagarla es levantarse y SAC!

Implementa una rutina matinal de movimiento: Crea una secuencia metódica de movimientos que sea energizante, fácilmente repetible y llevadera a largo plazo. Si solo tienes cinco minutos, comprométete a hacerla todos los días. Comienza de inmediato al despertar; incluye la exposición a la luz solar directa. Repite exactamente los mismos movimientos todos los días, aunque puedes revisar la rutina con el tiempo.

Haz ejercicio aeróbico: Respeta la distinción entre el ejercicio aeróbico óptimo para quemar grasa y el que sea demasiado estresante que provoque un aumento en la quema de glucosa. Controla en todo momento el ritmo cardiaco para mantenerte en o por debajo de tu frecuencia cardiaca MAF («180 menos la edad»), salvo en raras ocasiones, como durante una competición o durante una rutina innovadora. Haz el esfuerzo de acumular entre dos y cinco horas de ejercicio aeróbico estructurado a la semana. Además de esforzarte por SAC, esto te ayudará a mantener tu condición de ser humano activo y saludable.

Haz ejercicio de alta intensidad: Haz ejercicios breves e intensos de fuerza y esprints que estimulan las hormonas antienvejecimiento y mejoran drásticamente el estado físico y la composición corporal, pero no agotan ni te dejan sin energía. Enfatiza la explosividad, la buena técnica y el control en vez del anticuado y destructivo mantra de «sin dolor no hay resultados». Dos rutinas de fuerza de entre diez y treinta minutos por semana y una rutina de sprint con un par de minutos de esfuerzo explosivo en un tiempo total de veinte minutos es suficiente.

Incorpora las minirrutinas: Mejora tu nivel físico básico y cumple con los requisitos de movimiento diario con breves episodios de esfuerzo explosivo que te ofrecen un increíble beneficio acumulativo sin el riesgo de lesiones y agotamiento que ocurre como resultado de hacer demasiadas rutinas largas y estresantes con poco tiempo de recuperación entre ellas. Las minirrutinas también son una excelente forma de recargar las pilas mentales y de aumentar la quema de grasa durante la jornada laboral.

Variación en el lugar de trabajo: Evita periodos prolongados de sedentarismo haciendo descansos regulares para caminar, hacer ejercicios de flexibilidad y movilidad, o haciendo minirrutinas. Crea mesas de trabajo alternativas, como una mesa de pie o una baja, y esfuérzate por cambiar de postura tanto como te sea posible durante el transcurso de la jornada laboral.

Recuperación: Convierte la recuperación en un elemento clave de tu programa de ejercicios. Evita los patrones de ejercicio agotadores y haz rutinas de alta intensidad solo cuando estés bien descansado y lleno de energía. Después haz rutinas de recuperación diseñadas para activar la función parasimpática.

Mentalidad

Destruye y replantéate las creencias y conductas autolimitantes: Recita tus afirmaciones de cambio durante dos o tres minutos como mínimo una vez al día, lo ideal es que sean dos, durante al menos los próximos treinta días. Combina este ejercicio verbal con alguna actividad de tus planes de acción paso a paso.

Programa tu subconsciente: Junto con las afirmaciones verbales y las acciones antes mencionadas, programa tu subconsciente creando un tablero de inspiración, una película mental o una pista visual, como una tarjeta con algún acrónimo que te resulte significativo. Honra el poder de estas herramientas manteniéndolas a la vista y revisándolas según sea necesario. Considera la posibilidad de añadir otras estrategias, como reproducir grabaciones de audio subliminales diseñadas para objetivos específicos, participar en una experiencia de meditación guiada o incluso contratar a un asesor, guía espiritual u otro experto en rendimiento máximo.

Mantén el diario: Comprométete a llevar un diario escrito a mano para tratar de lograr el rendimiento máximo y vivir siempre agradecido. Fija un horario y unas pautas que te parezcan naturales y fáciles de mantener y no flaquees en ningún momento. Si solo tienes cinco minutos libres, abre el diario y escribe algo todos los días para convertir este comportamiento en un hábito gratificante.

Agudiza la conciencia: Presta mucha atención al diálogo interno negativo y a los patrones de conducta autolimitantes o de autosabotaje para poder detectarlos cuanto antes, denunciarlos y reemplazarlos con una afirmación de cambio o un comportamiento fortalecedor. Observa los efectos destructivos de compadecerse, quejarse y fomentar las actitudes negativas con la familia, los amigos y los compañeros de trabajo, y promete no echar nunca más leña al fuego ni tratar de ejercer de vigilante de las actitudes de los demás, algo inútil. En cambio, ofrece siempre afirmaciones reflexivas que sean neutrales o fortalecedoras y redirige la conversación para alejarla de la negatividad.

Estilo de vida

Fomenta el descanso, la recuperación y la tranquilidad: Optimiza tu entorno de sueño, minimiza la luz artificial y la estimulación digital después del anochecer y disfruta de noches tranquilas, oscuras y apacibles con un relajante ritual antes de acostarte. Duerme la siesta cuando sea necesario y pasa tiempo en la naturaleza para reducir el estrés.

Controla el uso de la tecnología: Establece un tiempo para descansar de la hiperconectividad y disfrutar de las relaciones sociales en persona y de momentos de reflexión en solitario. Dedica un poco de tiempo todos los días a hacer listas de tareas pendientes por orden de prioridad antes de zambullirte en los estímulos reactivos.

Prueba la exposición al frío: Haz sesiones breves y terapéuticas de exposición al frío para disfrutar del impulso hormonal; la mejora en la concentración y la disciplina; la resistencia a todas las formas de estrés de la vida; y el aumento de la quema de grasa.

¡Buena suerte con tu búsqueda continua de la salud, la felicidad y la longevidad! Te agradezco enormemente tu interés y entusiasmo. Para obtener apoyo e inspiración en esta travesía, visita TwoMealsADayBook.com, MarksDailyApple.com o BradKearns.com.

Preguntas frecuentes

Ayuno

¿Cómo sé si estoy preparado para el ayuno? ¡No quiero activar la respuesta «lucha o huida» y liquidar mis activos!
Tienes que estar en buena forma metabólica general antes de pensar en poner en marcha un protocolo de ayuno ambicioso. Esto quiere decir que no padeces trastornos inflamatorios, autoinmunes, de tiroides, suprarrenales o de hiperpermeabilidad intestinal; que tienes un estado de ánimo y unos niveles de energía equilibrados durante el día, y que puedes retrasar una comida un par de horas sin demasiado esfuerzo. Si sospechas que padeces alguno de los problemas mencionados, primero intenta deshacerte de los tres grandes grupos de alimentos perjudiciales y pasa tiempo desintoxicándote y recargando tus células agotadas con alimentos saludables. Sigue la progresión gradual de la que se habla en el capítulo 6 y confía en que el proceso dará resultados a largo plazo. Recuerda que el progreso sucede de diferentes formas y sigue distintos ritmos. Incluso si tu ayuno no funciona como pensabas, las recaídas y los ajustes pueden ofrecer un beneficio neto positivo. Cuando te sientas preparado para el cambio, elimina la presión siguiendo el enfoque de comer solo cuando tengas hambre de verdad y así no tendrás que seguir horarios estrictos.

Me gusta picotear. Tengo la sensación de que me da un subidón de energía y un respiro de la estresante jornada laboral. ¿Puedo seguir haciéndolo?

Los rituales que ofrecen un equilibrio entre el estrés y el descanso, y que proporcionan un respiro tras largos periodos de sedentarismo y esfuerzos cognitivos sostenidos, tienen un gran valor. El consuelo asociado a una pausa para picotear la ha convertido en un pilar cultural desde la Revolución Industrial. Pero debes ser consciente de que picotear puede mandar al traste tus objetivos de reducción de grasa corporal, porque picotear cortará de raíz la quema de grasa corporal y propiciará la liberación de insulina.

Piensa en sustituir la ingesta de calorías entre comidas con algo que proporcione un beneficio parecido, como una minirrutina, una rutina de flexibilidad o de movilidad, un paseo por el barrio para que te dé el sol o incluso una siestecita. Cualquier pausa para moverte mejorará la circulación y la entrada de oxígeno al cerebro y al **resto d**el cuerpo, y mejorará el metabolismo de la grasa. Conseguirás un subidón natural de energía y de concentración sin las desventajas de picotear. Dicho esto, si ya tienes flexibilidad metabólica y estás satisfecho con tu composición corporal, un picoteo de vez en cuando con alimentos muy nutritivos como unas nueces de macadamia, unas onzas de chocolate negro o huevos duros no es preocupante. Además, con flexibilidad metabólica, ¡seguramente no tendrás antojo de picotear!

REDUCCIÓN DE GRASA

Soy un deportista de competición que sigue un programa de entrenamiento ambicioso con más de diez horas a la semana. Sin embargo, todavía tengo exceso de grasa corporal. ¿Puede ayudarme el enfoque de Dos comidas al día*?*

Es muy habitual entre los deportistas que practican rutinas de resistencia, CrossFit y otro tipo de ejercicios en grupo tener exceso de grasa corporal pese a los regímenes altos, incluso brutales, de quema de calorías. Esto puede ser muy frustrante cuando dedicas gran parte de tu tiempo y de tu energía al fitness, pero no ves los resultados en tu cuerpo. Muchos culpan a una mala suerte con la genética cuando en realidad los culpables son los entrenamientos demasiado estresantes y un estilo de vida que provoca un aumento crónico de las hormonas del estrés. Una existencia dominada por la respuesta de «lucha o huida» desequilibra las hormonas del apetito y de la saciedad, propicia los mecanismos compensatorios que paralizan la pérdida de grasa y te encajona en la dependencia de los carbohidratos, aunque quemes muchísimas calorías y vacíes el glucógeno con regularidad. Apréndete este teorema: el ejercicio extremo conduce a la pereza, a los antojos de azúcar, a la acumulación de grasa y a un alto riesgo de enfermedades.

Si tienes altibajos diarios de energía, de estado de ánimo, de apetito y de funcionamiento cognitivo, si te cuesta saltarte aunque sea una comida, si picoteas a menudo a lo largo del día o si necesitas calorías extras para terminar una rutina de ejercicios de entre una hora y noventa minutos, todo esto indica que eres inflexible metabólicamente pese a tu buena condición física. Esto no solo retiene tu flotador interior, sino que también afecta a tu rendimiento y a tu salud en muchísimos aspectos. En primer lugar, la necesidad de consumir calorías antes, durante y después del ejercicio puede traumatizar tu tracto digestivo. Alrededor del 30 por ciento de los participantes de los mundiales de Ironman de Hawái aseguran sufrir graves trastornos digestivos durante la competición. En segundo lugar, estás quemando más combustible sucio y generando más inflamación y radicales libres de lo que deberías si quemaras grasa corporal en su mayor parte en vez de azúcar ingerido. La oxidación y la inflamación inducidas por la dieta aumentan el impacto del estrés en los entrenamientos y retrasan la recuperación. Recuerda el ejemplo de esa máquina de resistencia adaptada a la quema de grasa que es Dude Spellings, que ayunó para facilitar la recuperación después de cruzar dos veces el Gran Cañón (véase la página 158). Por último, ¡tu dieta dependiente de los hidratos de carbono y tu programa de ejercicios aumentan el riesgo de padecer enfermedades relacionadas con la alimentación, incluida la diabetes tipo 2! Una infinidad de atletas de élite ha recibido las sorprendentes noticias de que son prediabéticos y que padecen hiperinsulinismo pese a su dedicación al ejercicio. El doctor Timothy Noakes es un ejemplo notorio: su diagnóstico de prediabetes pese a llevar décadas corriendo ultramaratones lo llevó a reconsiderar las bases de su obra vital: estudiar la fisiología del ejercicio de resistencia dentro de las restricciones y las distorsiones creadas por el paradigma de dependencia a los carbohidratos. Siento la metáfora, pero tu estilo de vida en el que quemas muchas calorías y consumes muchas calorías te ha colocado en la cinta de la futilidad, que se manifiesta gráficamente en el exceso de grasa corporal de muchos sudorosos y dedicados deportistas.

Cambiar las cosas como deportista es fácil porque tu forma física puede ayudarte a acelerar tu forma metabólica al modificar la dieta. A continuación, te sugiero un plan para conseguir el cuerpo que te mereces después de tanto esfuerzo.

1. **Deja de comer cereales y sus derivados, azúcares y aceites vegetales refinados.** Date una oportunidad para tener flexibilidad metabólica al eliminar la basura de tu dieta. Aquí se incluyen geles, barritas y bebidas azucaradas. Si «necesitas» de esto para acabar tus rutinas de ejercicios, ¡estás haciendo las rutinas equivocadas!
2. **No te excedas jamás con el ejercicio.** Mantén tu frecuencia cardiaca MAF durante el ejercicio aeróbico; elimina el

estilo agotador de las rutinas de alta intensidad en intervalos (HIIT) y sustitúyelas por el método HIRT (véase la página 146); acorta la duración y la frecuencia de las rutinas de alta intensidad, e integra más minirrutinas en tu programa de ejercicios.

3. **Aumenta el movimiento general en tu día a día.** Permanecer sentado provoca antojos de azúcar y acumulación de grasa. El movimiento promueve la quema de grasas.

4. **Prioriza el sueño.** La falta de sueño eleva las hormonas del estrés y pone en peligro la quema de grasa. La cantidad adecuada de sueño ayuda a estabilizar las hormonas del apetito y la saciedad, y promueve la quema de grasas.

5. **Controla el estrés.** Los días ajetreados que activan la respuesta de «lucha o huida» promueven la dependencia de los hidratos de carbono. El descanso, la recuperación, el relax y un sano equilibrio entre el estrés y el descanso promueven la quema de grasa.

Una vez que controles estos cinco objetivos, puedes pensar en reducir de manera estratégica la ingesta de carbohidratos, además de implementar la estrategia de comer cuando tengas hambre de verdad. Comparado con la idea de matarte de hambre y de machacarte con el ejercicio, va a ser coser y cantar. ¡También te dará resultados cuando te ciñas al plan!

¿Cómo puedes decir que aumentar la quema de calorías y reducir su ingesta no conlleva una reducción de grasa? Lo de las calorías que entran por las calorías que salen es cierto, ¿no?

En *El código de la obesidad*, el doctor Jason Fung cita una ingente cantidad de investigaciones que validan la increíble y aparentemente ilógica idea de que no perderás grasa al comer menos y hacer más ejercicio. Una manera de considerarlo es pensar en lo dificilísimo que sería equilibrar la ingesta de calorías con la quema de calorías durante todos los días a largo plazo. Si lo de las calorías que entran por las que salen fuera verdad, sin variables de compensación, ¡tu cuerpo tendría una variación de peso de entre 5 y 10 kilos todos los años! Pero tal como he dicho en el capítulo 1, tenemos una serie de mecanismos de compensación y de impulsos homeostáticos que conspiran para mantener nuestra composición corporal en un punto concreto. En tu punto de partida influyen muchísimo tu genética en combinación con tu estilo de vida, ya sea para bien o para mal. Casi todos podemos usar como referencia nuestra apariencia como adolescentes para saber más o menos si nuestros genes nos hacen acumular grasa o permanecer delgados (a menos que ya hayamos metido la pata antes de la adolescencia). La acumulación constante de grasa corporal adicional a lo largo de décadas tras nuestra época de plenitud juvenil representa en gran parte los efectos de una dieta inflamatoria y de un alto índice glucémico y, en menor medida, de estilos de vida que tampoco ayudan.

Si bien es una bofetada de realidad tener que darse cuenta de lo ineficaz que es la restricción calórica junto con la quema de calorías para la eliminación de grasa corporal, también hay investigaciones que revelan que los objetos de estudio que comen más y se ejercitan menos no añaden exceso de grasa corporal al ritmo esperado. Por ejemplo, si medio kilo de grasa tiene 3.500 calorías y estuvieras comiendo un exceso de 350 calorías al día, se supone que deberías ganar medio kilo de grasa cada diez días. En cambio, los mismos mecanismos de compensación que impiden que pierdas grasa también impiden que la ganes. Por ejemplo, una ingesta calórica excesiva promueve una mayor frecuencia cardiaca, una respiración acelerada y una temperatura corporal más alta, así como un metabolismo más acelerado en general. Puede que te sientas más activo e inquieto durante el día después de comer de más.

Un fenómeno conocido como el efecto térmico de la comida, también llamado termogénesis inducida por la alimentación, es el responsable de entre el 5 y el 10 por ciento de las calorías que ingieres. Un ejemplo: si quemas 2.000 calorías diarias y añades las 350 extras para un total de 2.350 calorías, al menos 235 de esas calorías se consumen durante el proceso de digestión, de absorción y de almacenamiento. Las proteínas tienen un efecto térmico considerable: se estima que un 25 por ciento de las calorías proteicas se destinan a su digestión. La flexibilidad metabólica también aumenta de forma considerable el efecto térmico de la comida. Algunos investigadores han observado que hay entre dos y tres veces más termogénesis inducida por los alimentos en personas delgadas que en personas obesas.

Esto no quiere decir que comer de más sea aconsejable a largo plazo: hay muchas consecuencias negativas para la salud al hacerlo, con independencia de sus efectos en la grasa corporal y en el metabolismo. Al fin y al cabo, la resistencia a la insulina se produce cuando el cuerpo se agota por comer demasiado y por la producción incesante de insulina, permitiendo así que se desarrollen trastornos del síndrome metabólico. Aquí lo importante es darse cuenta de que la reducción de grasa tiene que ver con la optimización hormonal (principalmente, con la reducción de la insulina) más que con la ecuación de las calorías que entran por las que salen. En vez de seguir esta regla, sería más certero hablar de las calorías almacenadas frente a las calorías quemadas.

Si lo de las calorías que entran por las que salen no tiene nada que ver, ¿cuál es el secreto para deshacerse de la grasa corporal?
Llevar un estilo de vida que le diga a tus genes que quemen grasa en vez de almacenarla mediante la disminución de la producción de insulina a través del ayuno rutinario y de la eliminación de los cereales y sus derivados, y de los aceites vegetales

refinados. Cuando bajas la insulina, puedes acceder y quemar la grasa corporal almacenada y usarla como tu principal fuente de energía, no las calorías ingeridas. En vez de responder a la urgente necesidad de mantenerte despierto, centrado y con fuerzas durante todo el día gracias a comidas programadas y picoteo entre medias, cambia tus objetivos de alimentación a los siguientes:

- Disfruta de la vida con comidas que sean la pieza fundamental de las celebraciones y las relaciones sociales.
- Obtén las proteínas que necesitas para tu función metabólica diaria y para reparar y mantener los órganos y los tejidos.
- Obtén los ácidos grasos esenciales para ayudar a los sistemas cardiovascular, reproductivo, inmunitario, nervioso y hormonal, así como a la salud metabólica en general.
- Obtén todos los hidratos de carbonos nutritivos que desees, desde cero a un máximo de 150 gramos al día (600 calorías) inspirándote en la dieta ancestral. Esto va en consonancia con el primer objetivo de disfrutar de la vida y de optimizar el rendimiento deportivo y la recuperación.

La pérdida de grasa corporal es la consecuencia de honrar tus señales verdaderas de hambre con alimentos ricos en nutrientes, comiendo hasta sentirte satisfecho y permitiendo que la magia de la flexibilidad metabólica cree un déficit calórico natural y moderado que te permita conseguir una reducción constante de exceso de grasa corporal a lo largo del tiempo. No va a ser una reducción lineal por las muchas variables compensatorias de las que ya he hablado largo y tendido. En cambio, la flexibilidad metabólica te permite progresar hasta llegar a un estado metabólico y hormonal saludable en el que puedes quemar una serie de fuentes de energía según lo necesites. Cuando te comprometes con el programa de *Dos comidas al día* y te pasas muchas horas en ayunas a lo largo de cada día, la grasa corporal almacenada pasará a primer plano de forma natural.

Si «lo haces todo bien» durante meses y sigues frustrado con tu exceso de grasa corporal, pon en práctica las estrategias avanzadas tal como se detallan en el capítulo 7 (¡y se ven en la siguiente pregunta!).

Vale, lo he hecho todo bien y sigo sin poder quitarme de encima esos últimos 3 kilos. He eliminado los carbohidratos procesados, solo como dos veces al día y sigo un programa excelente que mezcla ejercicios de cardio y de alta intensidad todas las semanas. ¿Qué puedo hacer para seguir progresando?

Las estrategias avanzadas de las que se hablan en el capítulo 7 funcionan muy bien, pero solo si estás muy adaptado a quemar grasa. De lo contrario, cualquier esfuerzo para eliminar el exceso de grasa corporal propiciará una respuesta estresante o los mecanismos de compensación entrarán en funcionamiento. En primer lugar, sigue la regla general básica de que el esfuerzo por perder grasa no debería suponer dolor, sufrimiento ni sacrificio. A decir verdad, dicho esfuerzo requiere estar más atento a los detalles, ser más consciente durante las comidas y aplicar estrategias para avanzar cuando sea necesario. En segundo lugar, cuando alcanzas la mayoría de los objetivos principales sin problemas, añadir algunos de los secundarios (sueño, actividades parasimpáticas) con frecuencia puede ser el catalizador para avanzar. A menudo se pasa por alto por nuestra errónea noción de que todo se debe a las calorías. Adopta la creencia holística, paciente y segura de que enviarles las señales adecuadas a tus genes durante todo el día cambiará tu composición corporal sin lugar a dudas. Si tienes buenos indicadores de haberte adaptado a la quema de grasa por hacerlo todo bien, piensa en implementar lo siguiente para seguir avanzando:

- Combina la exposición al frío matutina con el ayuno hasta las doce del mediodía.
- Ayuna hasta que sientas hambre de verdad, y luego espera entre quince y sesenta minutos más antes de comer.
- Lleva a cabo un programa de ejercicios de alto impacto una vez a la semana consistente en esfuerzos explosivos de duración corta con un gran periodo de descanso entre uno y otro.
- Realiza un programa de ejercicios de bajo impacto una vez a la semana: bicicleta estática, máquina de cardio, nadar o subir una cuesta corriendo.
- Incluye minirrutinas de ejercicios en tu programa. Recuerda que las calorías son lo de menos. Lo importante es enviarles señales a los genes. ¿Puede una sesión de entre uno y cinco minutos varias veces al día marcar la diferencia? ¡Sin duda!
- Practica el *hara hachi bu* en todas las comidas. Crea un entorno tranquilo, silencioso y libre de distracciones y mastica cada bocado veinte veces para facilitar este objetivo.
- Duerme más. La optimización hormonal requiere la restauración completa durante la noche. Minimiza la luz artificial y la estimulación digital en las dos últimas horas antes de acostarte para que te entre sueño a su debido momento.
- Participa en actividades parasimpáticas. Estas te calibran para que quemes grasas y te alejan de los antojos de azúcar y de los picos de apetito provocados por el cortisol.
- Añade más paseos, automasajes con el rodillo, masajes, ejercicios de respiración y ejercicios restaurativos (como el yoga y los ejercicios de recuperación) a tu rutina diaria.
- Experimenta con la ingesta aumentada de carbohidratos. Leanne Vogel, autora de *The Keto Diet* y *Keto for Women*,

recomienda un incremento estratégico en la ingesta de hidratos de carbono diseñado para ajustar la sensibilidad a la insulina, ayudar a equilibrar las hormonas y propiciar más reducción de grasas tras haberse estancado. Explica que es especialmente beneficioso para las mujeres y que hay miles de historias que confirman el éxito y que lo validan como una técnica viable. Empieza por consumir la mitad de tu peso corporal en gramos de carbohidratos durante la cena una vez a la semana.

Sigo sin creerme que todo se deba a la insulina. A lo largo de los años, me he dado cuenta de que mi cuerpo se ajusta casi al milímetro a mis horas de ejercicio semanales.

Desde luego que muchas personas atléticas han desafiado mi afirmación de que la composición corporal es un 80 por ciento dieta y un 20 por ciento ejercicio, sueño y estilo de vida. Aquí hay varias cosas de las que merece la pena hablar. En primer lugar, debemos reconocer que puedes ganar o perder una cantidad significativa de peso corporal en muy poco tiempo a través de cambios en la dieta, el ejercicio y los ciclos hormonales naturales. Por ejemplo, si realizas un ejercicio extenuante de una hora que te deje sin reservas de glucógeno a un ritmo que te haga sudar mucho, ¡es posible perder hasta casi 5 kilos! Puedes perder hasta 2 litros de líquido por hora que estés sudando. Cada litro pesa 1 kilo (¡viva el sistema métrico!), así que eso perderías al pesarte en la báscula.

Si tienes las reservas de glucógeno a tope y las vacías durante una rutina de ejercicios, esto puede reducir tu peso en otros 2 kilos y algo. Eso es posible porque cada gramo de glucógeno almacenado concentra entre 3 y 4 gramos de agua, y podemos almacenar unos 500 gramos de glucógeno en el hígado y los músculos. Puedes recuperar casi todo este peso a lo largo de las horas siguientes si repones líquidos y comes bien. En la otra cara de la moneda, si te vas a un crucero de una semana y te pones hasta arriba de comida sin hacer ejercicio, puedes sobrepasar tu peso base entre 3 y 5 kilos por culpa del glucógeno almacenado y la retención de líquido en las células de todo el cuerpo, además de añadir algún que otro kilo de grasa.

En consecuencia, es mucho más importante dejar de darle prioridad a tu peso corporal y que empieces a controlar el porcentaje de grasa corporal. Mientras mejoran la tecnología que hace que sea más fácil controlar la grasa corporal sin pruebas caras, es mucho más conveniente y seguramente más motivador que usemos herramientas subjetivas como probarnos unos pantalones ceñidos o mirarnos en el espejo todos los días (o semanalmente) para comprobar si nos vemos bien desnudos. Si tienes venas y cierta definición muscular visible en el abdomen cuando estás en tu mejor momento, puedes hacerte una foto y establecer algunos hitos visuales. Si bien hemos oído infinidad de advertencias contra venerar la báscula, incluso contra tener una, el doctor Ronesh Sinha tiene un fantástico argumento a favor. Dice que pesarse todos los días lo ayuda a controlar su recuperación de glucógeno: cuando alcanza el tope máximo de sus 2 kilos de fluctuación de peso, sabe que ha llegado el momento de ejercitarse más y holgazanear menos. Si su peso está en la franja inferior, puede reducir el peligro de hacer demasiado ejercicio obviando las rutinas agotadoras y recuperando energía con carbohidratos ricos en nutrientes.

Si te encanta ver las cifras bajas que aparecen en la báscula cuando te ejercitas mucho, piensa en la idea de liquidar tus activos, porque seguramente a eso se deba en gran medida tu peso. Si quieres tener músculos definidos en vez de parecer demacrado, y sentirte activo y lleno de energía en vez de lento y delgaducho por hacer demasiado ejercicio, ajusta tu gasto de energía durante los ejercicios hasta alcanzar un nivel manejable y asegúrate de ingerir alimentos de toda clase, ricos en nutrientes. Por más sorprendente que parezca, reducir las horas de ejercicio y aumentar tu ingesta de calorías nutritivas a menudo propicia la reducción de grasa corporal, porque el cuerpo se estresa menos, está menos inflamado y es una mejor máquina quemagrasa en reposo. Esto es más cierto que nunca cuando intentas quemar la grasa abdominal inflamatoria, que se acumula como resultado de un estilo de vida estresante.

Entonces ¿hacer ejercicio contribuye en algo a mis objetivos de composición corporal?

¡Por supuesto que sí! Un programa de ejercicios puede ayudar a tu composición corporal al aumentar el metabolismo de la grasa en reposo; equilibrar tu energía, tu estado de ánimo y tu apetito durante el día; e inspirarte para que escojas alimentos saludables y para que consumas menos calorías totales porque te sientes sano y lleno de energía y vitalidad. En cambio, un movimiento diario insuficiente o una drástica reducción de tus rutinas de ejercicio pueden hacer que ganes grasa corporal de forma rápida porque la inactividad puede promover la resistencia a la insulina, los antojos de carbohidratos y una menor disciplina a la hora de elegir los alimentos y las porciones que ingieres. Además, si eres capaz de neutralizar estos factores, deberías también ser capaz de mantener sin problemas una composición corporal ideal con independencia de los cambios en tus programas de ejercicios. Por ejemplo, mi porcentaje de grasa corporal es más o menos el mismo que cuando era corredor de maratón de élite y triatleta que competía en los Ironman hace décadas. Hoy ingiero muchas menos calorías, quemo muchas menos calorías y produzco muchísima menos insulina que cuando era una máquina de resistencia, y estoy muchísimo más sano en muchos aspectos.

¿Cuál es la mejor manera de perder exceso de grasa corporal sin recuperarla por la teoría de la compensación?

Para evitar que se active la respuesta de «lucha o huida» o los mecanismos de la teoría de la compensación, que detendrán la pérdida de grasa, ten en cuenta alguna de las dos siguientes estrategias. En primer lugar, puedes conseguir un leve déficit calórico cada día que no sea estresante ni difícil de seguir, algo que apenas notes. Los mejores entrenadores de deportes de combate que dependen de levantamiento de pesas recomiendan un déficit diario máximo de 300 calorías. Esta estrategia sutil evita que se activen las reducciones compensatorias en la quema de grasas, sobre todo si entre medias hay días que comes con equilibrio calórico. Cierto, es difícil, por no decir imposible, alcanzar de forma fiable un déficit calórico leve, pero si te esfuerzas por contenerte un poco siguiendo el espíritu del *hara hachi bu*, esta estrategia puede ser muy eficaz.

Otra opción es un enfoque a corto plazo más radical de restringir de manera agresiva la ingesta de calorías, controlar las ganas de comer y así librarte rápido de la grasa. Esta estrategia es a todas luces insostenible desde un punto de vista de la voluntad y desde la perspectiva de la teoría de la compensación, porque entrarían en acción fuerzas contrapuestas. Sin embargo, el enfoque a corto plazo puede llamar la atención de ciertas personas que no tienen la paciencia ni la precisión para llevar a cabo un déficit diario de 300 calorías. Una mayor frecuencia de la terapia con agua fría y de las rutinas de esprint puede servir de mucha ayuda en esta clase de esfuerzos tan agresivos para reducir grasa.

La teoría del gasto total de energía (GTE) no tiene sentido. ¡Soy mucho más activo que mi vecino y tengo que quemar más calorías diarias!

Las personas muy en forma tienen una serie de eficacias metabólicas que hacen que su gasto calórico diario solo sea un poco superior al de las personas sedentarias. Después de su revelador estudio sobre los hadza en Tanzania, Herman Pontzer realizó un estudio entre cientos de ciudadanos modernos que revelaba que las personas moderadamente activas quemaban solo unas 200 calorías más por día que las personas inactivas. Aumentar el ejercicio para que dejara de ser moderado no aumentaba la quema de calorías, lo que echaba por tierra la creencia popular de que seguir un programa de ejercicios crea una «ventaja metabólica». Es más, si tu gasto calórico es más alto de la cuenta durante un día o una semana, entran en acción toda una serie de mecanismos de compensación para que tu metabolismo se mantenga en un punto concreto. Esto se representa en la ilustración de la página 43, que demuestra la paridad entre un sábado (un recorrido en bicicleta de 160 kilómetros junto con una tarde vagueando y picoteando) y un domingo (mayor movimiento general y una ingesta calórica normal). Si sigues meneando la cabeza por incredulidad, ten en cuenta que una hora de ejercicio vigoroso quema alrededor de 650 calorías. Si haces la media con el gasto calórico de las restantes veintitrés horas, aumentas la quema solo en 27 calorías cada hora. Esto no te pone muy por encima de tu vecino sedentario, que reducirá sin duda más la distancia al quemar muchas más calorías que tú mientras hace la compra o sube un tramo de escaleras.

MACRONUTRIENTES

Dices que no nos preocupemos contando calorías, registrando las ratios de macronutrientes o midiendo cetonas, pero tengo la sensación de que la cuantificación me ha ayudado a tener éxito en el pasado.

Llevar la cuenta puede ser muy valioso en las primeras etapas cuando transformas tu dieta o tu programa de ejercicios, porque te ayudará a saber más además de servir de apoyo para que te ciñas a tus objetivos y, a la postre, pasar a un enfoque intuitivo. Sin embargo, a largo plazo seguir un programa rígido puede exigir demasiada concentración y fuerza de voluntad. Se puede percibir como un follón logístico cada vez mayor y entrañar demasiado sufrimiento y sacrificio. Esto aumenta el riesgo de acabar quemado y retomar antiguos hábitos.

Quiero empoderarte para que te responsabilices de tu salud y pongas en práctica un enfoque intuitivo de comida, ejercicios y vida para llevar una existencia maravillosa. El poder del saber, de la consciencia y de los resultados tangibles obtenidos de un estilo de vida saludable te mantendrán en el buen camino sin tener que preocuparte de minucias ni llevar un registro exhaustivo de cada bocado que te llevas a la boca o cada kilómetro que corres. Dicho esto, ciertas personas parecen responder mejor a la cuantificación, porque puede ofrecer la valiosa sensación de que se está siendo responsable, así como cierta seguridad. Si insistes en que te va mejor si llevas un registro de los datos, adelante. Pero intenta mantener una perspectiva saludable para que dicho registro sea, en su mayor parte, una grabación de comportamientos pasados que se basaban en la intuición y el sentido común. Esto es mejor que ser esclavo de los estándares rígidos que registras. Este enfoque con frecuencia puede provocar obsesiones, inseguridades y otras energías negativas que te llevan a tomar malas decisiones.

Me desconcierta el papel de la ingesta de carbohidratos en la pérdida de grasa y el rendimiento máximo. La filosofía de la dieta cetogénica es limitar de forma estricta los hidratos de carbono, pero otros expertos sugieren que los carbohidratos son importantes, sobre todo para las mujeres.

Desde luego, las guerras entre dietas se han vuelto cada vez más irritantes y desconcertantes para una persona normal, que no puede pasarse el día estudiando las investigaciones. El punto de partida de esta conversación es la afirmación de que nunca hay justificación para consumir hidratos de carbono refinados y pobres en nutrientes. Aunque seas un deportista de élite con poca grasa corporal, los carbohidratos refinados promueven la oxidación y la inflamación, lo que reprime el funcionamiento del sistema inmunitario y retrasa la recuperación.

Optimizar la ingesta de hidratos de carbono depende de numerosas variables personales, incluidas la genética, los objetivos físicos y los niveles de estrés. Tal vez las variables más importantes sean tu composición corporal y si aspiras a reducir un exceso de grasa corporal. Si intentas reducir grasa, el camino más seguro es reducir la producción de insulina a través del ayuno y de la restricción de los carbohidratos y los aceites vegetales refinados. Puede que esto limite temporalmente tu consumo de frutas, batatas y tubérculos ricos en almidón, así como de frutos secos, chocolate negro y productos lácteos enteros. Una vez que has alcanzado tu composición corporal ideal, puedes reintroducir los hidratos de carbono ricos en nutrientes y ver cómo los toleras. Tal vez notes algunos efectos beneficiosos, como un mejor estado de ánimo y una recuperación más rápida tras los entrenamientos. Si notas efectos adversos, como fatiga después de las comidas o un aumento de la grasa corporal, puedes volver atrás en busca de tu patrón ideal. Puede que la mejor recomendación sea estar muy atento a tus señales naturales de hambre y reconocer cuándo tienes antojo de carbohidratos, así como cuándo tu ingesta de estos tiene efectos adversos. El cerebro es muy bueno a la hora de indicar que consumas los nutrientes justos que necesitas en cada momento, a menos que abuses de tus delicados mecanismos de apetito y saciedad al comer de más.

Soy un atleta con un programa de entrenamientos intenso y me preocupa que el ayuno y la reducción de carbohidratos afecte a mi rendimiento.

El entrenamiento deportivo adaptado a la quema de grasa está demostrando obtener objetivos increíbles que son posibles sin atiborrarte de hidratos de carbono antes, durante y después de hacer ejercicio. El estudio de Jeff Volek, FASTER (uso de sustrato adaptado a la quema de grasa en el entrenamiento de corredores de élite, por sus siglas en inglés), reveló que los corredores de fondo de élite pueden quemar muchísimas más calorías por minuto de las que se creía hasta el momento que era humanamente posible y que se pueden rellenar las reservas de glucógeno después de entrenamientos agotadores incluso con una mínima ingesta de carbohidratos, ¡o sin consumirlos siquiera! Se reponen las reservas a través de procesos internos como la gluconeogénesis (la conversión de la proteína ingerida en glucosa como energía inmediata, principalmente para el cerebro) y de la separación de las moléculas de glicerol de los triglicéridos para enviarlas al hígado y que este las convierta en glucógeno.

Convertirse en un deportista adaptado a la quema de grasa requiere un gran compromiso en esa transformación alimentaria, así como un programa de entrenamiento lógico con suficientes ejercicios aeróbicos (quema de grasas) y con breves sesiones de alta intensidad que no sean demasiado estresantes ni agotadoras. Si sigues una dieta rica en carbohidratos e hiperglucémica, tienes hábitos de ejercicio extremos o llevas un estilo de vida estresante, cuentas con muchas probabilidades de darte un batacazo si dejas de golpe los hidratos de carbono e intentas mantener tus hábitos estresantes. El mejor enfoque es ocuparse primero de la transformación alimentaria, tal vez junto con una reducción temporal de la cantidad de horas de entrenamiento y de su intensidad. Un enfoque correcto a la hora de modificar la dieta y la práctica de ejercicio debería suponer increíbles beneficios para el rendimiento, incluyendo la reducción de grasa corporal, un mejor control de la inflamación y un menor tiempo de recuperación. A medida que recorras la travesía para convertirte en un deportista totalmente adaptado a la quema de grasa, no te olvides de los comentarios del doctor Tommy Wood en el capítulo 2 sobre comer suficientes alimentos nutritivos para cargar tus necesidades de rendimiento y de recuperación. En concreto, pon especial atención a tus señales naturales de hambre y satisface cualquier antojo real de carbohidratos que puedas tener después de un programa de ejercicios agotador.

¿Es la dieta cetogénica una proposición de todo o nada en la que existe una especie de tierra de nadie en relación con la ingesta de hidratos de carbono?

Si estás comprometido con la alimentación cetogénica, puede que entres en un paradigma metabólico alternativo en el que tus músculos queman ácidos grasos a un gran ritmo y conservan el glucógeno de forma eficiente, y que tu cerebro queme sobre todo cetonas y un mínimo de glucosa. Si tu enfoque es erróneo, desde luego que puedes acabar en una tierra de nadie en la que tu ingesta de carbohidratos sea insuficiente para cubrir tus necesidades energéticas, pero tus habilidades para quemar grasa y cetonas no basten para complementar lo que falta.

Este fenómeno preocupa especialmente a deportistas con necesidades de quema de calorías muy exigentes. Stephen Phinney y Jeff Volek, autores de *The Art and Science of Low Carbohydrate Performance*, han publicado una investigación que revela que se produce un efecto no deseado de «tira y afloja» en las primeras etapas del proceso de adaptación a la dieta cetogénica y a la quema de grasa. Eso sucede cuando los músculos no cuentan con su habitual flujo de glucosa (pero todavía no queman los ácidos grasos de forma eficiente), de modo que tu rendimiento físico se resiente. Mientras tanto, tu cerebro no dispone de la glucosa suficiente, pero tampoco recibe las cetonas. El doble mazazo del bajón por la tarde y los entrenamientos ineficaces no es agradable. Para no entrar en esa tierra de nadie, considera reducir el gasto de energía mientras haces ejercicio durante las tres primeras semanas en las que estás deshaciéndote de los patrones de alimentación ricos en carbohidratos. Concentrarse en actividades aeróbicas de baja intensidad y reducir lo máximo posible cualquier actividad de alta intensidad (por ejemplo, minirrutinas de ejercicios) te asegurará que tu cerebro recibe la glucosa que necesita. En el ínterin, en cuanto a tu dieta, ayuna y restringe los hidratos de carbono con la disciplina necesaria para propiciar la producción de cetonas.

¿La dieta baja en carbohidratos solo es válida para los deportistas de fondo o también se pueden beneficiar los deportistas de fuerza?

Los deportistas de fuerza no han acogido la dieta baja en hidratos de carbono o la cetogénica con tanto entusiasmo como los de fondo, seguramente por la importante exigencia de glucógeno que requieren los entrenamientos de alta intensidad y por la supuesta necesidad de más carbohidratos. Sin embargo, la investigación y las evidencias puntuales han demostrado que un enfoque adaptado a la quema de grasa también puede servir en los ejercicios de alta intensidad. Luis Villaseñor, el rey de KetoGains.com, lleva en cetosis estricta desde hace casi veinte años y ha seguido teniendo un rendimiento excepcional como levantador de pesas, manteniendo un cuerpo extremadamente delgado y musculoso. Ha ayudado a muchos deportistas de fuerza a tener éxito sin necesidad de recurrir a la errónea y anticuada estrategia de atiborrarse de carbohidratos y de proteínas todo el día. Danny Vega (presentador del pódcast *Fat Fueled Family* con su esposa Maura), uno de los primeros promotores de la dieta cetogénica, realiza increíbles gestas de fuerza, tiene un cuerpo impresionante y ayuda a los entusiastas de todos los niveles a perder grasa corporal de forma segura con el enfoque cetogénico.

Tener éxito como deportista de fuerza con una reducida ingesta de hidratos de carbono requiere en primer lugar conseguir quemar grasa en reposo. Esto reducirá tus necesidades de glucosa durante el paseo desde el aparcamiento hasta el gimnasio, durante los quince minutos de calentamiento e incluso en mitad de ejercicios explosivos. Con una guía de quema de grasa y de carbohidratos reducidos, tendrás glucosa disponible de sobra incluso para el programa de ejercicios más exigente. En segundo lugar, las rutinas de ejercicio tienen que ser breves, con partes explosivas y mucho descanso entre ellas. Evitar las sesiones largas, agotadoras e intensas que son tan habituales en las salas de pesas y las clases de ejercicios en grupo también reducirán tu ansia por reponer los carbohidratos durante las sesiones y justo después. En tercer lugar, tener un tiempo de recuperación óptimo entre sesiones de alta intensidad te garantizará que repones el glucógeno (incluso con una alimentación baja o muy baja en hidratos de carbono) antes de lanzarte a otra agotadora sesión. En cuarto lugar, haz que tu transición alimentaria sea lo más cómoda posible al reducir tu rutina de ejercicios al menos durante las tres primeras semanas en las que vayas a restringir la ingesta de carbohidratos. Por último, que no se te olvide suplementar la ingesta de sodio y de electrolitos para no quedarte sin reservas por la combinación de una nueva dieta junto con el sudor durante las sesiones de ejercicios.

He oído varias recomendaciones sobre el consumo de proteínas. ¿Qué sugiere el programa de Dos comidas al día?

Para resumir, no te preocupes mucho por las proteínas, porque tus mecanismos de apetito natural y homeostático lo hacen genial a la hora de optimizar tu consumo de proteínas. La mayoría de los expertos recomiendan un consumo medio de 1,54 gramos por kilo de masa muscular al día. Es algo que se puede conseguir fácilmente con casi cualquier dieta, salvo con una muy restrictiva como la vegetariana estricta o una muy baja en proteínas a propósito. Dado que las proteínas son el requisito alimentario más importante para la supervivencia, disponemos de potentes mecanismos que nos hacen tener antojo de alimentos ricos en proteínas si llevamos un patrón de comidas con el que ingerimos menos de la cuenta. El déficit proteico en la dieta hará que catabolices masa muscular y desequilibrará toda una serie de funciones críticas de reparación y renovación. Esto propicia el cansancio extremo, hace que parezcas demacrado y enfermo, y provoca un deseo fortísimo de alimentos ricos en proteínas.

Si bien es imposible existir en un estado crónico de déficit proteico, puedes tener problemas si te quedas por debajo de tus requisitos básicos. Esto puede provocar un catabolismo muscular transitorio difícil de detectar (o peor, puede que te guste el bajo peso que te dice la báscula y tu delgado aspecto), un ligero declive en tu rendimiento y una recuperación más lenta tras hacer ejercicio. Quizá haya días o semanas en los que te sientas fatal y luego estés bien una temporada antes de recaer. Si insistes en seguir una dieta restrictiva (lo que incluye pasar de los antojos de alimentos ricos en proteínas que no están en tu «lista»), tal vez te vayas quemando despacio como una vela a lo largo de los siguientes meses o años hasta el punto de que ese déficit se convierta en tu nueva normalidad.

Muchos expertos les recomiendan a los deportistas de élite que consuman una media de 2,2 gramos de proteínas por kilo de peso total. También se recomienda una ingesta mayor a los ancianos, porque no sintetizan las proteínas de forma tan eficiente y porque quieren protegerlos del gran factor de riesgo de muerte que es la sarcopenia (pérdida de masa muscular). De media, los defensores de la dieta carnívora, como Shawn Baker y William Shewfelt, consumen de habitualmente bastante más de 2,2 gramos de proteína por kilo al día y declaran que 2,4 gramos por kilo es seguro y eficaz. Las autoridades sanitarias llevan mucho advirtiendo de que una mayor ingesta de proteínas puede ser estresante para el hígado y los riñones encargados de excretar el exceso y de que puede provocar una sobreestimulación de los factores de crecimiento en el torrente sanguíneo, como la diana de rapamicina en mamíferos (mTor) y el factor de crecimiento insulínico tipo 1 (IGF-1). Esta sobreestimulación crónica puede conducir a una división celular acelerada y desregulada, así como a un mayor riesgo de padecer cáncer. Una vez más, estas advertencias pueden ser relevantes en casos extremos, como los de los culturistas que consumen el triple de su peso corporal en gramos de proteína al día.

De un tiempo a esta parte, se está imponiendo la tendencia (que yo secundo) de alejarse de estas serias advertencias sobre el exceso de proteínas al saber que si estás sano y llevas una vida activa, seguramente no tengas que preocuparte demasiado por el consumo excesivo de proteínas. En primer lugar, el alto poder saciante de las proteínas regulará de manera natural tu ingesta de alimentos ricos en ellas. Además, si tu consumo de carbohidratos es bajo, la ingesta de proteínas extras puede ayudarte a recuperar las reservas de glucógeno a través de la gluconeogénesis. He hablado de la gluconeogénesis como algo negativo (cuando eliminas masa muscular para crear azúcar con el que alimentar a tu hambriento cerebro), pero esta ruta metabólica que usa las proteínas ingeridas es muy eficiente para reponer las reservas de glucógeno. Se cree que la gluconeogénesis es un proceso bajo demanda, lo que quiere decir que solo creas la cantidad de glucosa necesaria para tener un rendimiento máximo y recuperarte eficientemente.

Ten en cuenta que todos los objetivos de proteínas que se expresan son medias, porque tu cuerpo tiene una serie de mecanismos de ahorro y de uso de proteínas para ayudarte a equilibrar las posibles fluctuaciones en la dieta. Por ejemplo, el aclamado beneficio del ayuno que es la autofagia implica reparar y reciclar los aminoácidos. Si no consumes proteínas durante las comidas, tu cuerpo se las apaña muy bien con lo que tiene a su disposición. Si consumes más proteínas de las que tu cuerpo necesita de vez en cuando, reducirás el hambre, propiciarás un aumento temporal del metabolismo mientras reparas o generas masa muscular (por el ya mencionado efecto térmico de las proteínas, que queman hasta el 25 por ciento de sus propias calorías) y tal vez activarás la gluconeogénesis en caso de ser necesario. Y todo esto ayuda a promover la homeostasis a largo plazo.

Me encanta el pan, no me provoca problemas y estoy dispuesto a dedicar una parte de mi presupuesto diario para carbohidratos en pan de primera calidad. ¿Está bien?

Si decides darte el gusto con tus alimentos preferidos que no se encuentran en la dieta ancestral, asegúrate de escoger con cuidado los alimentos de mejor calidad y menos perjudiciales en esa categoría. Disfruta la experiencia al máximo y considérala como si fuera una celebración muy ocasional. Eso es una cosa y otra muy distinta permitir sin pensar que alimentos bajos en nutrientes permanezcan en tu dieta solo porque tienes unas costumbres muy arraigadas o porque te proporcionan unos momentos de placer gustativo, lo que a menudo dará como resultado que no te sientas bien en las horas siguientes al momento de darte el gusto.

TANDA RÁPIDA

Soy mujer y quiero perder un poco más de peso. ¿Cómo sé si lo estoy haciendo bien?

Estate atenta en busca de indicios de fatiga o de antojos de azúcar cuando termines una rutina de ejercicios y estés en reposo. Fíjate si te sientes menos motivada para hacer ejercicio y si tienes cambios de humor, de energía y de concentración durante el día, y si no duermes bien por la noche. Todas estas son señales de que la combinación de restricción de carbohidratos y de calorías, junto con un programa de ejercicios ambicioso, está siendo demasiado estresante y, por tanto, contraproducente.

¿Cómo puedo saber si tengo demasiada grasa?

El doctor Phil Maffetone recomienda que tu cintura mida la mitad de tu altura o menos. Cualquier otra cosa por encima de eso lo considera tener exceso de grasa. También asegura que el 91 por ciento de la población mundial lo padece. El doctor Ronesh Sinha busca que la ratio entre cintura y caderas en los hombres sea de 0,95 o menos. Para las mujeres, quiere una cintura de menos de 89 centímetros, con una ratio entre cintura y caderas de 0,85 o menos. Esto quiere decir que la medida de la cintura en centímetros debería ser algo o mucho menor que la medida de la cadera en centímetros; por ejemplo, una cintura de unos 81 centímetros y una cadera de unos 91 da una ratio de 0,88.

¿Cómo puedo saber si mis rutinas de ejercicios de alta intensidad son demasiado estresantes?

Estate atento a los siguientes síntomas y toma medidas inmediatas si los sufres:

- molestias musculares rutinarias después del ejercicio;
- fatiga y actitud negativa justo después del ejercicio;
- cambios de humor, antojos de azúcar y bajones por la tarde en cualquier momento entre doce y veinticuatro horas después del ejercicio;
- dolor muscular frecuente durante la práctica de ejercicio;

- mala postura durante las rutinas de fondo o de esprint en las últimas repeticiones;
- sentir miedo antes de hacer ejercicio.

Nunca lleves a cabo una rutina más avanzada a menos que estés descansado al cien por cien y motivado de antemano. Tómate largos descansos que te permitan sentirte totalmente recuperado y lleno de fuerza para realizar el siguiente ejercicio con la misma intensidad. Esto suele implicar un intervalo de descanso cinco veces superior al del ejercicio (por ejemplo, doce segundos de ejercicio y descanso de un minuto). Termina la sesión antes (o justo en el momento) en que empieces a tener mala postura o tu nivel de energía o tu rendimiento decaigan de forma apreciable.

¿Cómo sé si me he quedado sin sodio?

Estate atento a los siguientes síntomas y toma medidas inmediatas si los sufres:

- sensación de mareo al ponerte en pie;
- sed excesiva;
- espasmos o calambres musculares;
- inquietud, irritabilidad y fatiga durante el día;
- bajón durante la tarde o antojos de azúcar.

Si estás haciendo una transición brusca de la dependencia a los hidratos de carbono a la alimentación ancestral, añade entre 5 y 10 gramos (dependiendo de tu nivel de actividad) de sal mineral o de sal marina de calidad a tus bebidas cada día. Si sospechas que tienes falta de sodio, añade más hasta que pensar en la sal o verla te resulte desagradable o hasta que te sientas totalmente hidratado y estés orinando todo el día.

He sufrido años de daño metabólico por la dependencia a los carbohidratos y el efecto yoyó de las dietas. ¿Cuánto tiempo tardaré en convertirme en una bestia quemagrasa?

A las tres semanas de haber eliminado por completo los tres grandes grupos de alimentos perjudiciales, deberías experimentar unas mejoras increíbles en tu capacidad para regular la energía, el estado de ánimo y el apetito durante el día. Si tu daño metabólico es grave, puede que tardes entre seis y doce meses en optimizar por completo los mecanismos genéticos de quema de grasa y en librarte del todo de la dependencia a los hidratos de carbono. Solo entonces deberías intentar una reducción estratégica del exceso de grasa corporal a través del ayuno prolongado y de una mayor restricción de los carbohidratos.

Creía que la insulina era importante para crear y mantener la masa muscular, recuperarse de las sesiones de ejercicio, equilibrar las hormonas y otras funciones de la salud.

Desde luego que la insulina es una hormona anabólica/anticatabólica importante, responsable de distribuir la glucosa y los aminoácidos a las células de todo el cuerpo. La preocupación y el cuidado que hay que tener con la insulina reside en la alta prevalencia del hiperinsulinismo (sobreproducción perjudicial y crónica de insulina). El gran objetivo de salud es producir una cantidad mínima de insulina óptima, la suficiente para realizar el trabajo sin alterar la homeostasis.

¿Cómo sé si mi producción de insulina es la correcta o es excesiva?

Si tienes un exceso de grasa corporal (según los cálculos de los doctores Maffetone y Sinha, véase la página 373), sobre todo grasa visceral, en la zona abdominal, seguramente has estado sufriendo una sobreproducción de insulina de forma crónica. Si consigues un test de insulina rápido, intenta bajar de 8,0 con rapidez. Un valor por debajo de 3,0 es excelente. Dado que la insulina ofrece muchos beneficios de salud, de rendimiento y de recuperación, puede que lo mejor sea adoptar una estrategia de festín o hambre, en la que comas alimentos muy ricos en nutrientes, produzcas suficiente insulina para promover la homeostasis y al mismo tiempo te esfuerces por pasar largas horas en ayunas entre comida y comida.

¿Cómo puede ser peor la fruta que otros hidratos de carbono cuando tiene tantos beneficios nutricionales?

Aunque la fruta es muy lipogénica (esto quiere decir que tiene una gran facilidad para convertirse en grasa), los efectos negativos de consumir fruta se deben en gran medida a que se ingieren muchas otras formas de carbohidratos junto con ella. Si tienes las reservas de glucógeno llenas, la fruta se convierte en grasa con facilidad. Si tu ingesta de hidratos de carbono es sensata, el consumo de fruta tiene muchas ventajas sobre otros carbohidratos. Consumir frutas enteras te aporta fibra, agua y micronutrientes que contribuyen a sentir saciedad de una manera que no consiguen los carbohidratos procesados. Es más, los problemas por los efectos autoinmunes e inflamatorios de los antígenos vegetales de los cereales, las legumbres, los frutos secos, las semillas y las verduras y las hortalizas se minimizan muchísimo con la fruta.

¿Cómo puedo saber si estoy liquidando mis activos?

Estate atento a los siguientes síntomas y toma medidas inmediatas si los sufres:

- antojos de azúcar justo después de las rutinas de ejercicios intensas;
- sentir fatiga entre veinticuatro y cuarenta y ocho horas después de una rutina de ejercicios intensa;
- comer de más durante el desayuno después de un ayuno agresivo;

- ajetreados días laborables en combinación con fines de semana agotadores y la sensación de estar quemado;
- periodos de energía excesiva durante días trepidantes, sentirse inquieto, acelerado y distraído, y no tener mucha hambre;
- un exceso de estimulación de la respuesta de «lucha o huida» (jornada laboral frenética, rutinas de ejercicios de alta intensidad, entretenimiento impactante) así como insuficiente estimulación parasimpática (rodillo de automasaje, yoga, meditación, paseos e inmersión en la naturaleza).

Con la vida moderna que llevamos, muchos de nosotros estamos en constante peligro de estresarnos y de liquidar nuestros activos, lo que llevaría a la postre a esa sensación de estar quemado. Es fundamental esforzarse en tener rituales por la mañana y por la noche, programar un descanso de la tecnología, hacer pausas habituales para moverse y respirar hondo y con tranquilidad cada vez que te sientas sobreestimulado o alterado.

Recetas de *Dos comidas al día*

Las «no gachas» de Brad

Para 4 raciones
Tiempo de preparación: 5 minutos
Tiempo de cocinado: 7 minutos

Estas gachas, hechas con grasas y proteínas saludables y el punto justo de dulzor natural, son muy nutritivas y saciantes. Cambia la cantidad de crema de frutos secos según la consistencia que prefieras. Dobla o triplica las cantidades de la receta si quieres tenerla preparada de antemano para esas mañanas frenéticas.

1 taza de leche de coco o de almendras sin azúcar añadido
4 yemas de huevo tamaño L
2 cucharaditas de extracto puro de vainilla
2 cucharaditas de canela
½ taza de frutos secos de tu elección triturados
3 cucharadas de crema de frutos secos de tu elección,
    o añade o quita al gusto

En una sartén grande, mezcla bien la leche, las yemas de huevo, la vainilla y la canela. Déjalo cocer a fuego lento durante 5 minutos, moviendo de vez en cuando. Cuando la mezcla esté caliente y bien integrada, añade los frutos secos y la crema, y remueve un par de minutos más hasta que tenga la consistencia deseada. Ten en cuenta que la mezcla se espesará bastante en cuanto se enfríe, así que mejor dejarla un poco líquida antes de apartar la sartén del fuego.

Información de macronutrientes: calorías totales: 331; grasas: 23 g / 207 cal; hidratos de carbono: 20 g / 80 cal; proteínas: 11 g / 44 cal

Verdura salteada con huevos al horno para desayunar

Para 2 raciones
Tiempo de preparación: 10 minutos
Tiempo de cocinado: 15-18 minutos

Esta receta suele hacerse con patata picada muy fina, pero ¿por qué no experimentar un poco y usar coles de Bruselas? Si no te gustan, una bolsa grande de col roja es una buena alternativa baja en hidratos de carbono.

    450 g de carne picada de cerdo
    2 cucharadas de mantequilla
    110 g de champiñones frescos, cortados en dados
    1 cebolla pequeña, picada
    2 tazas de coles de Bruselas cortadas en cuartos
    4 dientes de ajo, picados
    Sal y pimienta al gusto
    4 huevos camperos tamaño L
    60 g de queso de cabra desmenuzado

Precalienta el horno en la función grill, al máximo.

En una sartén grande apta para horno, fríe la carne picada a fuego medio, desmenuzándola bien hasta que esté hecha. Con una espumadera, retira la carne de la sartén y reserva.

A la grasa que queda en la sartén, añádele la mantequilla y los champiñones, y fríe a fuego medio-alto hasta que se doren. Añade la cebolla, las coles de Bruselas y el ajo. Saltea hasta que las coles estén tiernas y la cebolla transparente, unos 5 minutos. Salpimienta al gusto. Incorpora de nuevo la carne picada y mezcla bien. Pruébalo y salpimienta de nuevo si es necesario. Forma cuatro huecos en la mezcla. Casca un huevo sobre cada hueco, salpimienta bien y mete la sartén en el horno a media altura. Hornea entre 3 y 5 minutos, dependiendo de cómo te guste la yema. Decora con el queso de cabra y sirve de inmediato.

Información de macronutrientes: calorías totales: 2.408; grasas: 180 g / 1.620 cal; hidratos de carbono: 63 g / 252 cal; proteínas: 134 g / 536 cal

Gratinado potente de la huerta para desayunar

Para 4 raciones
Tiempo de preparación: 12 minutos
Tiempo de cocinado: 30 minutos

Cargado de verduras, hierbas aromáticas y mucha proteína, este plato te mantendrá satisfecho y concentrado toda la mañana. ¡Te gustará tanto que querrás comértelo para cenar!

450 g de carne picada de cerdo aliñada al estilo italiano
1 pimiento verde o rojo, limpio y cortado en dados
1 calabacín mediano, cortado en dados
1 cebolla mediana, cortada en dados
4 dientes de ajo, picados
8 huevos camperos tamaño L
1 taza de queso cheddar rallado, dividida
¼ de taza de albahaca fresca picada
¼ de taza de perejil fresco picado

2 cucharaditas de sal
½ cucharadita de pimienta
½ taza de nata entera o de crema de coco sin azúcar añadido
2 tallos de cebollino, muy picados

Precalienta el horno a 190 °C.

En una sartén grande a fuego medio, dora la carne picada y desmenúzala. Aumenta la temperatura a fuego medio-alto y añade el pimiento, el calabacín, la cebolla y el ajo, y saltea 5 minutos.

Mientras tanto, en un cuenco grande, bate los huevos, media taza de queso, la albahaca, el perejil, la sal, la pimienta y la nata. Vuelca la carne picada ya cocinada en una fuente para horno de 20 centímetros. Cubre con la mezcla de huevo y esparce el cebollino bien picado y el resto del queso por encima. Hornea 25 minutos o hasta que se dore y esté firme.

Información de macronutrientes: calorías totales: 765; grasas: 61 g / 549 cal; hidratos de carbono: 13 g / 52 cal; proteínas: 41 g / 164 cal

Tostada de aguacate y gofre keto

Para 2 raciones
Tiempo de preparación: 10 minutos
Tiempo de cocinado: 15 minutos

¿Quién dice que tienes que poner hasta arriba la gofrera de cereales y edulcorantes bajos en nutrientes? Saca el cacharro del fondo de la despensa y prueba este gofre keto, ¡de queso! Esta deliciosa receta crujiente está a rebosar de grasas saludables, verduras y proteínas.

2 huevos camperos tamaño L
1 taza de queso rallado, como cheddar o una mezcla
de parmesano y mozzarella

½ cucharadita de pimienta
1 tallo de cebollino, bien picado
4 lonchas de panceta salada
1 aguacate
¼ cucharadita de sal
¼ cucharadita de ajo molido
1 pepino grande, cortado en bastones
2 gajos de limón
Una pizca de pimientos rojos secos triturados

En un cuenco mediano, mezcla los huevos con el queso rallado, la pimienta y el cebollino. Vierte la mezcla en la gofrera y sigue las instrucciones del fabricante, prepara dos tandas si es necesario (véase la nota más abajo), hasta que los gofres se doren. Déjalos enfriar en una rejilla.

Mientras tanto, en una sartén grande a fuego medio, fríe la panceta y luego córtala y resérvala. En un cuenco pequeño, tritura el aguacate con sal y el ajo molido.

Para montar el plato, coloca los bastones de pepino sobre los gofres keto, después añade la mezcla de aguacate, la panceta cortada, un chorrito de limón y una pizca de pimientos rojos secos triturados.

Prepara el doble o el triple de la mezcla de los gofres keto y luego congélala. Cuando quieras comer, solo tienes que meterla en la gofrera.

Información de macronutrientes: calorías totales: 520; grasas: 40 g / 360 cal; hidratos de carbono: 14 g / 56 cal; proteínas: 26 g / 104 cal

Sopa cremosa de pollo sin tortillas de maíz

Para 4 raciones
Tiempo de preparación: 15 minutos
Tiempo de cocinado: 25 minutos

No echarás de menos las tortillas de maíz cuando hayas probado esta increíble y diversa mezcla de sabores e ingredientes.

2 cucharadas de manteca de cerdo o de vaca
1 cebolla mediana, cortada en dados
8 muslos de pollo deshuesados y sin piel, cortados en trozos
    de unos 2,5 cm
2 cucharadas de pasta de tomate
110 g de chile verde en conserva cortado en dados
2 cucharadas de comino
1 cucharada de cilantro
1 cucharada de orégano seco
1 cucharada de chile en polvo
1 cucharadita de pimentón ahumado
2 cucharaditas de sal
1 cucharadita de pimienta
8 dientes de ajo, picados
2 calabacines medianos, cortados en juliana
2 zanahorias, partidas por la mitad y cortadas en juliana
1 col pequeña (blanca, verde o lombarda), cortada
4 tazas de caldo de carcasa de pollo
1 taza de cilantro fresco picado
½ taza de cebollino, finamente picado
1 taza de nata agria entera
Aceitunas negras y jalapeños cortados, queso rallado, cebolla
    picada y aguacate de acompañamiento

En una olla grande a fuego medio-alto, funde la manteca. Añade la cebolla y saltea hasta que se haga, unos 3 minutos.

Añade el pollo troceado, la pasta de tomate, los chiles verdes, el comino, el cilantro, el orégano, el chile en polvo, el pimentón ahumado, la sal y la pimienta. Remueve hasta mezclar bien y saltea hasta que el pollo esté casi hecho, unos 10 minutos. Añade el ajo, los calabacines, las zanahorias, la col y el caldo de pollo. Lleva a ebullición y después reduce a fuego bajo. Déjalo reducir unos 10 minutos o hasta que las verduras estén tiernas, pero no pasadas.

Añade el cilantro, los cebollinos y la nata agria. Prueba y corrige de sabor si es necesario. Sirve con el acompañamiento a un lado.

Información de macronutrientes: calorías totales: 623; grasas: 31 g / 279 cal; hidratos de carbono: 34 g / 136 cal; proteínas: 52 g / 208 cal

Sopa de salchicha toscana

Para 4 raciones
Tiempo de preparación: 10 minutos
Tiempo de cocinado: 25 minutos

La combinación de la jugosa carne picada italiana aliñada, los tomates secos y el queso parmesano curado en este guiso va a dejarte sin palabras. Deja que se haga a fuego lento, para que su delicioso aroma inunde toda la casa mientras agradeces la oportunidad de comer semejante delicia.

900 g de carne picada, aliñada al estilo italiano
2 cucharadas de aceite de oliva virgen extra
1 cebolla grande, cortada en dados
6 dientes de ajo, picados
2 calabacines medianos, cortados en dados
½ taza de tomates secos en aceite de oliva, escurridos y picados
¼ de taza de albahaca fresca picada

½ taza de perejil fresco picado
1 cucharadita de orégano seco
1 cucharadita de sal
½ cucharadita de pimienta
6 tazas de caldo de carcasa de pollo
4 tazas de hojas de espinacas frescas
¼ taza de queso parmesano rallado

En una olla grande a fuego medio, fríe la carne, desmenuzándola. Justo antes de que termine de hacerse, pásala a un cuenco con la ayuda de una espumadera, dejando la grasa en la olla.

Sube la temperatura a fuego medio-alto, añade el aceite de oliva y la cebolla, y cocina hasta que esté bien hecha, unos 3 minutos. Añade el ajo, el calabacín, los tomates secos, la albahaca, el perejil, el orégano, la sal y la pimienta. Remueve para que se integre todo y cocina otros 5 minutos.

Devuelve la carne a la olla y cúbrelo todo con el caldo. Lleva a ebullición y después reduce la temperatura. Añade las espinacas y remueve para que se ablanden. Aparta del fuego, añade el parmesano rallado y sirve caliente.

Información de macronutrientes: calorías totales: 613; grasas: 45 g / 405 cal; hidratos de carbono: 18 g / 72 cal; proteínas: 34 g / 136 cal

Ensalada gigantesca Sisson

Para 2 raciones
Tiempo de preparación: 10 minutos

Es una de las muchas variantes de mi plato central para el almuerzo o la cena. Experimenta con ternera, pollo, pavo y otras carnes en sustitución del atún, y con una variedad de verduras coloridas o aderezos.

3 o 4 tazas de lechuga cortada o mezcla de lechugas
1 o 2 tazas de verduras y hortalizas frescas cortadas, como
   champiñones, pimientos, zanahorias, remolachas y tomates
¼ de taza de queso cheddar rallado (opcional)
450 g de atún en conserva al natural de pesca sostenible,
   escurrido
¼ de taza de frutos secos, como nueces, nueces pecanas
   o almendras
2 cucharadas de pipas de girasol o de calabaza
2 cucharadas de aderezo para ensaladas con aceite de aguacate

En un cuenco amplio y bajo, o en una fiambrera, coloca la lechuga, las verduras y hortalizas y el queso (si se quiere), en ese orden. Esparce el atún por encima. En este momento puedes guardar la ensalada o llevártela para comértela más tarde.

Cuando quieras comértela, echa los frutos secos y las semillas por encima, y aderézala al gusto.

Información de macronutrientes: calorías totales: 879; grasas: 63 g / 567 cal; hidratos de carbono: 24 g / 96 cal; proteínas: 54 g / 216 cal

Ensalada de tacos caribeña

Para 2 raciones
Tiempo de preparación: 10 minutos
Tiempo de cocinado: 10 minutos

Si nunca has probado a mezclar el polvo de chile con la canela, esta ensalada te va a convertir en un adicto: ¡el pavo picado nunca sabrá mejor! Pon de fondo un poco de reggae y sumérgete en tu isla de fantasía.

2 cucharadas de mantequilla
½ kg de carne de pavo picada
1 cucharadita de sal

½ cucharadita de pimienta
1 cucharada de comino
1 cucharadita de orégano seco
1 cucharadita de chile en polvo
½ cucharadita de pimentón
½ cucharadita de cebolla en polvo
¼ de cucharadita de cayena molida
¼ de cucharadita de canela
4 dientes de ajo, picados
½ cucharadita de jengibre fresco rallado
1 pimiento verde o rojo, limpio y cortado en dados
La ralladura de 1 lima
El zumo de 2 limas
¼ de taza de aceite de oliva virgen extra
2 tazas de col, cortada en juliana
2 tazas de hojas de espinacas baby
¼ de taza de cebollino, finamente picado
½ taza de cilantro fresco, picado

En una sartén grande a fuego medio-alto, derrite la mantequilla. Añade el pavo, la sal, la pimienta, el comino, el orégano, el chile en polvo, el pimentón, la cebolla en polvo, la cayena y la canela. Fríe y desmenuza la carne, hasta que se haga.

Añade el ajo, el jengibre y el pimiento, y remueve hasta que se haya impregnado de todos los olores, alrededor de 1 minuto. Añade la ralladura y el zumo de las limas, y el aceite de oliva. Remueve.

En un cuenco mediano, mezcla la col y las espinacas. Cubre con la mezcla de carne, los cebollinos y el cilantro.

Información de macronutrientes: calorías totales: 1.193; grasas: 89 g / 801 cal; hidratos de carbono: 22 g / 88 cal; proteínas: 76 g / 304 cal

Ensalada de pollo al curri

Para 2 raciones
Tiempo de preparación: 5 minutos
Tiempo de cocinado: 15 minutos

La lechuga romana es la mejor base para este sabroso plato, pero la col crujiente también vale, al igual que una base de mezcla de lechugas. Los frutos secos picados le añaden un puntito más de textura y aumentan la saciedad.

8 muslos de pollo deshuesados y sin piel, cortados en trozos
 de unos 2,5 cm
Sal y pimienta al gusto
1 pimiento verde, limpio y cortado en dados
2 tallos de apio, cortados en dados
2 tallos de cebollino, finamente picados
½ taza de frutos secos, como nueces de macadamia
 o pecanas
2 hojas grandes de lechuga romana o de lechuga mantecosa

Para el aderezo
1 taza de mayonesa elaborada con aceite de aguacate
La ralladura de 1 limón
El zumo de ½ limón
1 cucharada de curri en polvo
½ cucharadita de ajo molido
½ cucharadita de sal
½ cucharadita de pimienta

Precalienta el horno a 220 °C. Forra una bandeja con papel de hornear.

Coloca los trozos de pollo en la bandeja y salpiméntalos. Hornéalos 15 minutos, hasta que la temperatura interna alcance los 70 °C. Saca del horno y deja que se enfríen 5 minutos.

Mientras se hornea el pollo, prepara el aderezo: mezcla la mayonesa, la ralladura y el zumo de limón, el curri en polvo, el ajo molido, la sal y la pimienta en un cuenco.

Añade el pimiento, el apio, el cebollino y los frutos secos. Agrega el pollo, remueve para que quede bien cubierto y corrige de sal si es necesario.

Coloca una hoja de lechuga en cada uno de los dos platos, cúbrela con la ensalada y sirve.

Información de macronutrientes: calorías totales: 1.118; grasas: 85 g / 765 cal; hidratos de carbono: 14 g / 56 cal; proteínas: 82 g / 328 cal

Ensalada de atún con «chips» de pepino

Para 2 raciones
Tiempo de preparación: 5 minutos

Ten siempre atún en lata en la despensa como una base rápida y versátil para las comidas. Mira en el envase que su pesca sea sostenible para evitar problemas asociados a la captura industrializada del atún. Combinada con mayonesa y aguacate, esta ensalada está de vicio servida con tus crudités preferidas, como el pepino que te sugiero o rábanos, jícama (nabo mexicano) o pimientos.

340 g de atún en conserva al natural de pesca sostenible, escurrido
4 tallos de apio, cortados en dados pequeños
2 tallos de cebollino, finamente picado
La ralladura y el zumo de 1 limón pequeño
½ aguacate, triturado
½ taza de mayonesa con aceite de aguacate
1 cucharadita de mezcla de semillas y especias (semillas de amapola, semillas de sésamo, semillas de sésamo negro, ajo molido, cebolla molida)

½ cucharadita de pimienta

1 pepino a rodajas, cortado en diagonal

Mezcla el atún, el apio, el cebollino, el zumo y la ralladura de limón, el aguacate, la mayonesa, la mezcla de especias y la pimienta en un cuenco mediano. Sirve el pepino de acompañamiento.

Información de macronutrientes: calorías totales: 735; grasas: 59 g / 531 cal; hidratos de carbono: 9 g / 36 colorías; proteínas: 42 g / 168 cal

Ensalada de tacos

Para 2 raciones
Tiempo de preparación: 15 minutos
Tiempo de cocinado: 10 minutos

¿Quién necesita una tortilla de maíz cuando puedes disfrutar de los variados e intensos sabores en esta sofisticadísima adaptación del popular clásico de la cocina? Te repito que no encontrarás nada en un restaurante que se le parezca, así que haz una buena cantidad y disfruta toda la semana.

680 g de ternera picada

4 dientes de ajo, picados

1 cucharada de comino

1 cucharadita de cilantro seco

1 cucharadita de chile en polvo

2 cucharaditas de sal

½ cucharadita de pimienta

4 tazas de hojas verdes cortadas, como lechuga romana, espinacas
    o col rizada

3 tazas de col picada

55 g de champiñones frescos, laminados

½ taza de tomates cherry, cortados por la mitad
1 aguacate, cortado en dados
2 tallos de apio, cortados en juliana
1 taza de queso cheddar rallado
½ taza de nata agria entera
½ taza de salsa de tacos ya preparada
1 taza de cilantro fresco cortado
1 manojo de cebollino, bien picado
El zumo de 2 limas

En una sartén grande a fuego medio, mezcla la ternera picada, el ajo, el comino, el cilantro, el chile en polvo, la sal y la pimienta. Remueve para que se mezcle bien, hasta que la carne esté bien hecha. Aparta del fuego y reserva.

En un cuenco grande, coloca las hojas verdes, la col, los champiñones, los tomates, el aguacate, el apio y el queso.

Para el aliño, mezcla la nata agria, la salsa, el cilantro fresco, los cebollinos y el zumo de lima en un cuenco pequeño. Coloca la ternera sobre la mezcla de verduras y hortalizas, y adereza generosamente con el aliño.

Información de macronutrientes: calorías totales: 1.453; grasas: 97 g / 873 cal; hidratos de carbono: 37 g / 148 cal; proteínas: 108 g / 432 cal

Chili de pollo con chile verde

Para 4 raciones
Tiempo de preparación: 8 minutos
Tiempo de cocinado: 30 minutos

Este guiso de pollo y verduras es perfecto porque ofrece un sinfín de sabores que van desde el picante de la carne de cerdo aliñada, pasando por el reconfortante caldo de huesos de pollo, hasta llegar a una dosis enorme de hierbas frescas y secas, y especias.

2 cucharadas de aceite de oliva virgen extra o de manteca de cerdo

1 cebolla grande, cortada

6 dientes de ajo, picados

450 g de muslos de pollo limpios y deshuesados, cortados en trozos de unos 2,5 cm

450 g de carne de pollo picada

450 g de carne de cerdo picada y aliñada al estilo mexicano

2 calabacines medianos, cortados en dados

2 latas de chile verde cortado

2 cucharadas de comino

1 cucharada de orégano seco

1 cucharadita de cilantro seco

¼ de cucharadita de cayena

4 tazas de caldo de carcasa de pollo

1 taza de cilantro fresco, cortado

½ taza de cebollino, finamente picado

Jalapeños frescos o encurtidos cortados en tiras, nata agria entera, queso rallado, aceitunas picadas y aguacate cortado en tiras para acompañar

Calienta el aceite en una olla grande a fuego medio. Añade la cebolla y el ajo, y sofríe 3 minutos. Añade los muslos de pollo y los dos tipos de carne picada. Sofríe 8 minutos, removiendo para desmenuzar la carne, hasta que esté casi hecha.

Añade los calabacines, el chile verde, el comino, el orégano, el cilantro seco, la cayena y el caldo de pollo. Lleva a ebullición, reduce el fuego y deja hervir, destapado, 10 minutos. Aparta del calor, corrige de sabor y añade el cilantro fresco y el cebollino. Sirve caliente con el acompañamiento a un lado.

Información de macronutrientes: calorías totales: 993; grasas: 61 g / 549 cal; hidratos de carbono: 23 g / 92 cal; proteínas: 88 g / 352 cal

Cazuela caribeña de pescado

Para 2 raciones
Tiempo de preparación: 10 minutos
Tiempo de cocinado: 20 minutos

Este plato no solo está lleno de sabores exóticos, sino que también es muy rápido de preparar, porque el pescado se cocina muy deprisa.

2 cucharadas de aceite de oliva virgen extra
1 cucharada de zumo de lima recién exprimido
1 cucharadita de sal
½ cucharadita de pimienta
450 g de filetes sin piel de salmón, tilapia o lampuga, cortados
    en trozos de unos 2 cm
225 g de gambas crudas medianas, peladas y limpias
2 cucharadas de mantequilla o mantequilla clarificada (*ghee*)
1 cebolla mediana, cortada en dados
6 dientes de ajo, picados
1 pimiento verde, limpio y cortado en dados
2 tallos de apio, cortados en dados
1 cucharadita de pimiento rojo seco triturado
½ taza de tomate cortado en dados
½ taza de leche de coco sin endulzar o nata entera
½ taza de cilantro fresco, cortado
1 aguacate, cortado en dados

En un cuenco mediano, mezcla el aceite, el zumo de lima, la sal, la pimienta, el pescado y las gambas, y reserva.

En una sartén mediana, calienta la mantequilla a fuego medio-alto. Añade la cebolla, el ajo, el pimiento, el apio y el pimiento rojo seco triturado. Cocina unos 4 minutos o hasta que la cebolla esté transparente.

Añade el tomate cortado y la leche de coco. Lleva a ebullición, reduce el fuego y cocina, destapado, 5 minutos. Añade la mezcla de pescado. Vuelve a llevar a ebullición y después cocina a fuego lento otros 5 minutos o hasta que las gambas estén hechas. Sirve caliente, acompañado del cilantro y el aguacate.

Información de macronutrientes: calorías totales: 829; grasas: 41 g / 369 cal; hidratos de carbono: 24 g / 96 cal; proteínas: 91 g / 364 cal

Estofado de cordero al estilo marroquí

Para 2 raciones
Tiempo de preparación: 10 minutos
Tiempo de cocinado: 20 minutos

La combinación de especias marroquíes que lleva esta receta hará que te sientas como en unas vacaciones exóticas en el norte de África. Este plato está mejor todavía si lo comes rodeado de tus seres queridos y velas, así que ¡prepáralo para una ocasión muy especial y disfruta!

4 cucharadas de mantequilla o mantequilla clarificada (*ghee*)
1 cebolla pequeña, cortada en dados
1 cucharadita de jengibre fresco rallado
6 dientes de ajo, picados
450 g de carne picada de cordero
1 cucharadita de pimentón ahumado
2 cucharaditas de comino
2 cucharaditas de cúrcuma
½ cucharadita de canela
2 cucharaditas de sal
1 cucharadita de pimienta
2 flores de coliflor, cortadas en trozos pequeños
8 cucharadas de pasta de tomate
½ taza de leche de coco sin azúcar añadido
1 taza de caldo de hueso de ternera o de carcasa de pollo
½ taza de yogur griego entero

La ralladura y el zumo de ½ limón
½ taza de cilantro fresco, cortado
1 aguacate, cortado en dados

En una cazuela mediana de hierro fundido a fuego medioalto, funde la mantequilla. Añade la cebolla, el jengibre y el ajo. Sofríe 3 minutos y después agrega la carne de cordero, el pimentón ahumado, el comino, la cúrcuma, la canela, la sal y la pimienta. Saltea hasta que el cordero esté bien hecho, unos 5 minutos, moviendo de vez en cuando.

Añade la coliflor, la pasta de tomate, la leche de coco y el caldo de pollo, y remueve para mezclar bien. Lleva a ebullición y después baja a fuego lento. Cocina así, destapado, 5 minutos.

En un cuenco pequeño, mezcla el yogur con el zumo y la ralladura de limón.

Para servir, adorna cada ración individual con cilantro, aguacate y la salsa de yogur.

Información de macronutrientes: calorías totales: 1.105; grasas: 81 g / 729 cal; hidratos de carbono: 35 g / 140 cal; proteínas: 59 g / 236 cal

Gratinado de taco de ternera

Para 4 raciones
Tiempo de preparación: 10 minutos
Tiempo de cocinado: 25 minutos

Este gratinado se olvida de la base tradicional con arroz blanco y usa un arroz de coliflor más ligero y con menor aporte de carbohidratos. La coliflor adquiere los deliciosos sabores de las numerosas y sabrosas especias de la salsa, así que ten siempre preparado arroz de coliflor en el congelador o en el frigorífico para que puedas elaborar comidas parecidas en cualquier momento que te apetezca.

2 cucharadas de manteca de cerdo, dividida
1 bolsa de arroz de coliflor (450 g) o prepara 450 g de coliflor
   cortada en el procesador de alimentos
1 pimiento verde o rojo, limpio y cortado en dados
1 cebolla, cortada en dados
900 g de carne picada de ternera
1 cucharada de comino
1 cucharadita de cilantro seco
1 cucharadita de sal
½ cucharadita de pimienta
1 cucharadita de chile en polvo
1 cucharadita de ajo molido
8 cucharadas de pasta de tomate
1 taza de queso cheddar o colby rallado

Para el aderezo
1 taza de nata agria entera
2 tazas de verduras picadas, como lechuga romana o col
1 taza de tomate cortado en dados
½ taza de aceitunas negras cortadas
2 aguacates, cortados en tiras
1 taza de cilantro fresco, cortado
1 jalapeño, limpio y cortado en juliana
1 taza de salsa de tacos ya preparada

Precalienta el horno a 220 °C.

En una sartén grande, calienta 1 cucharada de la manteca a fuego medio-alto. Añade el arroz de coliflor y saltea hasta que se dore. Vuelca en una fuente de horno de unos 20 × 30 centímetros y reserva.

En la misma sartén a fuego medio-alto, funde el resto de la manteca. Añade el pimiento y la cebolla. Sofríe hasta que se hayan ablandado y después incorpora la ternera picada. Agrega el comino, el cilantro seco, la sal, la pimienta, el chile en polvo y el ajo molido, y remueve para que todo se mezcle, desmenuzando la carne a medida que se fríe.

Justo antes de que la carne se haya hecho del todo, añade la pasta de tomate y mezcla bien. Vuelca la mezcla de ternera sobre el arroz de coliflor, cubre con el queso fundido y gratina 12 minutos.

Saca el recipiente del horno. Cúbrelo con la nata agria y después añade el resto del aderezo, colocándolo sobre la nata agria en capas.

Información de macronutrientes: calorías totales: 1.090; grasas: 70 g / 630 cal; hidratos de carbono: 39 g / 156 cal; proteínas: 76 g / 304 cal

Ternera con brócoli

Para 2 raciones
Tiempo de preparación: 5 minutos
Tiempo de cocinado: 15 minutos

Este plato ancestral tan conocido está mejor que nunca gracias a que se le añaden jengibre fresco rallado y frutos secos picados. ¡Se te va a hacer la boca agua solo de pensarlo! Nota: la salsa aminos de coco es un condimento líquido parecido a la salsa de soja, pero en vez de estar hecho a base de soja fermentada, se fermenta la savia del cocotero y sal marina. No tiene gluten ni rastros de cereales, y se usa mucho en la cocina asiática. Es un gran sustituto en recetas con salsa de soja o tamari.

4 cucharadas de aceite de oliva virgen extra o de aguacate, dividido
680 g de solomillo de ternera, cortado en tiras en dirección
    contraria a la veta
4 tazas de flores de brócoli
½ taza de salsa aminos de coco
4 dientes de ajo, picados

½ cucharadita de pimiento rojo seco triturado
1 cucharadita de jengibre fresco rallado
½ taza de frutos secos picados, como coquitos del Brasil, nueces de
macadamia o pecanas y almendras
½ taza de cebollino, finamente picado
¼ de taza de caldo de hueso de ternera

Calienta 2 cucharadas de aceite en una sartén grande a fuego alto. Añade la carne de ternera y dórala deprisa y después ponla en un plato. Reserva.
Reduce el fuego a medio-alto y añade el aceite restante. Agrega el brócoli y sofríe 5 minutos, removiendo de vez en cuando.
Devuelve la carne a la sartén e incorpora la salsa aminos de coco, el ajo, el pimiento rojo seco triturado, el jengibre, los frutos secos, el cebollino y el caldo. Remueve para mezclar y cocina 2 minutos hasta que espese un poco. Sirve inmediatamente.

Información de macronutrientes: calorías totales: 1.550; grasas: 160 g / 954 cal; hidratos de carbono: 34 g / 136 cal; proteínas: 115 g / 460 cal

Muslos de pollo con acelgas y salsa cremosa de champiñones

Para 2 raciones
Tiempo de preparación: 5 minutos
Tiempo de cocinado: 25 minutos

Nunca subestimes lo sabrosos que pueden estar los muslos de pollo asados con nata y champiñones. En vez de usar latas de crema de champiñones, opta por la opción tradicional, con champiñones frescos y nata entera ecológica (o nata de coco si lo prefieres).

1 cucharada de condimento italiano (mezcla de orégano, albahaca,
tomillo, romero, salvia y mejorana)

2 cucharaditas de sal
1 cucharadita de pimienta
4 muslos de pollo enteros
2 cucharadas de aceite de oliva virgen extra
4 lonchas de panceta salada, cortadas
225 g de champiñones frescos, cortados
2 tazas de acelgas, cortadas
4 dientes de ajo, picados
1 taza de nata entera o nata de coco sin azúcar añadido
1 cucharadita de tomillo fresco picado
Sal y pimienta al gusto

Precalienta el horno a 190 °C. Forra una bandeja con papel de hornear.

En un cuenco pequeño, mezcla las especias italianas con la sal y la pimienta. Coloca los muslos de pollo en la bandeja de horno preparada y cúbrelos de forma uniforme con la mezcla. Hornea 20 minutos.

En una sartén grande, calienta el aceite de oliva a fuego medio. Añade la panceta cortada y sofríe hasta que se haga bien. Usa una espumadera y saca la panceta para depositarla en un cuenco, dejando la grasa en la sartén.

Sube a fuego medio-alto y añade los champiñones. Sofríe hasta que se doren y después añade las acelgas, el ajo, la nata y el tomillo. Espera hasta que las acelgas estén tiernas, unos 3 minutos. Añade los muslos de pollo horneados y deja cocer a fuego lento 3 minutos. Prueba y rectifica de sal y pimienta si es necesario antes de servir caliente.

Información de macronutrientes: calorías totales: 903; grasas: 71 g / 639 cal; hidratos de carbono: 13 g / 52 cal; proteínas: 53 g / 212 cal

Pimientos italianos rellenos

Para 2 raciones
Tiempo de preparación: 10 minutos
Tiempo de cocinado: 25 minutos

Los pimientos se suelen rellenar con arroz, pero puedes mejorar la receta si los rellenas con carne de ternera picada y carne de cerdo picada aliñada al estilo italiano. Cubre con parmesano y ponlos en la parrilla, y tendrás una comida gourmet de lo más conveniente. ¡Pruébala esta noche!

225 g de carne picada de ternera
225 g de carne picada de cerdo, aliñada al estilo italiano
2 cucharadas de aceite de oliva virgen extra
1 cebolla, cortada en dados
2 tallos de apio, cortado en tiras
6 dientes de ajo, picados
1 cucharada de condimento italiano (mezcla de orégano, albahaca,
    tomillo, romero, salvia y mejorana)
1 taza de tomate cortado en dados
½ taza de perejil fresco, picado
2 pimientos rojos o verdes, limpios y cortados por la mitad
    a lo largo
½ taza de queso parmesano rallado

En una sartén grande a fuego medio-alto, sofríe los dos tipos de carne picada, desmenuzándola mientras lo haces. Cuando esté bien hecha, sácala, ponla en un plato y reserva.

Calienta el aceite de oliva en la misma sartén y después añade la cebolla y el apio, y cocina hasta que se hayan ablandado, unos 3 minutos. Agrega el ajo, la mezcla de especias italiana y el tomate cortado. Sofríe 5 minutos antes de devolver la carne a la sartén. Incorpora perejil fresco y mezcla. Aparta del fuego.

Precalienta el horno con la función grill al máximo. Forra una bandeja con papel de hornear y después coloca encima los pimientos, con la abertura hacia arriba. Con las manos, rellena las «barcas» de pimientos con la mezcla de carne, dándoles una forma acampanada. Espolvoréalos con el queso parmesano y mete en el horno a media altura. Hornea de 2 a 3 minutos, hasta que el queso empiece a burbujear y se dore. Sirve caliente.

Información de macronutrientes: calorías totales: 955; grasas: 67 g / 603 cal; hidratos de carbono: 27 g / 108 cal; proteínas: 61 g / 244 cal

Pimientos rellenos al estilo mediterráneo

Para 2 raciones
Tiempo de preparación: 10 minutos
Tiempo de cocinado: 25 minutos

Los sabores mediterráneos, como las aceitunas, el limón, la alcachofa y el queso feta siempre crean una comida intensa y satisfactoria. Estos pimientos, con su punto salado natural, te resultarán deliciosos después de que hayas dejado de lado los alimentos procesados y tu cuerpo te pida una dosis saludable de sodio.

> 225 g de carne picada de cordero
> 1 cucharada de mantequilla
> 1 cucharada de aceite de aguacate
> 225 g de carne picada aliñada al estilo italiano
> 1 cebolla, cortada en dados
> 4 dientes de ajo, picados
> 1 cucharadita de mezcla de especias italiana
> 1 cucharadita de orégano seco
> ¼ de taza de aceitunas Kalamata picadas

½ taza de corazones de alcachofa en conserva, escurridos y
cortados
½ taza de tomate cortado en dados
¼ de taza de perejil fresco, picado
La ralladura de 1 limón
2 pimientos rojos o verdes, limpios y cortados por la mitad a lo
largo
¼ de taza de queso feta desmenuzado

En una sartén grande a fuego medio-alto, sofríe los dos tipos de carne con 1 cucharada de mantequilla, desmenuzándola mientras la doras. Saltea hasta que se haga bien y después, con la ayuda de una espumadera, ponla en un plato.

Añade a la grasa de la sartén 1 cucharada de aceite de oliva y la cebolla, y sofríela hasta que esté transparente, unos 3 minutos. Incorpora el ajo, la mezcla de especias, el orégano, las aceitunas, los corazones de alcachofa y el tomate. Déjalo 5 minutos más antes de devolver la carne a la sartén. Agrega el perejil y el limón, y remueve para mezclar. Aparta del fuego.

Precalienta el horno en la función grill al máximo. Forra una bandeja con papel de hornear y después coloca encima los pimientos, con la abertura hacia arriba. Con las manos, rellena las «barcas» de pimientos con la mezcla de carne, dándoles una forma acampanada. Coloca encima el queso feta y mete en el horno a media altura. Hornea de 2 a 3 minutos, hasta que el queso empiece a burbujear y se dore. Sirve caliente.

Información de macronutrientes: calorías totales: 875; grasas: 63 g / 567 cal; hidratos de carbono: 23 g / 92 cal; proteínas: 54 g / 216 cal

Taco de pescado especiado con crema de aguacate y lima

Para 2 raciones
Tiempo de preparación: 10 minutos
Tiempo de cocinado: 10 minutos

Cualquier comida con este exótico plato será un bombazo. La cobertura de nueces de macadamia te convertirá en la estrella de cualquier reunión social.

2 filetes grandes de fletán o bacalao (de unos 400 g cada uno) cortados en trozos pequeños
1 cucharadita de sal
½ cucharadita de pimienta
1 cucharadita de comino
½ cucharadita de chile en polvo
2 cucharadas de aceite de oliva virgen extra o de aguacate
2 tazas de arroz de coliflor fresco o congelado
2 tazas de col picada o de mezcla de coles
4 rábanos, cortados en rodajas muy finas
¼ de taza de nueces de macadamia, picadas

Para el aderezo
1 aguacate
1 puñado de cilantro fresco
½ taza de mayonesa con aceite de aguacate
La ralladura y el zumo de 2 limas
1 diente de ajo
1 cucharadita de sal

Seca bien el pescado con papel de cocina y sazona con sal, pimienta, comino y chile en polvo.

Calienta el aceite en una sartén grande a fuego medio-alto. Fríe el pescado hasta que esté tierno, entre 6 y 8 minutos, dándole la vuelta a la mitad. Añade el arroz de coliflor, remueve y aparta del fuego.

Para hacer el aliño, mezcla el aguacate, el cilantro, la mayonesa, el zumo y la ralladura de las limas, el ajo y la sal con una batidora, hasta que la pasta sea homogénea.

Coloca la col en un cuenco grande y después echa por encima la mezcla de pescado. Cubre con el aliño, los rábanos y las nueces de macadamia.

Información de macronutrientes: calorías totales: 1.866; grasas: 106 g / 954 cal; hidratos de carbono: 68 g / 272 cal; proteínas: 160 g / 640 cal

Superhamburguesas con pepinillos encurtidos

Para 2 raciones
Tiempo de preparación: 10 minutos
Tiempo de cocinado: 12 minutos

Los clásicos pepinillos encurtidos se suelen combinar con pimientos picantes, queso crema y eneldo fresco, y se rematan con una buena ración de chucrut, que es muy saludable para el estómago. Su capacidad saciante es extraordinaria. ¿Todavía no se te ha hecho la boca agua?

450 g de carne picada de bisonte o de ternera
1 cucharadita de sal
½ cucharadita de pimienta
1 y ½ cucharaditas de ajo molido, divididas
1 cucharadita de cebolla molida
1 cucharada de manteca de cerdo o de grasa de vaca
8 lonchas de panceta salada, cortadas en dados
113 g de queso crema entero, ablandado
½ taza de pepinillos encurtidos, cortados en dados
1 cucharada de jugo de pepinillos encurtidos

¼ de taza de pimientos picantes, cortados en dados
1 cucharada de eneldo fresco, picado
¼ de taza de cebollino, bien picado
2 hojas grandes de lechuga romana
½ taza de chucrut escurrido

En un cuenco mediano, mezcla la carne picada con la sal, la pimienta, 1 cucharadita de ajo molido y la cebolla molida.

En una sartén grande, calienta la manteca a fuego medio-alto. Fríe la panceta hasta que esté crujiente. Saca de la sartén con la ayuda de una espumadera y deja la grasa.

Forma dos hamburguesas ovaladas con la mezcla de la carne. Fríe en la grasa restante a fuego medio-alto unos 3 minutos por cada lado.

En un cuenco pequeño, mezcla el queso crema, los pepinillos encurtidos, el jugo de pepinillos, los pimientos picantes, lo que queda de ajo molido, el eneldo fresco y el cebollino. Coloca cada hamburguesa en una hoja de lechuga y cubre con una generosa porción de la mezcla de queso crema y el chucrut.

Información de macronutrientes: calorías totales: 857; grasas: 57 g / 513 cal; hidratos de carbono: 12 g / 48 cal; proteínas: 74 g / 296 cal

Gratinado de atún al limón

Para 2 raciones
Tiempo de preparación: 10 minutos
Tiempo de cocinado: 15 minutos

Dale un giro moderno a este plato clásico usando col o espaguetis de calabaza en vez de pasta.

113 g de mantequilla
1 cebolla grande, cortada en dados

4 tallos de apio, cortados
1 col verde pequeña o mediana, cortada en tiras de poco más
de 1 cm o 4 tazas de espaguetis de calabaza ya cocinados
(véase la nota más abajo)
240 g de atún en conserva al natural de pesca sostenible, escurrido
6 dientes de ajo, picados
La ralladura de 1 limón
El zumo de ½ limón
¼ de taza de perejil fresco picado
½ cucharadita de sal
½ cucharadita de pimienta
¼ de cucharadita de pimiento rojo seco triturado
½ taza de guisantes congelados (opcional)

Derrite la mantequilla en una sartén grande a fuego medio. Sofríe la cebolla y el apio hasta que la cebolla esté transparente, unos 3 minutos. Añade la col y sube el fuego a medio-alto. Remueve con frecuencia y sofríe hasta que se reblandezca.

Añade el atún, el ajo, la ralladura de limón, el perejil, la sal, la pimienta, el pimiento rojo seco triturado y los guisantes descongelados (si te apetecen). Aparta del fuego y remueve para integrarlo todo bien. Rectifica de sal. Sirve caliente.

Nota: Para preparar espaguetis asados de calabaza, precalienta el horno a 230 °C. Forra una bandeja con papel de hornear. Corta una calabaza espagueti a lo largo por la mitad, quítale las semillas y sazona generosamente con aceite de oliva, sal y pimienta. Coloca las dos mitades boca abajo en la bandeja ya preparada y hornéala hasta que puedas pincharla con el tenedor y esté dorada, unos 25 minutos.

Información de macronutrientes: calorías totales: 1.052; grasas: 64 g / 576 cal; hidratos de carbono: 49 g / 196 cal; proteínas: 70 g / 280 cal

Pollo a la carbonara con verduras de primavera

Para 2 raciones
Tiempo de preparación: 10 minutos
Tiempo de cocinado: 20 minutos

Utiliza espárragos en primavera, coles de Bruselas en otoño y col en invierno. O elige entre cualquier otra opción que encuentres en tu mercado local.

8 lonchas de panceta salada, cortadas en dados
1 cebolla pequeña, cortada en dados
4 muslos de pollo deshuesados y sin piel, cortados en trozos
    pequeños
1 cucharadita de sal
½ cucharadita de pimienta
1 manojo pequeño de espárragos, limpios y cortados en trozos
    pequeños
½ taza de guisantes congelados (opcional)
4 dientes de ajo, picados
La ralladura de 1 limón
El zumo de ½ limón
¼ de taza de albahaca fresca cortada
¼ de taza de perejil fresco picado
113 g de mantequilla
½ taza de nata de montar
½ taza de queso parmesano rallado

Fríe la panceta en una sartén grande hasta que esté crujiente. Ponla en un plato con ayuda de una espumadera y reserva, dejando la grasa en la sartén.

Añade la cebolla a la sartén y fríela hasta que esté transparente, unos 5 minutos. Incorpora los muslos de pollo troceados, y echa la sal y la pimienta. Justo antes de que la carne esté hecha, agrega los espárragos, los guisantes descongelados (si te apetecen), el ajo y la ralladura y el zumo del limón. Sofríe durante 2 minutos y después añade la albahaca, el perejil, la mantequilla, la nata y el queso parmesano. Remueve para integrarlo todo bien. Llévalo a ebullición y después déjalo a fuego bajo 3 minutos. Rectifica de sal y sirve caliente.

Información de macronutrientes: calorías totales: 1.150; grasas: 94 g / 846 cal; hidratos de carbono: 15 g / 60 cal; proteínas: 61 g / 244 cal

Flores de coliflor o brócoli gratinadas

Para 2 raciones
Tiempo de preparación: 10 minutos
Tiempo de cocinado: 15 minutos

Las crucíferas como la coliflor y el brócoli van muy bien con la mayonesa y el queso fundido, dos opciones muy sanas. El aliño italiano de la carne le pone la guinda a este plato rico en proteínas y grasas saludables. En cuanto lo prepares un par de veces, te lo sabrás de memoria y podrás hacerlo en un santiamén.

2 tazas de flores de coliflor fresca
2 tazas de flores de brócoli fresco
¼ de taza de aceite de oliva virgen extra
1 cucharadita de sal
1 cucharadita de pimienta, dividida
680 g de carne de cerdo picada, aliñada al estilo italiano
4 dientes de ajo, picados
La ralladura de 1 limón
1 cucharada de zumo de limón recién exprimido
½ taza de mayonesa elaborada con aceite de aguacate
½ taza de queso cheddar curado rallado
1 manojo de cebollino, finamente picado, dividido

Precalienta el horno en la función grill, al máximo. Forra dos bandejas con papel para hornear. Coloca las flores de coliflor y brócoli en una bandeja en una sola capa y sazónalas con aceite de oliva, sal y ½ cucharadita de pimienta. Coloca la bandeja en el horno a la mayor altura posible y déjala allí hasta que las flores empiecen a tostarse un poco. Sácala del horno y reserva.

Baja la temperatura del grill al mínimo y coloca la bandeja vacía en la parte inferior del horno. Mientras tanto, fríe la carne picada en una sartén grande apta para el horno.

Mezcla en un cuenco el ajo, la ralladura y el zumo de limón, la mayonesa, el queso, la mitad del cebollino y la ½ cucharadita de pimienta restante. Una vez que la carne esté bien hecha, añade las flores de brócoli y de coliflor e intégralo todo bien. Cúbrelo con la mezcla de la mayonesa y coloca la sartén en la bandeja que ya has preparado en el horno hasta que se dore y empiece a burbujear, unos 3 minutos. Espolvorea el cebollino sobrante por encima y sirve caliente.

Información de macronutrientes: calorías totales: 1.692; grasas: 140 g / 1.260 cal; hidratos de carbono: 33 g / 132 cal; proteínas: 75 g / 300 cal

Col y salchichas al horno

Para 2 raciones
Tiempo de preparación: 5 minutos
Tiempo de cocinado: 20 minutos

Este plato de inspiración alemana es bajo en hidratos de carbono, fácil de preparar y está riquísimo.

Salchichas de carnicería, las que prefieras
1 col verde pequeña, cortada en 8 trozos
4 cucharadas de aceite de oliva virgen extra

1 cucharadita de sal
½ cucharadita de pimienta
1 cucharadita de ajo en polvo
1 cucharadita de cebolla en polvo
1 o 2 cucharadas de mostaza de Dijon a la antigua, con semillas (sin azúcar añadido)

Precalienta el horno a 230 °C. Forra una bandeja con papel de hornear.

Coloca las salchichas y la col troceada en la bandeja, y reparte sobre ella las 4 cucharadas de aceite de oliva.

En un cuenco pequeño, mezcla la sal, la pimienta, el ajo en polvo y la cebolla. Espolvorea la mezcla sobre la col, impregnándola bien. Hornea durante 20 minutos y sirve caliente, con la mostaza de Dijon.

Información de macronutrientes: calorías totales: 677; grasas: 49 g / 441 cal; hidratos de carbono: 26 g / 104 cal; proteínas: 33 g / 132 cal

Shepherd's Pie (gratinado de carne)

Para 4 raciones
Tiempo de preparación: 15 minutos
Tiempo de cocinado: 25 minutos

La carne picada de cordero con el curri en polvo y la mezcla de verduras frescas, más las grasas saludables de la mantequilla y el queso parmesano fundido te sabrán a gloria. Este plato es maravilloso en cualquier época del año, porque puedes encontrar las verduras en cualquier momento. El mejor momento para consumir cordero es en primavera, ya que es cuando está más suave y jugoso, pero se encuentra durante todo el año.

½ coliflor, cortada en flores grandes
2 dientes de ajo
1 cucharada más 1 cucharadita de sal, divididas
2 cucharadas de manteca de cerdo o de vaca
½ cebolla, cortada en dados
2 tallos de apio, finamente picados
2 zanahorias, cortadas en dados
113 g de champiñones frescos, cortados
900 g de carne de cordero picada
1 cucharadita de pimienta, dividida
½ cucharadita de curri amarillo en polvo
1 cucharadita de pimentón ahumado
6 dientes de ajo, picados
113 g de mantequilla, derretida
½ taza de queso parmesano rallado
¼ de taza de perejil fresco picado

Precalienta el horno en la función grill, al máximo.

Coloca las flores, los dientes de ajo entero y la cucharadita de sal en una cacerola mediana. Cúbrelo todo con agua. Llévalo a ebullición, reduce el fuego y déjalo cocer de 12 a 15 minutos, hasta que la coliflor esté tierna.

Entretanto, derrite la manteca en una sartén apta para el horno a fuego medio-alto. Añade la cebolla, el apio, la zanahoria y los champiñones. Sofríe durante 3 minutos. Incorpora el cordero, la cucharada de sal, ½ cucharadita de pimienta, el curri en polvo, el pimentón y el ajo picado. Sofríe, removiendo de vez en cuando, hasta que la carne esté hecha.

Cuando la coliflor esté tierna, escúrrela bien y tritúrala junto con la mantequilla derretida, el queso parmesano y la restante ½ cucharadita de pimienta hasta que quede un puré fino. Prueba y rectifica de sal.

Vierte el puré de coliflor sobre la carne que está en la sartén y métela en el horno. Hornea de 6 a 8 minutos o hasta que esté ligeramente dorado. Sirve caliente, adornado con perejil picado.

Información de macronutrientes: calorías totales: 1.027; grasas: 79 g / 711 cal; hidratos de carbono: 19 g / 76 cal; proteínas: 60 g / 240 cal

Tacos de lechuga al estilo oriental

Para 2 raciones
Tiempo de preparación: 10 minutos
Tiempo de cocinado: 15 minutos

Es asombroso cómo cambia la comida cuando añades hierbas aromáticas frescas y especias de calidad. Jengibre, aceite de sésamo y una salsa de chile y ajo (sriracha o similar) convierten estos tacos de lechuga en un plato estupendo sin dejarte lleno ni provocarte una mala digestión. Ojo: ¡cuando lo pruebes, no querrás ni acercarte a la versión que preparan en los restaurantes!

2 cucharadas de manteca de cerdo
1 cebolla pequeña, picada
680 g de carne de pavo o pollo picada
4 dientes de ajo, picados
1 cucharada de jengibre fresco rallado
1 zanahoria, rallada
2 tallos de apio, finamente picados
¼ de taza de salsa aminos de coco
1 cucharada de aceite de sésamo tostado
1 cucharada de salsa de chile o ajo (sriracha o similar, pero sin azúcar añadido)
1 lechuga romana
1 taza de cilantro fresco picado
½ taza de frutos secos picados, como nueces de macadamia o almendras

Derrite la manteca en una sartén grande a fuego medio-alto. Añade la cebolla y fríela durante 2 minutos. Agrega la carne picada. Sofríe y remueve de vez en cuando para desmenuzarla, durante 10 minutos más o menos.

Añade el ajo, el jengibre, la zanahoria, el apio, la salsa aminos de coco, el aceite de sésamo y la sriracha. Sofríe durante 2 minutos y remueve para integrarlo todo bien.

Divide la mezcla sobre las hojas de lechuga y cubre con el cilantro y los frutos secos picados.

Información de macronutrientes: calorías totales: 1.372; grasas: 100 g / 900 cal; hidratos de carbono: 26 g / 104 cal; proteínas: 92 g / 368 cal

Paletilla de cerdo en olla exprés con ensalada de col

Para 4 raciones
Tiempo de preparación: 8 minutos
Tiempo de cocinado: 30 minutos

¿Has probado a cocinar carne en la olla exprés (eléctrica o tradicional)? Cada bocado, tierno y jugoso, sabrá como si hubiera estado todo el día cocinándose a fuego lento. Una vez que prepares la carne así, no querrás hacerlo de otra manera. Disfrútala durante toda la semana o sírvela sobre una buena fuente de hojas de lechuga, acompañada con arroz de coliflor si quieres, aunque no necesita acompañamiento. ¡Así de rica está!

2 cucharadas de manteca de cerdo
1 cebolla grande, troceada
8 dientes de ajo, picados
3 cucharadas de comino
1 cucharada de cilantro
1 cucharada de pimentón molido
1 cucharada de orégano

1 cucharadita de mostaza en polvo
½ taza de salsa de amino de coco
1 y ½ cucharaditas de sal, divididas
1 y ½ cucharaditas de pimienta, divididas
1.360 g de carne de paletilla de cerdo o de solomillo, cortada en
   trozos de unos 5 cm
½ taza de caldo de hueso
1 taza de mayonesa elaborada con aceite de aguacate
¼ de taza de vinagre de manzana
2 bolsas de col y zanahoria cortadas para ensalada (240 g por bolsa
   u 8 tazas)

Mezcla la manteca y la cebolla en la olla exprés y sofríe (en la función saltear si usas olla eléctrica o *instant pot*) durante 2 minutos. Incorpora el ajo, el comino, el cilantro, el pimentón, el orégano, la mostaza, la salsa aminos de coco, 1 cucharadita de sal, 1 cucharadita de pimienta y la carne. Remueve para mezclarlo bien todo y añade el caldo de hueso. Tapa y cocina durante 20 minutos (en la función carne si usas olla exprés eléctrica o *instant pot*).

Entretanto, mezcla la mayonesa, el vinagre y la ½ cucharadita de sal y pimienta restantes en un cuenco grande. Agrega la mezcla de col y remueve bien.

Cuando la carne esté hecha, sácala de la olla, desmenúzala con un tenedor o córtala, y vuelve a meterla en la olla para que pueda absorber el jugo.

Sirve la carne caliente sobre la ensalada de col o en un plato con la ensalada al lado.

Información de macronutrientes: calorías totales: 1.285; grasas: 85 g / 765 cal; hidratos de carbono: 45 g / 180 cal; proteínas: 85 g / 340 cal

Relleno de sándwich Reuben en sartén

Para 2 raciones
Tiempo de preparación: 5 minutos
Tiempo de cocinado: 15 minutos

La carne en conserva de vacuno, saladita y con el toque dulzón del queso emmental te conquistará siempre, así que prepara este plato cuando necesites un poco de cariño o cuando quieras mimar a algún amigo.

3 cucharadas de mantequilla
680 g de carne en conserva de vacuno, troceada
1 bolsa grande de col y zanahoria cortadas para ensalada (240 g o 4 tazas)
1 manojo de cebollino, finamente picado
4 lonchas de queso emmental
1 taza de chucrut

Para el aderezo
1 taza de mayonesa elaborada con aceite de aguacate
1 cucharada de pasta de tomate
1 cucharada de rábano picante preparado
1 cucharada de vinagre de manzana
½ cucharadita de sal
½ cucharadita de pimienta

Precalienta el horno en la función grill, al máximo.

Derrite la mantequilla en una sartén grande, apta para el horno. Agrega la carne en conserva y saltea durante 3 minutos. Incorpora la mezcla de col y zanahoria y sofríe durante 5 minutos, removiendo de vez en cuando. Añade el cebollino picado y cubre con las lonchas de emmental. Gratina en el horno durante 2 o 3 minutos, o hasta que el queso empiece a burbujear y se dore.

En un cuenco pequeño mezcla la mayonesa, la pasta de tomate, el preparado de nabo picante, el vinagre, la sal y la pimienta.

Saca la sartén del horno, cubre con la salsa y sirve con el chucrut como acompañamiento.

Información de macronutrientes: calorías totales: 1.245; grasas: 77 g / 693 cal; hidratos de carbono: 50 g / 200 cal; proteínas: 88 g / 352 cal

Solomillo de cerdo con hierbas aromáticas y limón, acompañado de brócoli al vapor

Para 4 raciones
Tiempo de preparación: 15 minutos, más 30 para el marinado
Tiempo de cocinado: 20 minutos

Añadir la ralladura de 1 limón a un plato caliente como este potencia los sabores de forma especial, así que intenta tener siempre limones en la cocina. Acostúmbrate a usar el grill de modo que sepas en qué momento sacar la sartén, cuando la carne y las verduras estén doradas y crujientes, sin que se quemen ni se pasen. Ajusta los tiempos de horneado dependiendo de tu horno, porque cada uno es un mundo.

La ralladura y el zumo de 4 limones
1 taza de aceite de oliva virgen extra
8 dientes de ajo, picados
1 cucharada de mostaza de Dijon a la antigua, con semillas
1 cucharada de romero fresco, picado
1 cucharada de perejil fresco, picado
1 cucharada de tomillo fresco, picado
1 o 2 cucharadas de sal, al gusto
1 cucharadita de pimienta
2 solomillos de cerdo, de ½ kilo cada uno más o menos

Para el brócoli
    5 tazas de flores de brócoli fresco
    ¼ de taza de aceite de oliva virgen
    1 cucharada de sal
    1 cucharadita de pimienta

Mezcla la ralladura y el zumo de limón con el aceite, el ajo, la mostaza, el romero, el perejil, el tomillo, la sal y la pimienta en un cuenco grande de cristal o en una bolsa de plástico grande con cierre. Añade los solomillos y marina durante 30 minutos o toda la noche.

Precalienta el horno en la función grill, a temperatura media-máxima. Forra una bandeja con papel de hornear y coloca las flores de brócoli en una sola capa. Aliña con el aceite de oliva, la sal y la pimienta, y reserva.

Coloca los solomillos en el horno, y reserva el marinado. Hornea de 6 a 8 minutos, hasta que la temperatura interna alcance los 60 °C. Aparta del calor y déjalos reposar durante 10 minutos antes de cortarlos.

Entretanto, coloca la bandeja con el brócoli en la parte superior del horno y hornea durante 6 minutos o hasta que las flores estén crujientes y empiecen a tostarse.

Vierte el marinado en una sartén pequeña. Lleva a ebullición y déjalo que reduzca durante 3 minutos. Aparta del fuego.

Corta los solomillos en filetes de 2 centímetros y sirve acompañado de brócoli y aderezado con el marinado.

Información de macronutrientes: calorías totales: 1.065; grasas: 71 g; hidratos de carbono: 15 g / 60 cal; proteínas: 69 g / 276 cal

Gofres keto con panceta salada, lechuga y tomate, aliñados con alioli

Para 2 raciones
Tiempo de preparación: 5 minutos
Tiempo de cocinado: 15 minutos

¿Recuerdas mi fantástico consejo de que prepararas los gofres keto con antelación para poder guardarlos en el congelador y usarlos cuando los necesitaras (página 383)? Bueno, pues ha llegado el momento de sacar esos gofres para preparar estos «sándwiches» y aderezarlos con una buena cucharada de rico alioli. ¡Te convertirás en un adicto en cuanto les des un bocado!

2 huevos camperos tamaño L
1 taza de queso rallado, como cheddar o una mezcla de parmesano
    y mozzarella
½ cucharadita de pimienta
1 tallo de cebollino, finamente picado
4 hojas grandes de lechuga romana
8 lonchas de panceta salada, cocinada
1 aguacate cortado a lo largo
1 tomate grande, cortado a rodajas

Para el alioli
½ taza de mayonesa elaborada con aceite de aguacate
1 diente de ajo grande, picado
La ralladura y el zumo de ½ limón
¼ de cucharadita de pimienta

En un cuenco mediano mezcla los huevos con el queso rallado, la pimienta y el cebollino. Vierte la mezcla en la gofrera y sigue las instrucciones del fabricante (prepara dos tandas si es necesario), hasta que estén dorados. Déjalos enfriar en una rejilla.

Mientras los gofres se hacen, prepara el alioli: en un cuenco pequeño, mezcla la mayonesa, el ajo, la ralladura y el zumo de limón, y la pimienta.

Cubre cada gofre con una hoja de lechuga, dos lonchas de panceta salada, aguacate y tomate. Aliña con el alioli y sirve.

Información de macronutrientes: calorías totales: 763; grasas: 59 g / 531 cal; hidratos de carbono: 25 g / 100 cal; proteínas: 33 g / 132 cal

Pollo con mantequilla y arroz de coliflor rápido

Para 2 raciones
Tiempo de preparación: 10 minutos
Tiempo de cocinado: 30 minutos

Si estás cansado de comer el pollo siempre igual, reaviva tus papilas gustativas con estos dados de carne fritos con mantequilla y acompañados de tomate, hierbas aromáticas y especias.

- 4 cucharadas de mantequilla o mantequilla clarificada (*ghee*), divididas
- 4 muslos de pollo deshuesados y sin piel, cortados en trozos de unos 2,5 cm
- 1 cebolla pequeña, picada
- 4 dientes de ajo, picados
- 1 cucharadita de jengibre fresco rallado
- 1 cucharadita de cúrcuma
- 2 cucharaditas de garam masala
- 1 y ½ cucharaditas de sal, divididas
- ½ cucharadita de pimentón ahumado
- 1 cucharadita de comino
- 1 cucharadita de cilantro
- ½ cucharadita de cayena molida
- 1 lata de tomate troceado (400 g)
- ½ taza de nata de montar o de nata de coco sin azúcares añadidos

3 tazas de arroz de coliflor fresco o congelado
1 cucharada de zumo de limón recién exprimido
½ taza de cilantro fresco picado

Derrite la mantequilla en una cazuela de hierro fundido o en una olla grande a fuego medio-alto. Añade el pollo y sofríe hasta que esté casi hecho, unos 8 minutos. Reserva.

Agrega la cebolla a la cazuela y sofríe hasta que esté transparente, unos 3 minutos, removiendo de vez en cuando para despegar las partes tostadas del fondo. Añade el ajo, el jengibre, la cúrcuma, el garam masala, la cucharadita de sal, la ½ cucharadita de pimienta, el pimentón, el comino, el cilantro y la cayena en polvo. Remueve y tuesta hasta que percibas el olor de las especias, unos 30 segundos. Incorpora el tomate troceado y sofríe durante 10 minutos. Con una batidora de brazo, tritura la mezcla hasta obtener un puré fino. (O pásalo a un procesador de alimentos, tritúralo y vuelve a echarlo a la cazuela).

Añade la nata y mezcla hasta que esté bien integrada. Incorpora de nuevo el pollo y su jugo. Lleva a ebullición y deja que cueza durante 5 minutos.

Entretanto, derrite las 2 restantes cucharadas de mantequilla en una sartén mediana a fuego medio-alto. Añade el arroz de coliflor y salpimienta con la ½ cucharadita de sal restante y el ¼ de cucharadita de pimienta. Sofríe hasta que el arroz esté caliente y empiece a dorarse un poco.

Divide el arroz en dos platos. Pon encima el pollo y adorna con el cilantro. Adereza con el zumo de limón.

Información de macronutrientes: calorías totales: 1.311; grasas: 99 g / 891 cal; hidratos de carbono: 51 g / 204 cal; proteínas: 54 g / 216 cal

Muslos de pollo aderezados con especias y calabacín al horno

Para 2 raciones
Tiempo de preparación: 5 minutos
Tiempo de cocinado: 25 minutos

El verano, que es cuando el calabacín está en su mejor momento, es la época perfecta para hacer esta receta una y otra vez. El queso parmesano marca la diferencia, porque destaca los matices naturales dulces y salados de los ingredientes.

4 muslos de pollo deshuesados y sin piel
4 calabacines pequeños, cortados por la mitad a lo largo
1 cucharadita de sal
½ cucharadita de ajo en polvo
½ cucharadita de cebolla en polvo
½ cucharadita de pimentón
½ cucharadita de condimento italiano (mezcla de orégano,
    albahaca, tomillo, romero, salvia y mejorana)
1 cucharadita de pimienta, dividida
1 cucharada de aceite de oliva virgen extra o de aguacate
2 cucharadas de queso parmesano rallado

Precalienta el horno a 220 °C. Forra dos bandejas con papel de horno. Coloca los muslos de pollo en una de las bandejas, y los calabacines partidos por la mitad en la otra.

En un cuenco pequeño mezcla la sal, el ajo en polvo, la cebolla en polvo, el pimentón, el condimento italiano y ½ cucharadita de pimienta. Con esta mezcla, frota los muslos de pollo sirviéndote de las manos para que queden bien cubiertos. Hornea los muslos durante 20 minutos.

Entretanto, vierte el aceite sobre los calabacines, espolvorea el queso parmesano y la ½ cucharadita de pimienta restante.

Cambia el horno a la función grill, con el mínimo de temperatura, y traslada la bandeja de los muslos a la parte más baja del horno. Coloca la bandeja con los calabacines en la parte superior y hornea durante 5 minutos, o hasta que estén tiernos y el queso empiece a burbujear. Una vez que el interior de los muslos alcance los 70 °C, sácalos del horno y sirve inmediatamente junto con los calabacines.

Información de macronutrientes: calorías totales: 756; grasas: 36 g / 324 cal; hidratos de carbono: 20 g / 80 cal; proteínas: 88 g / 352 cal

Salmón al horno con espárragos

Para 2 raciones
Tiempo de preparación: 5 minutos
Tiempo de cocinado: 10 minutos

El salmón recién horneado, acompañado con verduras y hortalizas de temporada es uno de los mejores maridajes conocidos por la humanidad. Ten siempre unos cuantos filetes de salmón salvaje en el congelador para poder disfrutar de este plato cuando te apetezca, junto con las verduras y hortalizas que estén de temporada.

2 dientes de ajo, picados
½ cucharadita de romero fresco, picado
½ cucharadita de tomillo fresco, picado
1 cucharada de mostaza de Dijon a la antigua, con las semillas
¼ de taza más 1 cucharada de aceite de oliva virgen extra, dividido
1 cucharadita de sal o más, al gusto
½ cucharadita de pimienta o más, al gusto
La ralladura de 1 limón
El zumo de ½ limón
2 filetes de salmón de unos 225 g cada uno
1 manojo de espárragos frescos, limpios

Precalienta el horno en la función grill, al máximo. Forra una bandeja con papel de hornear.

En un cuenco pequeño, mezcla el ajo, el romero, el tomillo, la mostaza, el ¼ de taza de aceite de oliva, la cucharadita de sal, la ½ cucharadita de pimienta, el zumo y la ralladura de limón. Coloca los filetes de salmón y los espárragos en la bandeja que has preparado. Vierte la cucharada de aceite de oliva sobre los espárragos y salpimienta. Hornea a media altura durante 2 minutos y después cubre los filetes de salmón con la mezcla de mostaza y hierbas aromáticas y sigue horneando hasta que esté en su punto, unos 5 minutos. Saca del horno y sirve de inmediato.

Información de macronutrientes: calorías totales: 1.009; grasas: 53 g / 477 cal; hidratos de carbono: 12 g / 48 cal; proteínas: 121 g / 484 cal

Albóndigas de carne al estilo asiático con espaguetis de calabaza al horno

Para 2 raciones
Tiempo de preparación: 10 minutos
Tiempo de cocinado: 20 minutos

Cualquiera que haya dado el salto de la pasta elaborada con cereales a los espaguetis de calabaza sabe la verdad: no solo es más saludable, sino que sabe muchísimo mejor. Si tienes una olla exprés (eléctrica o normal), el tiempo de cocinado se reducirá notablemente y así tendrás más tiempo para jugar.

1 calabaza espagueti pequeña
2 cucharadas de aceite de oliva virgen extra
Sal y pimienta al gusto
450 g de carne picada de pavo
1 taza de cilantro fresco picado, dividida

1 taza de cebollino picado, dividida

1 cucharada de salsa de chile y ajo (sriracha o similar), o más (al gusto)

2 cucharadas de salsa aminos de coco

3 dientes de ajo, picados

1 cucharadita de jengibre fresco rallado

1 huevo tamaño L

1 cucharadita de aceite de sésamo

1 cucharadita de semillas de sésamo (crudas o tostadas a 180 °C durante 12 o 15 min en una bandeja forrada con papel de hornear, removiendo cada 5 min. Después se pueden guardar en un recipiente hermético cuando se hayan enfriado).

Precalienta el horno a 230 °C. Forra dos bandejas con papel de hornear.

Corta la calabaza por la mitad a lo largo. Quita las semillas y alíñala con el aceite de oliva, la sal y la pimienta. Colócala en la bandeja del horno, boca abajo, y hornea durante 25 minutos.

Entretanto, mezcla la carne picada de pavo, la ½ taza de cilantro, la ½ taza de cebollino, la cucharada de sriracha, la salsa aminos de coco, el ajo, el jengibre, el huevo y el aceite de coco en un cuenco mediano. Forma albóndigas de unos 5 cm de diámetro y colócalas en la segunda bandeja.

Cuando la calabaza esté hecha, cambia el horno a la función grill, al máximo. Coloca la bandeja de las albóndigas en la parte inferior del horno y hornea durante 13 minutos.

Mientras las albóndigas se hacen, saca la carne de la calabaza con un tenedor y divídela entre dos platos. Sirve las albóndigas calientes sobre los espaguetis de calabaza y aderézalas con el resto del cilantro y del cebollino, las semillas de sésamo y un poco más de sriracha si te apetece.

Información de macronutrientes: calorías totales: 746; grasas: 46 g / 414 cal; hidratos de carbono: 20 g / 80 cal; proteínas: 63 g / 252 cal

Filete de falda de ternera asado con cilantro y lima, acompañado con judías verdes picantes

Para 4 raciones
Tiempo de preparación: 10 minutos, más 30 o más del marinado
Tiempo de cocinado: 15 minutos

El sabor fresco de la lima combina estupendamente con los sabores picantes e intensos de la salsa aminos de coco y el aceite de sésamo. El filete de falda de ternera, marinado en solo ½ hora, convierte esta receta en una opción fantástica si vas corto de tiempo.

1 taza de aceite de oliva virgen extra
2 manojos de cilantro
2 manojos de cebolletas (la parte blanca y la parte tierna de las
    hojas verdes)
8 dientes de ajo
La ralladura y el zumo de 6 limas
1 cucharada de sal
1 cucharada de pimienta
900 g de falda de ternera
2 cucharadas de mantequilla
1 cucharada de aceite de sésamo
2 cucharadas de salsa aminos de coco
1 cucharada de salsa de chile y ajo (sriracha o similar)
900 g de judías verdes frescas
¼ de taza de agua

En un procesador de comida, mezcla el aceite de oliva, el cilantro, las cebolletas, el ajo, la ralladura y el zumo de las limas, la sal y la pimienta. Tritura hasta que tengas una salsa fina. Vierte la mitad de la salsa en una fuente de horno o en una bolsa de plástico con cierre. Añade la carne y masajea para cubrirla por completo con la salsa. Marina durante al menos 30 minutos o durante toda la noche.

Calienta una parrilla a fuego medio-alto y coloca la carne en ella. Cocina cada lado durante 5 minutos. Aparta del fuego cuando la temperatura interna alcance los 50 °C y déjala reposar sobre una tabla de cortar, cubierta con papel de aluminio para que acabe de hacerse.

Derrite la mantequilla en una sartén grande a fuego medioalto. Añade el aceite de sésamo, la salsa aminos de coco y la sriracha. Mezcla bien e incorpora las judías verdes, removiendo para que queden bien cubiertas. Sofríelas, removiendo de vez en cuando, durante 5 minutos. Añade agua y sigue removiendo de vez en cuando hasta que se evapore y las judías estén tiernas.

Corta la carne en dirección contraria a la veta y sirve acompañada con las judías verdes. Adereza con el resto de la salsa.

Información de macronutrientes: calorías totales: 1.176; grasas: 84 g / 756 cal; hidratos de carbono: 30 g / 120 cal; proteínas: 75 g / 300 cal

Gratinado de pollo

Para 4 raciones
Tiempo de preparación: 15 minutos
Tiempo de cocinado: 30 minutos

Este pollo tan cremoso, con el brócoli y los champiñones, resulta todavía más delicioso y placentero si se le añade queso cheddar rallado.

113 g de mantequilla, divididos
8 muslos de pollo deshuesados y sin piel, cortados en trozos de
 2,5 cm
3 y ½ cucharaditas de sal, divididas
1 y ¾ de cucharaditas de pimienta, divididas
3 tazas de flores de brócoli, cortadas en trozos pequeños

225 g de champiñones frescos, troceados
1 cebolla pequeña, picada
6 dientes de ajo, picados
1 taza de nata de montar o de nada de coco sin azúcares añadidos
½ taza de perejil fresco picado
2 tazas de queso cheddar rallado

Precalienta el horno a 220 °C. Derrite 4 cucharadas de mantequilla en una sartén grande a fuego medio. Incorpora los trozos de pollo, salpimienta con 1 cucharadita de sal y ½ de pimienta y sofríe hasta que esté hecho, unos 5 minutos. Pásalo a una fuente de horno de 20 × 30 y reserva.

Sube el fuego a medio-alto y derrite el resto de la mantequilla. Añade el brócoli y salpimienta con ½ cucharadita de sal y ¼ cucharadita de pimienta, y sofríe hasta que esté hecho, unos 5 minutos. Coloca el brócoli sobre el pollo.

Agrega los champiñones, la cebolla y el ajo a la sartén, y sofríe durante 5 minutos. Añade la nata de montar, el perejil, 2 cucharadas de sal y 1 cucharadita de pimienta y mézclalo todo bien. Vierte la mezcla sobre el pollo y el brócoli, y cúbrelo todo con el queso cheddar rallado.

Hornea a altura media hasta que el queso esté dorado y burbujee, unos 15 minutos. Sirve de inmediato.

Información de macronutrientes: calorías totales: 714; grasas: 54 g / 486 cal; hidratos de carbono: 12 g / 48 cal; proteínas: 45 g / 180 cal

Arroz de coliflor frito con huevos

Para 2 raciones
Tiempo de preparación: 10 minutos
Tiempo de cocinado: 15 minutos

Mientras degustas los impactantes sabores del jengibre fresco, del aceite de sésamo, de la salsa aminos de coco y del cilantro, no echarás en falta en ningún momento el arroz tradicional (¡ni su pico de glucosa en sangre!).

4 cucharadas de mantequilla, divididas
55 g de champiñones frescos, troceados
1 cebolla pequeña, picada
2 dientes de ajo, picados
1 cucharadita de jengibre fresco rallado
1 zanahoria, cortada en dados
1 taza de flores de brócoli fresco, cortados en trozos pequeños
4 huevos camperos tamaño L, batidos
Sal y pimienta al gusto
450 g de arroz de coliflor
1 cucharada de aceite de sésamo tostado
2 cucharadas de salsa aminos de coco
1 cucharadita de mezcla de semillas y especias (semillas de
    amapola, semillas de sésamo, semillas de sésamo negro, ajo
    molido, cebolla molida)
½ taza de cilantro fresco picado
¼ de taza de cebollino finamente picado
Salsa de chile y ajo (sriracha o similar) para servir

Derrite 2 cucharadas de mantequilla en una sartén grande. Añade los champiñones y sofríe a fuego medio hasta que estén dorados. Agrega la cebolla, el ajo, el jengibre, la zanahoria y el brócoli. Sube el fuego a medio-alto y sofríe hasta que la verdura esté hecha, unos 4 minutos.

Abre un hueco entre la verdura e incorpora las 2 cucharadas restantes de mantequilla. Casca los huevos en ese hueco, salpimienta y sofríe hasta que el revuelto esté hecho, removiendo de vez en cuando.

Añade el arroz de coliflor, el aceite de sésamo, la salsa aminos de coco y la mezcla de semillas y especias. Remueve para integrarlo todo bien. Prueba y rectifica de sal. Adorna con el cilantro y el cebollino y sirve con la sriracha.

Información de macronutrientes: calorías totales: 540; grasas: 40 g / 360 cal; hidratos de carbono: 26 g / 104 cal; proteínas: 19 g / 76 cal

Pizza en sartén para los amantes de la carne

Para 2 raciones
Tiempo de preparación: 8 minutos
Tiempo de cocinado: 20 minutos

Todo el sabor de los embutidos italianos aderezados con el dulzor y la cremosidad de la mozzarella y las verduras. ¡Disfruta de los fantásticos sabores de tu pizza preferida sin los efectos secundarios de los gases y el azúcar de los cereales!

450 g de carne de cerdo picada, aliñada al estilo italiano
¼ de taza de aceite de oliva virgen extra
2 tazas de flores de coliflor frescas
1 pimiento verde, limpio y cortado en dados grandes
8 cucharadas de pasta de tomate
113 g de champiñones frescos, laminados
½ cebolla roja pequeña, finamente picada
2 dientes de ajo, picados
1 cucharadita de condimento italiano (mezcla de orégano, albahaca, tomillo, romero, salvia y mejorana)
½ cucharadita de sal
½ cucharadita de pimienta

113 g de salami curado de forma natural
1 taza de queso mozzarella rallado
¼ de taza de queso parmesano rallado
¼ de albahaca fresca cortada

Precalienta el horno en la función grill, al máximo. En una sartén grande apta para el horno, sofríe la carne picada hasta que esté hecha y pásala a un cuenco.

En la misma sartén, calienta el aceite de oliva a fuego medioalto y añade la coliflor, el pimiento, la pasta de tomate, los champiñones, la cebolla roja, el ajo, el condimento italiano, la sal y la pimienta. Sofríe durante 6 minutos y después incorpora la carne picada y el salami. Cubre con la mozzarella y el queso parmesano.

Pasa la sartén al horno, a media altura, y hornea hasta que el queso esté dorado y burbujee, unos 5 minutos. Saca del horno, adorna con la albahaca y sirve caliente.

Información de macronutrientes: calorías totales: 1.367; grasas: 111 g / 999 cal; hidratos de carbono 30 g / 120 cal; proteínas: 62 g / 248 cal

Ensalada de brócoli y panceta salada

Para 2 raciones
Tiempo de preparación: 5 minutos
Tiempo de cocinado: 10 minutos

La ensalada no tiene por qué hacerse solo preferentemente con lechuga. En esta receta se emplea brócoli y está cargadita de beneficios nutricionales. La grasa y el sabor salado de la panceta, junto con el vinagre de manzana, harán que tus papilas gustativas disfruten al máximo.

1 taza de mayonesa elaborada con aceite de aguacate
1 cucharada de cebolla roja finamente picada

La ralladura y el zumo de ½ limón
¼ de taza de vinagre de manzana
1 cucharadita de sal
½ cucharadita de pimienta
4 tazas de flores de brócoli fresco, cortado en trozos pequeños
8 lonchas de panceta salada, cocinada y cortada
½ taza de pipas de calabaza tostadas

En un cuenco grande, mezcla la mayonesa con la cebolla, la ralladura y el zumo de limón, el vinagre, la sal y la pimienta. Añade el brócoli, la panceta troceada y las pipas de calabaza, y mezcla para que se integre todo bien. Enfría o sirve a temperatura ambiente.

Información de macronutrientes: calorías totales: 1.270; grasas: 122 g / 1.098 cal; hidratos de carbono: 19 g / 76 cal; proteínas: 24 g / 96 cal

Salteado de pollo y verduras con sésamo y jengibre

Para 2 raciones
Tiempo de preparación: 10 minutos
Tiempo de cocinado: 15 minutos

¿Te apetece preparar una comida muy saciante en poco tiempo? Prueba con este salteado de verdura y jugosos muslos de pollo, con su aderezo de inspiración oriental. Está tan rico que puedes comerlo solo o acompañado con arroz de coliflor.

2 cucharadas de mantequilla o de mantequilla clarificada (*ghee*)
4 muslos de pollo deshuesados y sin piel, cortados en trozos de
    2,5 cm
2 cucharadas de aceite de aguacate
1 cebolla pequeña, cortada en dados
4 dientes de ajo, picados
2 cucharaditas de jengibre fresco rallado

1 taza de flores de brócoli, cortados en trozos pequeños
1 zanahoria, cortada en rodajas de 0,5 cm
2 tallos de apio, cortados en trozos pequeños
½ col verde pequeña, troceada
¼ de taza de salsa aminos de coco
1 cucharada de aceite de sésamo tostado
1 cucharada de salsa de chile y ajo (sriracha o similar)
1 cucharadita de semillas de sésamo
½ taza de cilantro fresco picado
½ taza de cebollino finamente picado

Derrite la mantequilla en una sartén grande a fuego medio. Sofríe el pollo hasta que esté hecho. Pasa a un plato y reserva.

En la misma sartén, calienta el aceite de aguacate a fuego medio-alto. Añade la cebolla, el ajo, el jengibre, el brócoli, la zanahoria, el apio y la col, y sofríe durante 4 minutos, removiendo de vez en cuando. Devuelve el pollo a la sartén e incorpora la salsa aminos de coco, el aceite de sésamo, la sriracha y las semillas de sésamo. Remueve para integrarlo todo bien y sofríe durante 2 minutos más.

Sírvelo adornado con el cilantro y el cebollino, y con más salsa como acompañamiento si te apetece.

Información de macronutrientes: calorías totales: 682; grasas: 42 g / 378 cal; hidratos de carbono: 32 g / 128 cal; proteínas: 44 g / 176 cal

Pollo al horno con jalapeños

Para 2 raciones
Tiempo de preparación: 10 minutos
Tiempo de cocinado: 20 minutos

Esta receta añade un punto fantástico de sabor a todo un clásico, con la mezcla de los muslos de pollo, la panceta, la verdura y el queso crema. Si no quieres que sea tan picante, sustituye los jalapeños frescos por jalapeños encurtidos.

2 tazas de hojas de espinacas frescas
4 muslos de pollo deshuesados y sin piel, cortados en trozos de 2,5 cm
113 g de champiñones, troceados
1 calabacín pequeño, cortado en dados
225 g de panceta salada, cocinada y cortada
1 cucharada de sal
½ cucharadita de pimienta
113 g de queso crema entero, ablandado
113 g de queso de cabra, desmenuzado
2 jalapeños, limpios y muy picados
1 cucharadita de ajo picado
2 cebollinos, finamente picados

Precalienta el horno a 220 °C.

En una fuente de horno cuadrada de 15 centímetros, coloca en capas las espinacas, el pollo, los champiñones, el calabacín y la panceta. Salpimienta.

En un cuenco mediano, mezcla el queso crema, el queso de cabra, los jalapeños, el ajo y el cebollino. Cubre el pollo y la verdura con esta mezcla, y hornea durante 20 minutos o hasta que esté ligeramente dorado. Sirve caliente.

Información de macronutrientes: calorías totales: 643; grasas: 35 g / 315 cal; hidratos de carbono: 12 g / 48 cal; proteínas: 70 g / 280 cal

Agradecimientos

En la actualidad, el acceso constante a la información puede ser abrumador y desconcertante, ya que a menudo se busca la atención a corto plazo y se resaltan los mensajes más morbosos y más generalistas. Hoy día un libro es una producción especial, ya que requiere una ingente cantidad de documentación, de planificación estratégica, de contribución en equipo, de revisión metódica y de retoques. Este producto final está diseñado para lucir orgulloso en tu estantería como un recurso útil para los años venideros. Quiero darles las gracias a todos los integrantes del equipo que han contribuido a hacerlo, pero también quiero darte las gracias a ti, lector, por comprometerte con una vida saludable. ¡Te deseamos lo mejor en tu búsqueda de una vida increíble!

Recursos y lecturas recomendadas

LIBROS

8 Pasos para una espalda sin dolor: recuerde cuando no dolía, de
    Esther Gokhale

Activa tu ritmo biológico, de Sa-5tchin Panda

Adrenaline Dominance, de Michael E. Platt

Becoming a Supple Leopard, de Kelly Starrett

Carnivore Cooking for Cool Dudes, de Brad Kearns, Brian
    McAndrew y William Shewfelt

Cerebro de pan, de David Perlmutter

Comer para vivir, de Joel Fuhrman

Contra el cáncer, de Joseph Mercola

Death by Food Pyramid, de Denise Minger

Don't Just Sit There, de Katy Bowman

Educar hoy, de Po Bronson y Ashley Merryman

El código de la diabetes, de Jason Fung

El código de la obesidad, de Jason Fung

El guerrero pacífico, de Dan Millman

El sutil arte de que (casi todo) te importe una mierda, de Mark
    Manson

Fast Food Nation: El lado oscuro de la comida rápida, de Eric
    Schlosser

Fat Chance, de Robert H. Lustig
Food Politics, de Marion Nestle
Good Calories, Bad Calories, de Gary Taubes
Gratitude Works!, de Robert A. Emmons
Guía de taichí de la Harvard Medical School, de Peter M. Wayne
Keto Cooking for Cool Dudes, de Brad Kearns y Brian McAndrew
Keto Diet, de Josh Axe
Keto for Women, de Leanne Vogel
La biología de la creencia, de Bruce H. Lipton
La dieta paleolítica, de Loren Cordain
La paradoja vegetal, de Steven R. Gundry
La revolución del sueño, de Arianna Huffington
Lights Out, de T. S. Wiley con Bent Formby
Lore of Nutrition, de Tim Noakes y Marika Sboros
Lore of Running, de Tim Noakes
Los diez mandamientos del cavernícola, de Mark Sisson
Los hombres son de Marte, las mujeres son de Venus, de John Gray
Mueve tu ADN, de Katy Bowman
Nutrición profunda, de Catherine Shanahan
Paleo Happy Hour, de Kelly Milton
Perfect Health Diet, de Paul Jaminet y Shou-Ching Jaminet
¿Por qué engordamos? Y qué hacer al respecto, de Gary Taubes
Sin trigo, gracias, de William Davis
Sobrenatural, de Joe Dispenza
Sopa de pollo para el alma, de Jack Canfield
Take a Nap! Change Your Life, de Sara C. Mednick
The Art and Science of Low Carbohydrate Performance, de Jeff Volek y Stephen D. Phinney
The Big Book of Endurance Training and Racing, de Philip Maffetone

The Bordeaux Kitchen, de Tania Teschke
The Carnivore Code, de Paul Saladino
The Carnivore Diet, de Shawn Baker
The Case Against Sugar, de Gary Taubes
The Fatburn Fix, de Catherine Shanahan
The Hacking of the American Mind, de Robert H. Lustig
The Hidden Plague, de Tara Grant
The Imperative Habit, de Dave Rossi
The Keto Reset Diet Cookbook, de Mark Sisson con Lindsay Taylor
The Keto Reset Diet, de Mark Sisson con Brad Kearns
The Keto Reset Instant Pot Cookbook, de Mark Sisson con Lindsay Taylor y Layla McGowan
The Longevity Paradox, de Steven R. Gundry
The New Evolution Diet, de Arthur De Vany
The Overfat Pandemic, de Philip Maffetone
The Real Meal Revolution, de Tim Noakes, Jonno Proudfoot y Sally-Ann Creed
The South Asian Health Solution, de Ronesh Sinha
Todo está jodido: un libro sobre la esperanza, de Mark Manson
Tu gran salto, de Gay Hendricks
Wanderlust, una historia del caminar, de Rebecca Solnit
You: The Owner's Manual, de Michael F. Roizen y Mehmet C. Oz

Páginas web

TwoMealsADayBook.com (contiene enlaces a todos los libros, las páginas web, los vídeos y los recuerdos mencionados aquí; una lista exhaustiva de enlaces, incluidos vídeos, entrevistas, periodismo de salud, informes y artículos académicos; contenido extra y descargas de libros electrónicos)

8WeeksOut.com (Joel Jamieson – entrenador de MMA y experto en recuperación y en VFC)

AncestralSupplements.com/about-us (Brian Johnson, el Rey del Hígado – consejos de vida ancestral e inspiración)

AndreObradovic.com (entrenador australiano de resistencia)

BenGreenfieldFitness.com (biohacker, presentador de pódcast, deportista de élite y riesgo, y autor del superventas *Boundless*)

BradKearns.com (coautor de *Dos comidas al día*, presentador de pódcast, deportista de élite)

CarnivoreMD.com (doctor Paul Saladino, líder del movimiento carnívoro y autor de *The Carnivore Code*)

ClevelandClinic.org/Roizen (doctor Michael Roizen, coautor de *You: The Owner's Manual*)

CraigMarker.com (entrenador de fuerza y condicionamiento, y experto antiansiedad)

CulturalHealthSolutions.com (doctor Ronesh Sinha, autor de *The South Asian Health Solution*)

DeepakChopra.com (médico y autor superventas de *Ageless Body, Timeless Mind*)

DeniseMinger.com (bloguera, autora, escéptica de la sabiduría convencional)

DietDoctor.com (doctor Jason Fung – experto en insulina, obesidad y diabetes)

DoctorJKrauseND.com (doctora Jannine Krause – naturópata, acupuntora, presentadora de pódcast)

DoctorOz.com (doctor Mehmet Oz, autor superventas y famoso de televisión)

DrAxe.com (doctor Josh Axe, autor de libros de salud y naturópata)

DrCate.com (doctora Catherine Shanahan, asesora dietética de la NBA y autora superventas de *Nutrición profunda*)

DrDaphne.com (doctora Daphne Miller, doctora integrativa y entusiasta de la sanación basada en la naturaleza)

DrFuhrman.com (doctor Joel Fuhrman, autor superventas de *Comer para vivir*)

DrGundry.com (doctor Steven Gundry, autor superventas de *La paradoja vegetal*)

DrJoeDispenza.com (neurocientífico, autor, experto en alto rendimiento)

DrPerlmutter.com (doctor David Perlmutter, autor superventas de *Cerebro de pan*)

DrRagnar.com (doctor Tommy Ragnar Wood, experto en salud ancestral e investigador pediátrico)

DrWeil.com (doctor Andrew Weil, autor superventas y experto en naturopatía)

ElleRuss.com (presentadora de pódcast y autora superventas de *The Paleo Thyroid Solution*)

EvolutionaryAnthropology.duke.edu/people/Herman-Pontzer (doctor Herman Pontzer, experto en GTE)

FacultativeCarnivore.com (Amber O'Hearn, entusiasta de la dieta carnívora)

FoodPolitics.com (doctora Marion Nestle – autora superventas, investigadora y activista antipropaganda)

GaryTaubes.com (periodista científico y autor superventas de *Good Calories, Bad Calories, ¿Por qué engordamos? Y qué hacer al respecto* y *The Case Against Sugar*)

GokhaleMethod.com (Esther Gokhale – autora superventas de *8 Pasos para una espalda sin dolor: recuerde cuando no dolía*; experta en corrección postural y alivio del dolor de espalda)

Gottman.com (doctor John Gottman, experto matrimonial y autor superventas de *Siete reglas de oro para vivir en pareja*)

HealthfulPursuit.com (Leanne Vogel, presentadora de pódcast y autora superventas de *The Keto Diet*)

Instagram.com/TheUsefulDish (doctora Lindsay Taylor, psicóloga social y coautora de *The Keto Reset Diet Cookbook* y *Keto Passport*)

JackCanfield.com (autor superventas de la serie *Sopa de pollo para el alma*; experto en alto rendimiento y en autoempoderamiento)

JackKruse.com (neurocirujano, biohacker y experto en ritmos circadianos)

KetoGains.com (Luis Villaseñor – culturista; fundador de la dieta cetogénica y un servicio de entrenamiento)

MarksDailyApple.com (mi blog sobre vida ancestral principal, hogar del estilo de vida de *Los diez mandamientos del cavernícola*; contiene un gran archivo de artículos, de historias de éxitos y de libros electrónicos de descarga gratuita)

MarksDailyApple.com/keto/keto-results/Brian-McAndrew (la historia de la transformación corporal de Brian McAndrew)

MarksDailyApple.com/ancestral-resting-positions (contiene mi investigación con Matt Wallden)

Mercola.com (doctor Joe Mercola, líder de salud alternativa y autor superventas de *Contra el cáncer*)

MichaelMerzenich.com (experto en plasticidad cerebral y autor de *Soft-Wired*)

MichaelPollan.com (periodista especializado en salud y autor superventas de *El dilema del omnívoro: en busca de la comida perfecta*)

MyCircadianClock.org (La aplicación de ingesta limitada en el tiempo e investigación del doctor Satchin Panda)

PaulJaminet.com (astrofísico y experto en dieta ancestral, coautor de *Perfect Health Diet*)

PerfectHealthDiet.com (Shou-Ching Jaminet – bióloga molecular, investigadora contra el cáncer, coautora de *Perfect Health Diet*)

PeterAttiaMD.com (cirujano, presentador de pódcast, experto en longevidad, biohacker, experimentador en primera persona y deportista de fondo extremo)

PhilMaffetone.com (quiropráctico, experto en entrenamiento de resistencia, autor superventas *The Big Book of Endurance Training and Racing*)

PlattWellness.com (doctor Michael Platt, experto en terapia de hormonas bioidénticas y autor de *Adrenaline Dominance*)

RobertLustig.com (cruzado antiazúcar y autor superventas de *The Hacking of the American Mind*)

SaraMednick.com (profesora de Psicología en la Universidad de California en Riverside y autora de *Take a Nap! Change Your Life*)

Shawn-Baker.com (cirujano ortopédico, líder de la dieta carnívora, remador de élite con récords mundiales, fundador de MeatRx.com)

TheNoakesFoundation.org (doctor Timothy Noakes, eminente fisiólogo de resistencia, autor superventas de *Lore of Running* y *Lore of Nutrition*)

ThePaleoDiet.com (doctor Loren Cordain, profesor de salud y de ciencia del ejercicio, investigador de la dieta paleo, autor superventas de *La dieta paleolítica*)

TheReadyState.com (doctor Kelly Starrett, entrenador de CrossFit coach, fisioterapeuta, autor superventas de *Becoming a Supple Leopard*)

TonyRobbins.com (orador motivacional, experto en alto rendimiento, autor superventas de *Controle su destino: despertando el gigante que lleva dentro*)

UsainBolt.com (campeón mundial jamaicano retirado, medallista de oro olímpico y velocista con récord mundial)

Verkhoshansky.com (el difunto doctor Yuri Verkoshansky, experto rusoestadounidense en entrenamiento pliométrico)

VirtaHealth.com (doctor Jeff Volek, investigador de la dieta cetogénica y autor superventas de *The Art and Science of Low Carbohydrate Living*)

WestonAPrice.org (Fundación Weston A. Price, una fuente mundial para el estudio de la dieta y los hábitos de salud de las poblaciones indígenas)

WheatBelly.com (doctor William Davis, cardiólogo y autor superventas de *Sin trigo, gracias*)

WimHofMethod.com (Wim Hof, alias Iceman, el «Hombre de Hielo», atleta holandés con récord de resistencia y exposición al frío)

ZachBitter.com (presentador de pódcast, entrenador de resistencia y récord de la ultramaratón de las cien millas)

VÍDEOS DE YOUTUBE

Usa las siguientes palabras en las búsquedas:

Brad Kearns – Chest Freezer Cold Water Therapy (para aprender a poner en marcha tu arcón congelador lleno de agua)

Brad Kearns – Dynamic Stretching Routine to Start Your Day (para una rutina de estiramiento dinámico con la que empezar el día)

Brad Kearns – How to Do a Sprint Workout the Right Way (para saber cómo hacer bien un esprint)

Brad Kearns – Morning Routine (para ver una rutina matinal)

Brad Kearns – Preworkout Dynamic Stretching Routine (para una rutina de calentamiento con estiramientos)

Brad Kearns – Running Form: Correct Technique and Tips to Avoid Injury (para obtener consejos y saber la postura adecuada al correr a fin de no sufrir lesiones)

Brad Kearns – Running Technique Drills: Beginners (para practicar la técnica de carrera básica si eres principiante)

Brad Kearns – Running Technique Drills: Advanced (para practicar la técnica de carrera si ya tienes experiencia)

Fillet-Oh!-Fish (documental que deja al descubierto a la industria de la acuicultura)

Get Over Yourself Podcast – Dude Spellings (entrevista)

Get Over Yourself Podcast – The Ultimate Mark Sisson Interview (entrevista)

Hatha Yoga para principiantes

The Great Dance – A Hunter's Story [!Kung bush people persistence Hunt] (película sobre la perspectiva de un cazador del pueblo !kung en el desierto del Kalahari)

Jeanne Calment Interview [world's longest-lived human at 122 years] (entrevista a la persona más longeva del mundo con ciento veintidós años)

Joe Rogan – Mark Sisson Interview (entrevista)

Mark Sisson – Amazing Keto and Fasting Facts (para conocer datos sobre la dieta cetogénica y el ayuno)

Mark Sisson – Archetypal Rest Postures (para aprender diferentes formas de sentarte y cambiar de postura trabajando en un escritorio bajo)

Mark Sisson – BASS (ensalada gigantesca Sisson con bistec)

Mark Sisson – A Day in the Life (para ver cómo es un día de mi vida)

Mark Sisson – Keto Roundtable: Metabolic Flexibility and the Human «Closed Loop» System (mesa redonda sobre la dieta cetogénica y para aprender sobre la flexibilidad metabólica y el sistema de circuito cerrado humano)

Mark Sisson – Micro Workouts How-To and Benefits (para saber cómo hacer minirrutinas de ejercicios y sus beneficios)

Mark Sisson on Health Theory [why the keto diet will change your life] (entrevista en *Health Theory* en la que hablo de por qué la dieta cetogénica te cambiará la vida)

Mark Sisson – Primal Essential Movements (para ver una demostración de cada movimiento básico)

Mark Sisson – Sprinting Workout (para ver cómo se realiza un esprint)

Mark Sisson – What Is Intermittent Fasting? (para saber en qué consiste el ayuno intermitente)

Pilates en casa para principiantes

Yoga restaurativo para principiantes

Taichí para principiantes

Saludos al sol de yoga